Derendorf/Schulz/Wemhöner
Arzneimittelkunde

Reihe „Paperback PTA"

Herausgegeben von Doris Grimm, Hemmingen/Hannover und Vera Herbst, Braunschweig

Derendorf/Schulz/Wemhöner, Arzneimittelkunde, 7. Aufl., 2003
Fischer/Kaufmann/Kircher/Wunderer, Apothekenpraxis für PTA, 2. Aufl., 2002
Grimm, Chemie, 7. Aufl., 2003
Holm/Herbst, Botanik und Drogenkunde, 7. Aufl., 2001
Lawaczeck, Physik, 2. Aufl., 1997
Schöffling, Arzneiformenlehre, 4. Aufl., 2003
Spegg, Ernährungslehre und Diätetik, 7. Aufl., 2001
Schumann (Hrsg.), PTA-Prüfung in Fragen und Antworten, 3. Aufl., 2001
Wilson/Kohm, Verbandmittel, Krankenpflegeartikel, Medizinprodukte, 8. Aufl., 2003

Arzneimittelkunde

Von
Hartmut Derendorf, Gainesville (Florida)
Martin Schulz, Berlin
Ralf Wemhöner, Hamm

7. neu bearbeitete und erweiterte Auflage
Mit 47 Abbildungen und 13 Tabellen

 Deutscher Apotheker Verlag Stuttgart 2003

Anschrift der Autoren

Prof. Dr. Hartmut Derendorf
University of Florida
College of Pharmacy
Department of Pharmaceutics
Box 100494, JHMHC
Gainesville, Florida 32610-0494
USA

Dr. Martin Schulz
Zentrum für Arzneimittelinformation und Pharmazeutische Praxis
ABDA-Bundesvereinigung Deutscher Apothekerverbände
Jägerstraße 49/50
10117 Berlin

Ralf Wemhöner
Leiter der staatlich anerkannten PTA-Lehranstalt der Stadt Hamm
Am Ebertpark 7
59067 Hamm

Bibliografische Information Der Deutschen Bibliothek

Die Deutsche Bibliothek verzeichnet diese Publikation in der
Deutschen Nationalbibliografie; detaillierte bibliografische
Daten sind im Internet unter http://dnb.ddb.de abrufbar.

ISBN 3-7692-3283-6

© 2003 Deutscher Apotheker Verlag, Birkenwaldstr. 44, 70191 Stuttgart
Printed in Germany
Umschlaggestaltung: Atelier Schäfer, Esslingen
Satz: Mitterweger & Partner, Plankstadt
Druck: Georg Riederer Corona GmbH, Stuttgart

Vorwort zur 7. Auflage

Die Arzneimittelkunde liegt jetzt in der 7. Auflage vor. Für die Überarbeitung der letzten Auflage wurden zwei neue Autoren ins Team aufgenommen. Dr. Martin Schulz ist Leiter des Zentrums für Arzneimittelinformation und Pharmazeutische Praxis (ZAPP) der ABDA und hat daher einen guten Überblick über die Arzneimittelpräparate, die in Deutschland eingesetzt werden. Er ist weiterhin, auch international, bekannt für sein Bemühen um die Umsetzung der Prinzipien von Pharmaceutical Care in den pharmazeutischen Berufs-alltag. Ralf Wemhöner ist ein erfahrener PTA-Lehrer, der das Gebiet der Arzneimittel-kunde seit langer Zeit an PTA-Schüler mit großem Engagement vermittelt und bereits vor vielen Jahren bei der 3. Auflage dieses Buchs mitgeholfen hatte. Ich bin diesen beiden Co-Autoren zu großem Dank verpflichtet und freue mich darüber, dass ich sie für dieses Buch gewinnen konnte.

Das Buch ist rundum auf den neuesten Stand gebracht. Beibehalten wurde die Kenn-zeichnung mit * für verschreibungspflichtige Arzneimittel und v für solche, die der Betäubungsmittelverordnung unterstehen.

Dem Deutschen Apotheker Verlag sei für die wie immer herzliche Zusammenarbeit gedankt. Vor allem Frau Alexandra Mayer im Lektorat Pharmazie hat sich engagiert für die Neuerstellung des Buchs eingesetzt. Christian Scheerans und Ralph Rüdiger Holl sei gedankt für das Überarbeiten der Handelsnamen auf den aktuellen Stand.

Gainesville, im Sommer 2003   Hartmut Derendorf

Inhaltsverzeichnis

Abkürzungsverzeichnis

ABDA	Bundesvereinigung Deutscher Apothekerverbände
ACE	Angiotensin-Converting-Enzym
ACTH	Adrenocorticotropes Hormon = Corticotropin
ADH	Antidiuretisches Hormon = Adiuretin
AIDS	Acquired Immune Deficiency Symptome
ASS	Acetylsalicylsäure
AUC	Area Under the Curve
AV-Knoten	Atrioventrikularknoten
AZT	Azidothymidin
BCG	Bacille Calmette-Guerin
BE	Broteinheit
BPH	Benigne (gutartige) Prostatahyperplasie
BSeuchG	Bundesseuchengesetz
BSP	Bromsulfphthalein
CLL	Chronisch lymphatische Leukämie
COMT	Catecholamin-O-Methyltransferase
COX 1	Cyclooxygenase 1
COX 2	Cyclooxygenase 2
CRF	Corticotropin Releasing Faktor
CSE	Cholesterol-Synthese-Enzym
DAB	Deutsches Arzneibuch
DDT	Dichlordiphenyltrichlorethan
DGE	Deutsche Gesellschaft für Ernährung
DHU	Deutsche Hömöopathische Union
DNA	Desoxyribonukleinsäure
EEG	Elektroenzephalogramm
EKG	Elektrokardiogramm
EOG	Elektrookulogramm
FSH	Follikelstimulierendes Hormon
FSME	Frühsommer-Meningoenzephalitis

GABA	γ-Aminobuttersäure
G-CSF	Granulozyten-Koloniestumulierender Faktor
GH-RIF	Wachstumshormon Release Inhibiting Faktor = Somatostatin
GM-CSF	Granulozyten-Makrophagen-Koloniestimulierender Faktor
HAB	Homöopathisches Arzneibuch
HCG	Human Chorionic Gonadotropin = menschl. Choriongonadotropin
HDL	High-Density-Lipoprotein
HGH	Human Growth Hormone = humanes Wachstumshormon, Somatotropin
HHL	Hypophysenhinterlappen
HIV	Human Immunodeficiency Virus
HWZ	Halbwertszeit
I.E.	Internationale Einheit
ICSH	Interstitial Cell Stimulating Hormone = Zwischenzellen-stimulierendes Hormon
IDL	Intermediate-density-lipoproteins
Ig	Immunglobulin
IUP	Intrauterinpessar
LAK-Zellen	Lymphokinaktivierende Killerzellen
LD	Letale Dosis
LDL	Low-density-Lipoprotein
LH	Luteinisierendes Hormon
LH-RF	Luteinisierendes Hormon Releasing Faktor
LH-RH	Luteinisierendes Hormon Releasing Hormon
LSF	Lichtschutzfaktor
LTH	Luteotropes Hormon
MEC	Minimal effektive Konzentration
MTC	Minimal toxische Konzentration
NAC	N-Acetylcystein
NMDA-Antagonisten	N-Methyl-D-Aspartat-Antagonisten
NSAR	Nicht-steroidale Antirheumatika
NUD	Non-ulcer Dyspepsia = nichtulzeröse Dyspepsie
PAH	p-Aminohippursäure
PCR	Polymerase Chain Reaction = Polymerasekettenreaktion
PEG	Polyethylenglycol
PG	Prostaglandin

PGE$_2$	Prostaglandin E$_2$
PGF$_2$	Prostaglandin F$_2$
PHB-Ester	p-Hydroxybenzoesäureester
PIF	Prolactin Release Inhibiting Faktor
PNS	Peripheres Nervensystem
PRF	Prolactin Releasing Faktor
PSL	Parasympatholytika
PSM	Parasympathomimetika
PUVA	Psoralene und UVA
RÄ	Retinoläquivalent (Vitamin A)
RDA	Recommended Dietary Allowance = empfohlene tägliche Zufuhr
REF	Renaler erythropoetischer Faktor
REM	Rapid Eye Movement
RNA	Ribonukleinsäure
RSV	Respiratory Syncytal Virus
SL	Sympatholytika
SM	Sympathomimetika
STH	Somatotropes Hormon
T3	Liothyronin = Triiodthyronin
T4	Levothyroxin = Tetraiodthyronin
TRF	Thyrothropin Releasing-Factor
TSH	Thyreoidea-stimulierendes Hormon = Thyreotropes Hormon
UV-A	Ultraviolettes-A-Licht = 315–400 nm
UV-B	Ultraviolettes B-Licht = 280–315 nm
VAS	Vitamin-A-Säure
VLDL	Very-Low-Density-Lipoprotein
ZNS	Zentralnervensystem

1 Grundbegriffe der Pharmakologie

1.1 Allgemeines

1.1.1 Begriffsbestimmungen

Arzneimittel sind Stoffe, die dazu bestimmt sind, durch Anwendung am menschlichen oder tierischen Körper Krankheiten zu heilen, zu lindern, zu verhüten oder erkennen zu lassen. Diese Definition entspricht dem Sinne nach der des Arzneimittelgesetzes.

Ein Arzneimittel besteht aus dem eigentlich biologisch wirksamen Arzneistoff (Wirkstoff), der in der Regel mit Hilfsstoffen zu einer bestimmten Arzneiform verarbeitet wird.

Der Begriff **Pharmakon** ist umfassender als der Begriff Arzneimittel: Ein Pharmakon ist eine biologisch wirksame Substanz, unabhängig davon, ob die Wirkung therapeutisch nutzbar ist oder nicht. Im täglichen Sprachgebrauch werden die Begriffe „Arzneimittel" und „Pharmakon" meistens synonym benutzt.

Unter einem **Gift** (Toxon) versteht man ein Pharmakon mit schädlicher Wirkung. Häufig entscheidet die Dosis, ob eine Substanz Arzneimittel oder Gift ist.

Wirkungen sind alle durch Pharmaka ausgelösten Veränderungen biologischer Funktionen oder Systeme.

Unter **Wirksamkeit** eines Arzneimittels versteht man die Eigenschaft, im Organismus eine erwünschte Veränderung zu bewirken.

a) **Wirkungsmechanismus:** Man versucht, den molekularen Reaktionsablauf mit genauem Angriffspunkt des Arzneimittels aufzuklären, um die Frage zu beantworten, warum das Arzneimittel die entsprechende Wirkung hat.

b) **Dosis-Wirkungs-Beziehungen:** Wie ändert sich die Wirkung bei unterschiedlichen Arzneistoffdosierungen?

c) **Struktur-Wirkungs-Beziehungen:** Welchen Einfluss haben Veränderungen der chemischen Struktur des Arzneistoffs auf die Wirkung?

d) **Konzentrations- Wirkungs-Beziehungen:** Wie ändert sich die Wirkung bei unterschiedlichen Konzentrationen des Arzneistoffes im Blut (Blutspiegel)?

Resorption (im internationalen Sprachgebrauch auch „Absorption") ist die Aufnahme eines Stoffes von der Körperoberfläche (dazu gehört auch die Schleimhaut des Magen-Darm-Traktes) oder aus dem Gewebe (z. B. nach intramuskulärer Injektion) in die Blutbahn oder das Lymphgefäßsystem, durch die dann die Verteilung des Stoffes im Gesamtorganismus erfolgt.

Metabolismus (Biotransformation) ist die chemische Umwandlung eines Stoffes im Organismus.

Elimination ist die Entfernung des aufgenommenen Stoffes durch Ausscheidung (Exkretion) oder Metabolismus.

Bioverfügbarkeit ist das Ausmaß und die Geschwindigkeit, mit der ein Arzneistoff an seinem Wirkungsort „zur Verfügung steht". Da die Konzentration am Wirkungsort normalerweise nicht bestimmbar ist, wird die Bioverfügbarkeit durch Bestimmung der Stoffkonzentration im Blut ermittelt. Von der Bioverfügbarkeit unterscheidet man die **pharmazeutische Verfügbarkeit**, die angibt, wie viel Prozent der gegebenen Dosis zur Resorption zur Verfügung steht. Sie ist ein Maß dafür, wie schnell der Arzneistoff aus seiner Arzneiform freigesetzt wird.

Die **Eliminationsgeschwindigkeit** kann man durch Bestimmung der sog. Clearance (Klärrate) quantitativ beschreiben. So gibt die renale Clearance an, wie viel ml Blutplasma pro Minute durch die Tätigkeit der Nieren von dem entsprechenden Stoff befreit oder „geklärt" werden.

1.1.2 Aufgaben und Ziele pharmakologischer Arbeitsrichtungen

Pharmakologie ist die Lehre von der Wirkung der Arzneimittel, **Toxikologie** die Lehre von der Wirkung der Gifte.

Die **allgemeine Pharmakologie** beschäftigt sich mit den Grundlagen der Arzneimittelwirkung, die für alle Arzneimittel unabhängig von deren Indikation gelten. Die **spezielle Pharmakologie** wendet sich den einzelnen Arzneistoffen und deren spezifischen Anwendungsgebieten zu.

Bei der Untersuchung von Arzneimittelwirkungen unterscheidet man die **experimentelle Pharmakologie**, in der Pharmakoneigenschaften in der Regel im Tierversuch aufgeklärt werden, und die **klinische Pharmakologie**, die sich mit der Anwendung von Substanzen am Menschen beschäftigt.

Man kann die Pharmakologie je nach Fragestellung in zwei Gebiete unterteilen. Die eine Frage zielt auf die Art der Wirkung des Arzneimittels: Wie wirkt das Arzneimittel? Dieses Teilgebiet heißt **Pharmakodynamik**. Die andere Frage ist die nach dem zeitlichen Ablauf dieser Wirkung. Wie schnell und wie lange wirkt das Arzneimittel? Dieses Teilgebiet heißt **Pharmakokinetik**.

1.2 Pharmakokinetik

1.2.1 Applikation

1.2.1.1 Allgemeine Gesichtspunkte

Unter **Applikation** versteht man die Anwendung des Arzneimittels am Körper. Je nach Art der Applikation wird eine entsprechende Arzneiform ausgewählt. Generell unterscheidet man:

a) **Lokale oder topische Applikation:** Der Arzneistoff soll an der Stelle wirken, wo er angewendet wird, und nach Möglichkeit nicht resorbiert werden.

b) **Systemische Applikation:** Der Arzneistoff wird resorbiert und im Organismus verteilt.

Kriterien bei der Wahl der Applikationsform sind

▨ Gewünschter Wirkungseintritt und gewünschte Wirkungsdauer.
Eine intravenöse Injektion bewirkt den schnellstmöglichen Wirkungseintritt, weil hier keine Resorption mehr stattzufinden braucht. Eine lang anhaltende Wirkung kann erzielt werden, wenn eine Anwendungsform gewählt wird, die eine langsame Resorption bewirkt, wie z. B. die Einnahme einer Depot-Tablette.

▨ Der Ort, an dem das Arzneimittel wirken soll.
Bei lokaler Applikation muss eine Zubereitungsform gewählt werden, die dem Applikationsort angepasst ist.

▨ Die Bioverfügbarkeit des Arzneimittels.
Beispiel: Insulin ist nach oraler Anwendung nicht verfügbar, weil es als Peptid im Magen enzymatisch gespalten und somit unwirksam wird. Es kann also nur parenteral (unter Umgehung des Magen-Darm-Traktes) eingesetzt werden. Andere Arzneimittel (z. B. Gentamicin) werden schlecht aus dem Magen-Darm-Trakt resorbiert und müssen daher parenteral eingesetzt werden.

▨ Die gewünschte Dosis.
Durch Wahl einer entsprechenden Applikationsform kann die nötige Dosis für einen bestimmten pharmakologischen Effekt auf ein Minimum gesenkt werden.

▨ Der Zustand des Patienten.
Einem bewusstlosen Patienten kann man kein oral zu verwendendes Medikament geben, ebenso wird man bei starkem Erbrechen ein Zäpfchen einer Tablette vorziehen.

▨ Die lokale Verträglichkeit des Arzneistoffes.
Ein Arzneistoff, der eine starke Magenschleimhautreizung bewirkt, kann bei parenteraler Applikation besser vertragen werden.

1.2.1.2 Applikationsarten

a) Applikation auf Haut und Schleimhaut
(Tab. 1.1)

Tab. 1.1: Applikationen auf Haut und Schleimhaut

Name der Applikation	Applikationsort	Beispiel für eine entsprechende Arzneiform
Epikutan	Haut (auf die Haut)	Decksalbe (z. B. Sonnenschutzcreme, lokal)
Perkutan, transdermal	Haut (durch die Haut)	Nitroglycerin-Pflaster (systemisch)
Bukkal, lingual, sublingual	Mund- und Zungen-schleimhaut	a) Lutschtabletten bei Halsschmerzen (lokal) b) Nitroglycerin-Zerbeißkapseln bei Angina pectoris (systemisch)
Nasal	Nasenschleimhaut	a) Nasentropfen bei Schnupfen (lokal) b) Ocytocin-Nasenspray bei Laktations-störung (systemisch)
Konjunktival	Augenbindehaut	Augentropfen (lokal)
Pulmonal	Bronchial- und Alveo-larschleimhaut	a) Inhalate bei Erkältungskrankheiten (lokal) b) Inhalationsnarkotika (systemisch)
Enteral	Magen- und Darm-schleimhaut	a) Antacidum (Schutzgel, lokal) b) Tabletten, Kapseln, Säfte, Tropfen (systemisch)
Intravaginal	Vaginalschleimhaut	Vaginalzäpfchen (lokal)
Intraurethral	Harnröhre	Blasenspülungen (lokal)
Rektal	Rektalschleimhaut	a) Hämorrhoidenzäpfchen (lokal) b) Fieberzäpfchen (systemisch)

b) Applikation in das Körperinnere (Injektionen, Infusionen)

1. ohne Resorption

    intrakardial   ins Herz
    intravenös (i. v.)   in die Vene
    intraarteriell (i. a.)   in die Arterie

2. mit Resorption

    intrakutan (i. c.)   in die Haut
    subkutan (s. c.)   in die Unterhaut (Subcutis)

intramuskulär (i. m.)   in den Muskel
intraglutäal   in den Gesäßmuskel
intraperitoneal (i. p.) in das Bauchfell
lumbal   in den Lendenwirbelkanal
intraartikulär   in ein Gelenk

Bei intramuskulärer und subkutaner Injektion wird das Arzneimittel nicht direkt ins Blut gespritzt. Es muss von der Injektionsstelle in die Blut- oder Lymphbahnen diffundieren. Der Wirkungseintritt ist also gegenüber i. v.- und i. a.-Injektionen verzögert. Wie schnell die Diffusion und Verteilung erfolgt, hängt entscheidend von der Durchblutung des entsprechenden Gewebes ab. Da die Muskulatur im Vergleich zur Unterhaut sehr viel besser durchblutet ist, wird ein i. m.-injiziertes Arzneimittel schneller wirken als nach s. c.-Injektion.

1.2.2 Resorption

1.2.2.1 Allgemeine Gesichtspunkte

Im Verlaufe des Resorptionsvorganges muss der Arzneistoff Biomembranen durchdringen, z. B. die Membran der Epithelzellen im Magen-Darm-Kanal. Hierfür gibt es unterschiedliche Resorptionsmechanismen.

▪ Passive Diffusion
   Der Arzneistoff diffundiert auf Grund des Konzentrationsgefälles durch die Membran; er bewegt sich also aus einer Lösung hoher Arzneistoffkonzentration (z. B. Gastrointestinalflüssigkeit) in eine Lösung niedriger Konzentration (z. B. Blut). Die Diffusionsgeschwindigkeit ist von folgenden Faktoren abhängig: Konzentrationsgefälle, Größe der Membranfläche, Dicke der Membran und einem stoffspezifischen Diffusionskoeffizienten (Fick'sches Gesetz).

▪ Erleichterte Diffusion
   Der Arzneistoff (S) wird mit Hilfe eines Trägermoleküls, dem Carrier (C), durch die Membran geschleust (Abb. 1.1). Die treibende Kraft für den Transport ist hier eben-

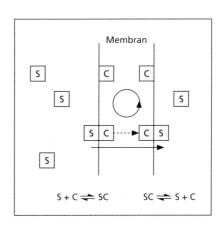

Abb. 1.1 Carrier-Resorptionsmechanismus. Der Arzneistoff (S) wird mit Hilfe eines Carriers (C) durch die Membran geschleust

falls das Konzentrationsgefälle sowie das sich einstellende Gleichgewicht zwischen freiem Arzneistoff, freiem Carrier und Arzneistoff-Carrier-Komplexen.

▧ Aktiver Transport

Der aktive Transport wird ebenfalls mit Hilfe von Carriermolekülen durchgeführt (Abb. 1.1). Im Gegensatz zur erleichterten Diffusion kann er „bergauf" gegen das Konzentrationsgefälle unter Verbrauch von Stoffwechselenergie durchgeführt werden. Der aktive Transport hat Bedeutung für die Resorption bestimmter Aminosäuren, Zucker, Vitamine und Gallensäuren.

Ein aktiver Transport kann auch in umgekehrter Richtung existieren. So transportiert das sog. P-Glycoprotein (P-gp) Substanzen aus der Darmwandzelle in das Darmlumen und erschwert somit deren Resorption.

1.2.2.2 Resorptionsquote

Die Resorptionsquote gibt an, wie viel Prozent der applizierten Arzneistoffdosis resorbiert werden. Nach dem „Gesetz der korrespondierenden Flächen" von Dost ist die Fläche unter der Blutspiegelkurve (Area under the curve = AUC) proportional der resorbierten Wirkstoffmenge.

Je nach Applikationsart fallen die Blutspiegelkurven bei gleicher Resorptionsquote unterschiedlich aus, die AUC bleibt aber gleich (Abb. 1.2).

Die Begriffe Resorptionsquote und Bioverfügbarkeit sind nicht synonym, da die Bioverfügbarkeit noch eine zeitliche Komponente enthält (s. Kap. 1.1.1).

1.2.2.3 Einflüsse des Organismus

a) Prinzip der Vergrößerung der resorbierenden Oberfläche

Aus dem Fick'schen Gesetz (s. Kap. 1.2.2) ergibt sich, dass die Resorptionsgeschwindigkeit proportional zur Größe der resorbierenden Oberfläche ist. Im Dünndarm, dem Organ,

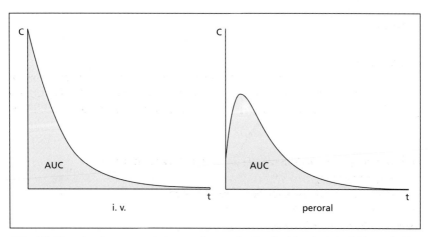

Abb. 1.2 Blutspiegelkurven nach i. v.- und peroraler Verabreichung. Bei gleichen Flächen unter der Kurve (AUC) ist die resorbierte Wirkstoffmenge gleich

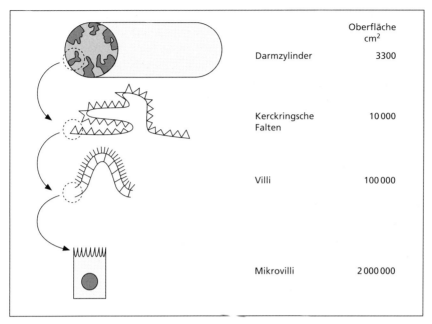

	Oberfläche cm^2
Darmzylinder	3300
Kerckringsche Falten	10 000
Villi	100 000
Mikrovilli	2 000 000

Abb. 1.3 Schematischer Überblick über die oberflächenvergrößernden Faktoren des Dünndarms

das den größten Anteil der Resorptionsarbeit leistet, wird dieses Prinzip ausgenutzt. Die enorme Größe der Epitheloberfläche (Abb. 1.3) resultiert aus

- Falten in der Dünndarmmucosa (Kerckringsche Falten)
- Zotten (Villi)
- Mikrovilli.

b) Durchblutung

Eine gute Durchblutung ist Voraussetzung für den schnellen Abtransport der resorbierten Stoffe und somit der Aufrechterhaltung des Konzentrationsgefälles. Je schlechter die Durchblutung ist, desto langsamer verläuft die Resorption (s. auch Vergleich s.c./i.m. Kap. 1.2.1).

c) Bedeutung von lokalem pH-Wert und pH-Gradienten für die Transportrichtung von Wirkstoffen

Im Gastrointestinaltrakt liegen folgende pH-Werte vor:

Magen (leer)   pH 1–2
Magen (gefüllt) pH 3
Dünndarm   pH 6–8
Dickdarm   pH 8.

Die meisten Arzneistoffe sind schwache Säuren oder Basen und können daher sowohl in nicht ionisierter, d. h. undissoziierter, als auch in ionisierter, d. h. dissoziierter Form vorliegen. Da undissoziierte Stoffe die Membran leichter durchdringen können, beeinflusst der pH den Resorptionsverlauf entscheidend. Die Tendenz zur Dissoziation einer Substanz wird ausgedrückt durch die Dissoziationskonstante K_a bzw. deren negativen Logarithmus, den pK_a. Das Verhältnis von dissoziierter zu nicht dissoziierter Form ergibt sich durch die Henderson-Hasselbalch-Beziehung:

■ Für Säuren gilt:

$$pK_a - pH = log \frac{\text{Konz. der undissoziierten Form}}{\text{Konz. der dissoziierten Form}}$$

■ Für Basen gilt:

$$pK_a - pH = log \frac{\text{Konz. der dissoziierten Form}}{\text{Konz. der undissoziierten Form}}$$

Eine schwache Säure liegt demnach im sauren Magensaft zum größten Teil undissoziiert vor und kann gut resorbiert werden, eine schwache Base wird im Magen protoniert und daher schlechter resorbiert.

1.2.2.4 Einflüsse des Pharmakons

a) Wasserlöslichkeit

Eine gewisse Löslichkeit in Wasser ist Voraussetzung für die Resorption, denn nur der gelöste Stoff kann an den Verteilungs- und Dissoziationsvorgängen teilnehmen.

b) Lipid-Wasser-Verteilungskoeffizient

Der Lipid-Wasser-Verteilungskoeffizient VK stellt das Verhältnis der Arzneistoffkonzentration in zwei miteinander nicht mischbaren Flüssigkeiten dar:

$$VK = \frac{C_{Lipid}}{C_{Wasser}}$$

Der Verteilungskoeffizient steht bei vielen Arzneistoffen in engem Zusammenhang mit den Resorptionseigenschaften.

c) Funktionelle Gruppen

Bei manchen Arzneistoffen gelingt es, durch Einführung entsprechender funktioneller Gruppen die Resorptionsrate zu verbessern. So kann Penicillin G nicht oral verwendet werden, weil es als Peptid sehr säure- und alkaliempfindlich ist und bei der Magen-Darm-Passage zerstört wird. Durch Molekülumwandlung wurden aber säurestabile Penicilline (z. B. Penicillin V) entwickelt, die oral wirksam sind.

1.2.2.5 Resorption im Gastro-Intestinal-Trakt

a) Bukkale und sublinguale Resorption

Die Mundschleimhaut ist nur für lipophile, undissoziierte Substanzen durchlässig. Auch hier spielt der pH-Wert eine Rolle: So wird aus dem alkalischen Zigarrenrauch die freie Nicotinbase gut resorbiert, während im eher sauren Zigarettenrauch Nicotinsalze vorliegen, die nicht über die Mundschleimhaut, sondern erst nach Inhalation über die Lunge resorbiert werden. Die Resorption von Arzneimitteln über die Mundschleimhaut ist in manchen Fällen vorteilhaft wegen des schnellen Wirkungseintrittes. Der Arzneistoff gelangt in den Kreislauf, ohne zunächst die Leber passieren zu müssen, wo er metabolisiert werden könnte. Dies wird z. B. ausgenutzt bei Nitroglycerin-Zerbeißkapseln gegen den Angina-pectoris-Anfall. Nachteilig ist die kleine Resorptionsfläche im Mund und der unangenehme Geschmack vieler Substanzen.

b) Einflüsse auf die Resorption aus Magen und Darm

▪ **Magenfüllung**

In der Regel erfolgt bei nüchternen Personen eine schnellere Resorption.

▪ **Magenmotilität und Magenentleerungsrate**

Diese Faktoren können sich auf die Resorptionsquote und den Wirkungseintritt auswirken. Ein Arzneimittel, das nur im Dünndarm resorbiert wird, wirkt bei schneller Magenentleerung eher als bei langsamer.

▪ **Wechselwirkungen mit Nahrungsbestandteilen**

Nahrungsbestandteile können vielfältigen Einfluss auf die Resorption von Arzneistoffen haben. So verringert Fett die Magenentleerungsrate, während sie nach heißen Speisen erhöht ist. Manche Arzneimittel können durch chemische Reaktionen in unresorbierbare Form gebracht werden. So bildet Tetracyclin mit Calcium-Ionen, die z. B. reichlich in der Milch vorhanden sind, schwer resorbierbare Komplexe.

▪ **Inaktivierung durch körpereigene Enzyme**

Insulin kann nicht oral appliziert werden, weil es als Polypeptid von den körpereigenen Proteasen enzymatisch abgebaut wird. Dies gilt auch für andere Peptidpharmaka.

▪ **Körperlage**

Die Mengenentleerung ist beim Liegen auf der linken Seite verlangsamt, weil die natürliche Kurvatur des Magens so liegt, dass der Mageninhalt dann „bergauf" in den Darm fließt.

▪ **Emotionale Situation**

Auch psychische Vorgänge beeinflussen die Magen- und Darmpassagezeit erheblich (z. B. Prüfungsdurchfall).

1.2.2.6 Rektale Resorption

Das Rektum wird von zwei Gefäßsystemen versorgt. Bei Resorption in den unteren Rektumabschnitten gelangt der Arzneistoff in die Hohlvene und somit in den Kreislauf, ohne die Leber passieren zu müssen. In den oberen Rektumabschnitten erfolgt die Resorption über die Pfortader, der Wirkstoff gelangt somit zunächst in die Leber. Der Resorptionsort ist normalerweise bei Anwendung eines Zäpfchens nicht steuerbar, sodass immer beide Resorptionsformen nebeneinander vorliegen. Ein Vorteil der rektalen Applikation ist es, dass auf das Befinden des Patienten Rücksicht genommen werden kann (z. B. bei starkem Erbrechen). Nachteilig ist die häufig unvollständige, ungleichmäßige und langsame Resorption.

1.2.2.7 Resorption über Augen-, Nasen- und Bronchialschleimhaut

Auf der Augenbindehaut werden Arzneimittel nur eingesetzt, um einen lokalen Effekt zu erzielen, während bei nasaler oder pulmonaler Anwendung auch systemische Wirkungen erwünscht sein können. In der Nase werden häufig Sympathomimetika (s. Kap. 3.3.1) zur Schleimhautabschwellung in Form von Nasentropfen oder Nasensprays verwendet. Werden sie zu hoch dosiert, kann es zur Resorption und zu systemischen Nebenwirkungen wie Blutdruckanstieg und Erhöhung der Pulsfrequenz (Tachykardie) kommen. Die Gefahr der Nebenwirkung ist besonders groß bei Säuglingen, die daher schwächer konzentrierte Präparate erhalten müssen. Die Resorptionsgefahr ist nach Anwendung eines Sprays höher, weil hier der Wirkstoff fein verteilt auf die Nasenschleimhaut genebelt wird.

Ein weiteres Beispiel für die nasale Resorption ist das Schnupfen von Cocain. Die Resorption über die Lunge erfolgt über die Lungenschleimhaut oder in den Lungenbläschen (Alveoli) durch einfachen Stoffaustausch. Dabei ist die Richtung des Stoffaustausches abhängig von dem Konzentrationsgefälle zwischen Alveolarluft und Blut sowie der Löslichkeit im Plasma. Allgemein gilt, dass pulmonal sehr schnell resorbiert, aber auch schnell eliminiert werden kann. Dieses Phänomen nutzt man zur Steuerung einer Inhalationsnarkose.

1.2.2.8 Resorption über die Haut

Die Hauptresorptionsbarriere der Haut ist das Stratum corneum, das aus abgestorbenen keratinisierten Zellen besteht und für Arzneistoffe nur sehr schwer durchlässig ist. Die perkutane Resorption kann aber erhöht werden durch

- **Entfernung des Stratum corneum**
  Nun gleicht die Haut einer normalen Biomembran und ist leichter durchlässig (z. B. nach Hautabschürfungen).
- **Hydratation**
  Die Diffusion einiger Arzneistoffe durch die Haut kann durch Quellung des Stratum corneum beschleunigt werden.
- **Bessere Durchblutung**
- **Schleppersubstanzen** (Penetrationsbeschleuniger)
  Dimethylsulfoxid (DMSO) penetriert gut durch die Haut. Es hat selbst eine entzündungshemmende Wirkung. Auch Arzneistoffe, die in DMSO gelöst sind, werden schneller perkutan resorbiert.
- **Bindegewebsauflockerung**
  Das Enzym Hyaluronidase spaltet die als „Gewebekitt" dienende Hyaluronsäure und führt so zu einer Bindegewebsauflockerung, die die Resorption von anderen Substanzen erleichtert.

Die perkutane Resorption wird ausgenutzt bei der Dauertherapie der Angina pectoris mit Nitroglycerin (s. Kap. 7.6.1). Aus einem Membranpflaster (*Nitroderm TTS®) werden in 24 Stunden ca. 5 mg Wirkstoff freigesetzt und über die Haut resorbiert.

1.2.3 Verteilung

1.2.3.1 Begriffsbestimmungen

Nach Resorption wird der Arzneistoff mit den Transportsystemen Blut und Lymphe im Organismus verteilt. Als Verteilungsräume, in denen sich der Arzneistoff aufhalten kann, kommen in Frage:

- der intravasale Raum (in den Gefäßen),
- der interstitielle Raum (zwischen den Zellen),
- der intrazelluläre Raum (in den Zellen).

Sind alle Verteilungsvorgänge abgeschlossen, bezeichnet man den erreichten Zustand als Verteilungsgleichgewicht.

Die gleichmäßige Verteilung des Arzneistoffs im Organismus ist immer dann gestört, wenn der Arzneistoff bestimmte Stellen im Körper bevorzugt und sich dort anreichert. Das häufigste Phänomen einer solchen Anreicherung ist die Bindung an Eiweiße (Plasmaproteine, Gewebsproteine). Aber auch eine Speicherung im Fettgewebe kann bei lipophilen Arzneistoffen die Verteilung beeinflussen. Als Beispiel für eine Substanz, die sich im Fettgewebe anreichert und sehr langsam eliminiert wird, sei das Insektizid Chlorophenotan (**D**ichlor**di**phenyl**t**richlorethan, DDT) genannt. Es wird langsamer eliminiert als es aufgenommen wird (Kumulation) und wurde in der Bundesrepublik inzwischen verboten. Ein anderes Speicherorgan sind die Knochen. So lagern sich Ionen, die chemisch mit Ca^{2+} verwandt sind (z. B. Sr^{2+}, Pb^{2+}) bevorzugt in den Knochen ab. Auch Arzneistoffe mit einer großen Affinität zu Ca^{2+} (z. B. Tetracycline) findet man vermehrt in Knochen und Zähnen.

1.2.3.2 Proteinbindung

Die Bindung eines Arzneistoffs an ein Protein kann spezifisch oder unspezifisch sein. Spezifisch ist die Bindung an ein Rezeptorprotein oder ein Enzym. Diese Proteine sind für den jeweiligen Arzneistoff „maßgeschneidert". Bei der unspezifischen Bindung wird der Arzneistoff von beliebigen Plasma- oder Gewebsproteinen gebunden. Die Proteinbindung kann in beiden Fällen reversibel oder irreversibel sein. Bei der reversiblen Bindung stellt sich ein Gleichgewicht zwischen gebundenem und nicht gebundenem Arzneistoff ein, irreversible Bindungen (meist kovalente Bindungen) sind relativ selten.

Ein Arzneistoffmolekül, das an Plasma- oder Gewebsproteine gebunden ist, ist pharmakologisch inaktiv. Es kann

- nicht wirken, weil es nicht an seinen Wirkort kommt,
- nicht metabolisiert werden,
- nicht ausgeschieden werden.

Die Folge ist eine Depotwirkung, da der Arzneistoff länger im Organismus verbleibt.

Verschiedene Substanzen können sich gegenseitig aus ihrer Proteinbindung verdrängen. So dürfen Neugeborene keine Sulfonamide erhalten, weil diese das Bilirubin aus seiner Eiweißbildung freisetzen und zum Ikterus (Gelbsucht) führen.

1.2.3.3 Spezielle Verteilungsvorgänge

a) Blut-Hirn-Schranke

Der Übergang vom Plasma ins Gewebe bedeutet für die meisten Arzneistoffe keine größere Schwierigkeit. Eine Ausnahme ist der Übertritt ins Gehirn, der in der Regel nur von lipophilen Arzneistoffmolekülen vollzogen werden kann.

Diese Eigenschaft kann auch pharmakologisch ausgenutzt werden, so zeigt z. B. das Spasmolytikum Butylscopolamin (Buscopan®), ein polares quartäres Ammonium-Ion, im Vergleich zum lipophileren Scopolamin keine zentralen Nebenwirkungen (s. Kap. 3.2.3).

b) Enterohepatischer Kreislauf

Wird ein Arzneistoff nach seiner Resorption und dem Durchgang durch die Leber mit der Gallenflüssigkeit in den Dünndarm ausgeschieden, so kann er erneut resorbiert werden. Dieser Vorgang kann sich mehrmals wiederholen. Die Verweildauer des Arzneistoffs im Organismus wird dadurch erheblich verlängert. Physiologisch hat dieser enterohepatische Kreislauf (Abb. 1.4) Bedeutung für die optimale Ausnutzung der Gallensäuren, die auf diese Art und Weise mehrmals als Fettemulgatoren zur Verfügung stehen.

c) Passage von Wirkstoffen durch die Plazenta und Übertritt in die Muttermilch

Arzneistoffe, die die Plazentaschranke überwinden oder in die Muttermilch übertreten, sind immer eine Gefahr für den Embryo bzw. Säugling. So können manche Thyreostatika, die über die Milch ausgeschieden werden, beim Säugling zu einer gefährlichen Hypothyreose führen. Als ein Stoff, der die Plazentaschranke passieren kann, hat das Thalidomid (Contergan®) unrühmliche Bedeutung erlangt, weil es bei den noch ungeborenen Kindern schwere Missbildungen, insbesondere der Extremitäten, hervorrief.

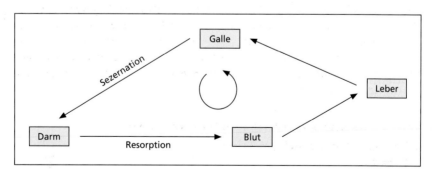

Abb. 1.4 Enterohepatischer Kreislauf

1.2.4 Biotransformation

1.2.4.1 Bedeutung der Biotransformation

Biotransformation ist die chemische Umwandlung eines Stoffes im Organismus. Sie erfolgt in der Regel, um einen für die Ausscheidung geeigneten, meist gut wasserlöslichen Metaboliten zu bilden.

Besitzt das Pharmakon eine schädliche Wirkung, der entsprechende Metabolit aber nicht, bezeichnet man die Biotransformation als Entgiftung. Wird aber durch den Metabolismus ein unwirksamer Stoff in einen toxischen Metaboliten verwandelt, spricht man von Giftung.

Hauptmetabolisierungsorgan des Körpers ist die Leber. Sie ist sehr gut durchblutet und besitzt die notwendigen Enzyme. Aber auch an anderen Stellen im Organismus kann metabolisiert werden, sogar bereits vor der Resorption durch die Verdauungsenzyme des Magen-Darm-Traktes. Prinzipiell kann in jeder Körperzelle Biotransformation stattfinden, auch im Blut, das z. B. Esterasen enthält.

1.2.4.2 Biotransformationsreaktionen

Man teilt die Biotransformationen ein in die

- **Phase I-Reaktionen** (Oxidationen, Reduktionen, Hydrolysen, Decarboxylierungen, Dehalogenierungen), bei denen die Struktur des Arzneistoffs verändert wird.
- **Phase II-Reaktionen** (Konjugationen), bei denen der ursprüngliche Arzneistoff oder der in Phase I gebildete Metabolit an einen polaren Rest gekuppelt wird, um gut wasserlösliche und damit gut ausscheidbare Metaboliten zu bilden. Eine häufige Konjugationsreaktion ist z. B. die Kupplung mit Glucuronsäure. Die entstandenen Metabolite nennt man Glucuronide.

1.2.4.3 Biotransformation und Wirkung

Entsteht bei der Biotransformation aus einem vorher unwirksamen Stoff ein wirksamer Metabolit, spricht man von Bioaktivierung. Ist der Metabolit im Gegensatz zu seiner Muttersubstanz unwirksam, liegt Bioinaktivierung vor. Findet diese Inaktivierung beim ersten Durchgang durch die Leber oder in der Dünndarmmucosazelle statt, nennt man die Form der Biotransformation „First-pass-Effekt". Ein ausgeprägter First-pass-Effekt vermindert die Bioverfügbarkeit und kann bewirken, dass keine genügend hohe Wirkstoffkonzentration erreicht wird.

1.2.4.4 Die Biotransformation beeinflussende Faktoren

Auf die Biotransformationen haben Einfluss:

- **Erbfaktoren**
  Viele Enzyme existieren in unterschiedlichen Versionen (Isoenzyme). Die jeweilige Enzymausstattung eines Patienten ist genetisch vorbestimmt. So gibt es für einige Arzneistoffe langsame und schnelle Metabolisierer.

■ **Geschlecht, Alter und Schwangerschaft**

Bei Säuglingen ist das Enzymsystem noch nicht voll funktionsfähig, z. B. können Neugeborene nur unzureichend glucuronieren, sodass es nach Gabe von Chloramphenicol, das normalerweise als Glucuronid ausgeschieden wird, zur Kumulation des Antibiotikums kommt (Gray-Syndrom mit Erbrechen und Kollaps). Auch im Alter können Enzymschwächen auftreten.

■ **Pathologische Faktoren**

■ **Enzyminduktion**

Manche Arzneimittel bewirken eine vermehrte Produktion der Enzyme, die an ihrer Biotransformation beteiligt sind und beschleunigen damit ihren eigenen Abbau. Als Folge davon klingt die Wirkung mit steigender Enzyminduktion immer schneller ab (pharmakokinetische Toleranzentwicklung). Es können aber auch andere, gleichzeitig applizierte Arzneimittel schneller abgebaut werden. So wird die Wirkung des Antikoagulans *Marcumar® nach gleichzeitiger Gabe eines Enzyminduktors (z. B. Barbituraten) erheblich vermindert. Diese Enzyminduktion ist reversibel, was beim Absetzen des Barbiturats zu beachten ist. Barbiturate sind sehr starke Enzyminduktoren. Ihre ständige Einnahme kann z. B. auch die empfängnisverhütende Wirkung der oralen Kontrazeptiva in Frage stellen, da die Hormone durch die induzierte höhere Enzymaktivität schneller abgebaut werden. Auch bei pflanzlichen Arzneimitteln sind Enzyminduktionen möglich. So kann z. B. Johanniskraut die Ausscheidung der Immunsuppressivums Ciclosporin beschleunigen und dadurch zu Organabstoßungen bei Transplantationspatienten führen.

■ **Enzyminhibition**

Werden zwei Stoffe durch das gleiche Enzym metabolisiert, so kann der eine Stoff das Enzym für den anderen blockieren und dadurch dessen Abbau hemmen.

1.2.5   Ausscheidung

1.2.5.1   Übersicht über die möglichen Ausscheidungswege

Die wichtigsten Ausscheidungswege (Abb. 1.5) sind

■ renal: über die Nieren mit dem Urin,
■ biliär: über die Galle mit den Fäzes,
■ intestinal: über die Darmschleimhaut mit den Fäzes,
■ pulmonal: über die Lunge.

1.2.5.2   Renale Ausscheidung

Die renale Elimination ist der wichtigste Ausscheidungsweg für Arzneistoffe und deren Metaboliten. Der Harnbereitungsprozess kann in drei Phasen gegliedert werden (s. Kap. 8.1):

1. **Glomeruläre Filtration.** In den Glomeruli des Nephrons werden täglich etwa 180 l Primärharn aus dem Blut abfiltrert. Große Moleküle (z. B. Proteine) können das Nierenfilter nicht passieren und werden im Blut zurückgehalten.

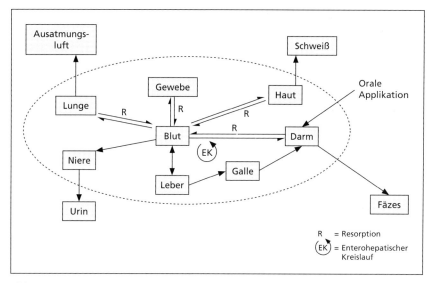

Abb. 1.5 Die wichtigsten Ausscheidungswege für Arzneimittel

2. **Tubuläre Rückresorption.** Durch Rückresorption von Wasser wird im Tubulus der Primärharn konzentriert. Für die Rückresorption einiger körpereigener Stoffe (Natriumionen, Glucose) bestehen aktive Transportsysteme, körperfremde Arzneistoffe werden meist durch einfache Diffusion wieder aufgenommen. Für die Rückresorption ins Blut gelten die gleichen Regeln wie für die enterale Resorption, d. h. unpolare Substanzen werden gut, polare Substanzen schlecht rückresorbiert. Auch der pH-Wert des Harns spielt dafür eine Rolle. So ist die Rückresorption von Basen aus saurem Harn sowie die von Säuren aus alkalischem Harn stark vermindert und damit die Ausscheidungsrate erhöht. Dieses Prinzip kann man ausnutzen, indem bei einer Vergiftung mit einem sauren Arzneistoff durch Alkalisieren des Harns (mit Natriumhydrogencarbonat-Infusion) die Ausscheidungsrate erhöht wird.

3. **Tubuläre Sekretion.** Durch aktiven Transport können im Tubulus auch noch Stoffe nachträglich vom Blut in den Harn sezerniert werden. Es sind dafür zwei Carriersysteme für Säuren und Basen bekannt, die aber nur eine geringe Kapazität haben, so dass es leicht zu Konkurrenzreaktionen kommt. So verlängert z. B. das Gichtmittel Probenecid die Wirkung von Penicillinen, indem es die aktive Ausscheidung von Penicillin durch Besetzung des entsprechenden Carriersystems vermindert.

1.2.5.3   Ausscheidung mit den Fäzes

Die Fäzes-Ausscheidung kann man in biliäre und intestinale Ausscheidung gliedern.
Bei der biliären Ausscheidung wird der Arzneistoff nach seiner Metabolisierung oder auch unverändert über die Galle in den Dünndarm abgegeben und von da aus mit den Fäzes ausgeschieden. Wird der Stoff im Darm erneut resorbiert, spricht man vom entero-

hepatischen Kreislauf. Bromsulphthalein (BSP) wird nur biliär eliminiert und dient zur Leberfunktionsprüfung.

Bei der intestinalen Ausscheidung wird der Stoff durch die Darmschleimhaut in den Darm ausgeschieden. Bei diesem Weg können aktive Transportsysteme (p-Glykoprotein) beteiligt sein.

1.2.5.4 Ausscheidung über die Lunge

Über die Lunge und die Atmungsluft können Substanzen ausgeschieden werden, die pulmonal resorbiert werden (Inhalationsnarkotika), aber auch solche, die auf andere Weise aufgenommen wurden (z. B. Ethanol, Paraldehyd, Knoblauch). Die Eliminationsgeschwindigkeit wird dabei stark von der Ventilation und der Lungendurchblutung gesteuert.

1.2.6 Gesamtkinetik und Dosierung

Eine Blutspiegelkurve gibt die Summe aller kinetischen Vorgänge wieder, die sich bei Resorption, Verteilung und Elimination abspielen. Eine wichtige Kenngröße ist hierbei die **Plasmahalbwertszeit.** Sie gibt an, in welcher Zeit der Arzneistoffspiegel auf die Hälfte abgefallen ist.

Um eine therapeutische Wirkung erzielen zu können, ist es nötig, einen bestimmten minimalen Blutspiegel (minimale effektive Konzentration, MEC) für längere Zeit zu überschreiten (Abb. 1.6).

Bei einer zu hohen Konzentration im Blut besteht die Gefahr, dass toxische Wirkungen eintreten. Die Grenzkonzentration, von der ab dies geschieht, heißt minimale toxische Konzentration (MTC) und sollte möglichst nicht erreicht werden.

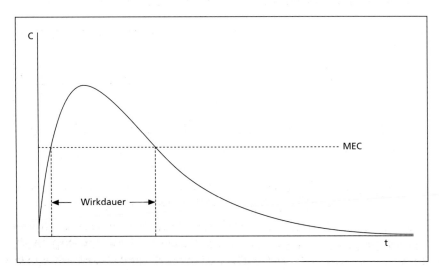

Abb. 1.6 Die minimale effektive Konzentration (MEC) muss überschritten werden, um eine therapeutische Wirkung zu erzielen

Von den drei Arzneimitteln A, B und C, die in der gleichen Dosierung gegeben und vollständig resorbiert werden (gleiche AUC), ist für eine therapeutische Anwendung nur B brauchbar. C wird zu schnell resorbiert und überschreitet die MCT, während A überhaupt nicht wirkt, weil der Blutspiegel die MEC nicht erreicht (Abb. 1.7).

Um für längere Zeit über der MEC zu bleiben, muss man mehrfach dosieren. Die daraus resultierenden Blutspiegelverläufe sind in Abbildung 1.8 dargestellt. Von den drei Bei-

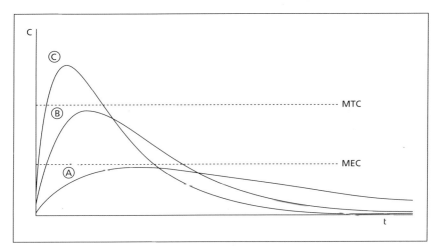

Abb. 1.7 Von den drei Arzneimitteln A, B und C ist für eine therapeutische Anwendung nur B brauchbar. C überschreitet die minimale toxische Konzentration (MTC), A erreicht nicht die minimale effektive Konzentration (MEC)

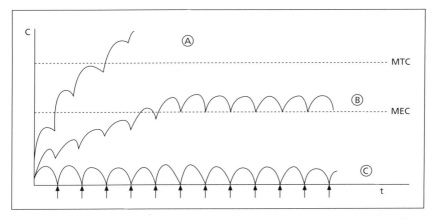

Abb. 1.8 Blutspiegelverläufe der Arzneimittel A, B und C bei Dosierung in regelmäßigen Intervallen. Lediglich Arzneimittel B ist für eine Therapie geeignet, da sich der Blutspiegel über der minimalen effektiven Konzentration (MEC) und unterhalb der minimalen toxischen Konzentration (MTC) bewegt

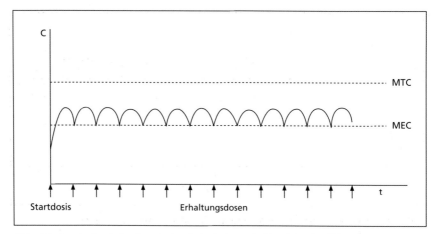

Abb. 1.9 Durch eine hohe Startdosis wird relativ rasch die minimale effektive Konzentration (MEC) überschritten

spielen ist wiederum nur B zur therapeutischen Anwendung geeignet, denn hier pendelt sich der Blutspiegel auf einen Wert knapp über der MEC ein. Bei A erfolgt die Elimination sehr viel langsamer als die Resorption, sodass der Blutspiegel ständig steigt (Kumulation). Bei C ist der Eliminationsvorgang schon vor der Gabe der nächsten Dosis beendet. Es wird kein therapeutischer Blutspiegel erreicht.

Bei dem Arzneimittel B dauert es relativ lange, bis der Blutspiegel die MEC erreicht hat. Dies kann man beschleunigen, indem man die erste Dosis (Startdosis) höher wählt als die folgenden „Erhaltungsdosen" (Abb. 1.9).

Den Abstand zwischen zwei Einzeldosen nennt man das Dosierungsintervall. Es ist von großer Bedeutung für die Aufrechterhaltung des Blutspiegels. So bedeutet der Einnahmehinweis „dreimal täglich", dass das Arzneimittel im Abstand von acht Stunden

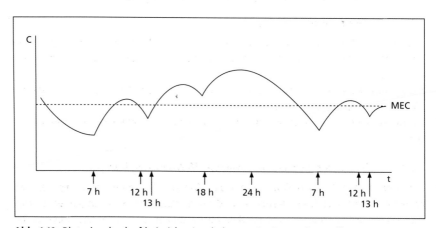

Abb. 1.10 Blutspiegelverlauf bei nicht eingehaltenem Dosierungsintervall

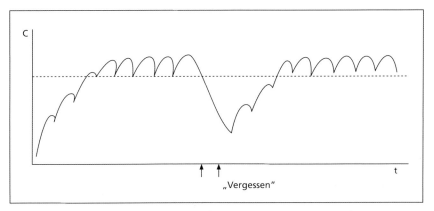

Abb. 1.11 Blutspiegelverlauf bei Vergessen der Einnahme eines Arzneimittels

genommen werden muss und nicht zu willkürlichen Zeiten am Morgen, Mittag und Abend (Abb. 1.10).

Auch das „Vergessen" einer Einzeldosis kann den Blutspiegel so abfallen lassen, dass erst nach mehreren weiteren Einzeldosen der therapeutische Wirkstoffspiegel wieder erreicht wird (Abb. 1.11).

Arzneistoffe mit einer geringen biologischen Halbwertszeit, die relativ schnell eliminiert werden, müssen als Depot-Präparate gegeben werden, wenn man den Blutspiegel für längere Zeit konstant halten will.

1.3 Pharmakodynamik

1.3.1 Wirkstoff-Rezeptor-Wechselwirkungen

1.3.1.1 Begriffsbestimmungen

Die Rezeptor-Theorie geht von der Vorstellung aus, dass der Arzneistoff im Organismus einen molekularen Reaktionspartner (Rezeptor) besitzt, mit dem er einen Komplex eingehen kann.

Ein **Agonist** ist eine Substanz, die nach Bildung eines Komplexes mit ihrem Rezeptor einen Reiz und dadurch einen Effekt auslöst.

Ein **Antagonist** ist eine Substanz, die einen agonistischen Effekt verringert oder verhindert.

1.3.1.2 Prinzipien der Rezeptor-Wirkstoff-Wechselwirkungen

Damit der Wirkstoff einen Komplex mit dem Rezeptor eingehen kann, muss er eine bestimmte chemische Struktur aufweisen, die dem Rezeptormolekül angepasst ist. Diejenige Stelle am Rezeptor, an der ein Agonist gebunden wird, bezeichnet man als das aktive Zentrum. Es sind auch Substrat-Rezeptor-Bindungen an anderen Stellen des

Rezeptors möglich (allosterische Zentren). Diese Art der Komplexbildung löst aber weder Reiz noch Effekt aus. Allerdings kann der Rezeptor durch eine allosterische Bindung seine Konformation so ändern, dass das aktive Zentrum für die Agonisten nicht mehr zugänglich ist (allosterische Hemmung).

1.3.1.3 Rezeptor-Theorien

- **Okkupationstheorie.** Der durch Wirkstoff-Rezeptor-Wechselwirkung ausgeübte Effekt ist proportional der Zahl der besetzten Rezeptoren. Je mehr Rezeptoren mit Agonisten besetzt sind, desto stärker ist der Effekt.
- **Geschwindigkeitstheorie (Rate-Theory).** Der durch Wirkstoff-Rezeptor-Wechselwirkung ausgeübte Effekt ist proportional der Zahl der Zusammentreffen von Agonist und Rezeptor pro Zeiteinheit. Eine hohe Assoziations- und Dissoziationsgeschwindigkeit bedeutet, dass die Rezeptor-Agonist-Bindungen sehr oft gespalten und neu ausgebildet werden. Dieses bewirkt einen größeren Effekt als wenn der Agonist längere Zeit am Rezeptor verbleibt.
- **Induced-Fit-Theorie.** Bei der Bildung des Wirkstoff-Rezeptor-Komplexes ändert sich die Konformation des Rezeptors. Diese Konformationsänderung bewirkt einen Reiz, der einen Effekt nach sich zieht.
  Antagonisten gehen ebenfalls mit dem Rezeptor einen Komplex ein, bewirken aber keine Konformationsänderung, sodass sich auch kein entsprechender Effekt ausbilden kann.

1.3.1.4 Agonismus

- **Affinität.** Das Ausmaß der Bindung des Wirkstoffs an das aktive Zentrum des Rezeptors wird durch den Begriff Affinität ausgedrückt.
- **Intrinsic activity.** Unter intrinsic activity versteht man die Fähigkeit eines Stoffes, nach seiner Anlagerung an den Rezeptor einen Effekt auszuüben.
  Damit ein Agonist eine Wirkung zeigen kann, muss er also eine hinreichend große Affinität zum Rezeptor sowie eine genügende intrinsic activity haben.

1.3.1.5 Antagonismus

- **Kompetitiver Antagonismus.** Der Antagonist verbindet sich reversibel mit demselben Rezeptor wie der Agonist, löst aber keinen Effekt aus. Der Antagonist besitzt also eine hohe Affinität, aber keine intrinsic activity und blockiert auf diese Weise den Rezeptor für den Agonisten.
  Die Konkurrenz um den Rezeptor zwischen Agonisten und Antagonisten ist abhängig von
  a) der Affinität der beiden Substanzen,
  b) ihrer Konzentration in der Umgebung des Rezeptors.

Durch Erhöhung der Konzentration des Agonisten kann der Antagonismus also wieder aufgehoben werden. Ein typisches Beispiel für einen kompetitiven Antagonismus sind die Antihistaminika, die die Wirkung des Agonisten Histamin durch Blockade seiner Rezeptoren aufheben.

■ **Nicht-kompetitiver Antagonismus.** Ein nicht-kompetitiver Antagonismus kann nicht durch Erhöhung der Agonistenkonzentration aufgehoben werden. Zu dieser Form des Antagonismus gehört auch der allosterische Angriff des Antagonisten. Durch die Konformationsänderung des Rezeptors wird eine Abnahme der Affinität des Agonisten herbeigeführt. Auch die Reiz- und Effektausbildung können gehemmt sein.

■ **Kompetitiv-nicht-kompetitiver Antagonismus.** Manche Antagonisten verhalten sich bis zu einer bestimmten Konzentration wie kompetitive Antagonisten. Wird diese Konzentration überschritten, sind sie nicht-kompetitiv.

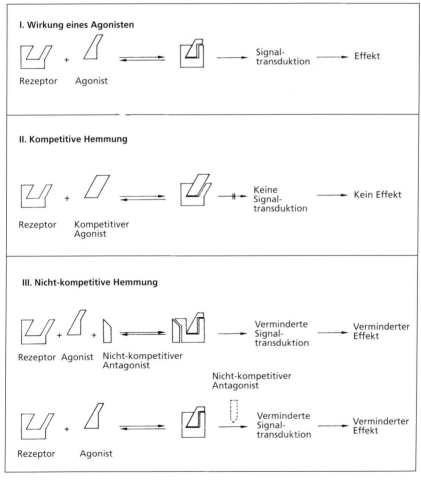

Abb. 1.12 Schematische Darstellung von Pharmakon-Rezeptor-Wechselwirkungen (modifiziert nach Ariens) [aus Mutschler, Arzneimittelwirkungen, Wissenschaftl. Verlagsgesellschaft Stuttgart]

■ **Funktioneller Antagonismus.** Beim funktionellen Antagonismus wird die Wirkung eines Agonisten durch die eines zweiten Agonisten, der an einem anderen Rezeptor angreift, aufgehoben. Der Effekt, der durch die zweite Rezeptorbindung zustande kommt, ist dem ersten entgegengesetzt. Beispiel: Sympathomimetika und Parasympathomimetika.

■ **Chemischer Antagonismus.** Die Wirkung des Agonisten wird durch eine chemische Reaktion mit dem Antagonisten aufgehoben. Beispiel: Heparin (Polyanion) und Protamin (Polykation).

1.3.1.6 Synergismus

Unter Synergismus versteht man das Zusammenwirken zweier oder mehrerer Arzneistoffe, die gleichzeitig appliziert werden. Addieren sich dabei die Einzelwirkungen der einzelnen Komponenten, so spricht man von additivem Synergismus. Geht die Gesamtwirkung über die Summe der Einzelwirkungen hinaus, heißt dies über-additive Wirkung oder Potenzierung. Diese Begriffe werden in der Werbung häufig missbraucht, um die Eigenschaften der verschiedensten Kombinationspräparate zu beschreiben.

1.3.2 Dosierung und Dosis- Wirkungs-Beziehungen

1.3.2.1 Dosis

a) Einzel- und Tagesdosis

Unter **Einzeldosis** versteht man die bei einer einmaligen Anwendung verabreichte Arzneistoffmenge, unter der **Tagesdosis** die Summe der in 24 Stunden applizierten Einzeldosen. Im DAB sind für einige Arzneistoffe Einzel- und Tagesmaximaldosen für den erwachsenen Menschen angegeben. Wird diese Höchstdosis in einer ärztlichen Verordnung überschritten, so darf der Apotheker das Arzneimittel nur dann abgeben, wenn der Arzt durch ein der Mengenabgabe beigefügtes Ausrufungszeichen „(!)" sowie durch wörtliche Wiederholung der verordneten Menge zu erkennen gibt, dass die Überschreitung beabsichtigt ist. Die Maximaldosen gelten nicht für Arzneimittel, die auf der Haut angewendet werden und sind auch nicht als übliche Dosen (Normdosen) anzusehen.

Zur Berechnung der Dosis aus der Anwendungsvorschrift bei flüssigen Arzneimitteln gilt:

1 Esslöffel entspricht	15 ml
1 Kinder- oder Dessertlöffel entspricht	10 ml
1 Tee- oder Kaffeelöffel entspricht	5 ml

b) Dosierung im Säuglings- und Kindesalter

Bei Kindern und Säuglingen muss eine geringere Dosis als beim Erwachsenen gegeben werden, weil auf Grund des geringeren Verteilungsvolumens die minimale effektive Konzentration schon mit kleineren Arzneistoffmengen erreicht wird. Es ist vielfach versucht worden, allgemein gültige Beziehungen zwischen Alter, Gewicht oder Körperoberfläche und der anzuwendenden Dosis zu erstellen. Die Ermittlung der Kinderdosis hängt aber auch von der Art des jeweiligen Arzneimittels ab und muss daher von Fall zu Fall individuell bestimmt werden.

Beim Säugling ist die Gefahr einer Überdosis besonders groß, weil

- die Plasmaproteinbindung noch nicht ausgeprägt ist,
- der Metabolismus noch vermindert ist,
- die renale Ausscheidung noch langsamer erfolgt.

Bei bestimmten Arzneimitteln ist die Gefahr der Überdosis besonders ausgeprägt. Wenn Säuglinge oder Kleinkinder z. B. mit schleimhautabschwellenden Nasentropfen behandelt werden, muss die altersgerechte Dosierung exakt eingehalten werden, damit es nicht zu resorptiven Vergiftungen kommt.

1.3.2.2 Dosis-Wirkungs-Beziehungen

Das Verhältnis von Dosis und Wirkung kann in einem Koordinatensystem dargestellt werden. Die entstehende Dosis-Wirkungs-Kurve verläuft häufig in einem Teilbereich linear, wenn man den logarithmischen Wert der Dosis aufträgt (Abb. 1.13).
Der Verlauf der Kurve ist durch die folgenden Parameter charakterisiert:

- **Schwellendosis (a)**
  Die Schwellendosis ist die geringste Dosis, bei der eine Wirkung auftritt.
- **Maximale Wirkungsdosis (b)**
  Die maximale Wirkungsdosis ist die Dosis, bei der der maximal erzielbare Effekt gerade noch eintritt. Durch weitere Dosiserhöhung lässt sich die Wirkung nicht mehr steigern.
- **Steilheit (c)**
  Die Steilheit der Dosis-Wirkungs-Kurve in ihrem linearen Teil ist umgekehrt proportional dem Abstand zwischen Schwellendosis und maximaler Wirkungsdosis.

Vergleicht man Dosis-Wirkungs-Kurven von Arzneistoffen, die an den gleichen Rezeptoren angreifen, kann man Aussagen über ihre Affinität und intrinsic activity machen (Abb. 1.14).
So haben die Stoffe A und B zwar die gleiche intrinsic activity, A hat aber eine höhere Affinität und wirkt daher schon in geringerer Konzentration. Die Affinität von C ist noch geringer als die von B (es ist eine noch höhere Dosis nötig) und auch die intrinsic activity ist gegenüber A und B verringert (verringerter maximaler Effekt).

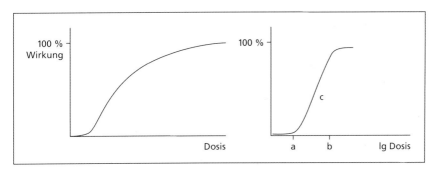

Abb. 1.13 Dosis-Wirkungs-Kurven (rechts ist die Dosis logarithmisch aufgetragen)

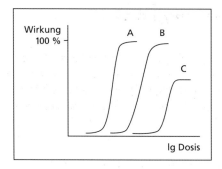

Abb. 1.14 Dosis-Wirkungs-Kurven von Arzneimittel A, B und C, die am selben Rezeptor angreifen, jedoch sich hinsichtlich Affinität und intrinsic activity unterscheiden

Prinzipiell kann man zwei Typen von Dosis-Wirkungs-Kurven unterscheiden:
1. **Abgestufte Reaktionen.** Hier gibt es Bereiche, in denen eine Dosiserhöhung in gewissen Grenzen eine kontinuierliche Erhöhung der Wirkung nach sich zieht (Beispiel Analgetika).
2. **Alles-oder-Nichts-Reaktionen.** Je nach Höhe der Dosis tritt eine Wirkung ein oder nicht. Es gibt nur eine Wirkungsstärke, die Kurve verläuft im linearen Teil senkrecht nach oben (Beispiel Ovulationshemmer).

Untersucht man Dosis-Wirkungs-Beziehungen in einem Kollektiv (z. B. eine Gruppe von Versuchstieren), kommt man zu einem anderen Typ von Dosis-Wirkungs-Kurven, bei denen auf der Ordinate die Zahl der reagierenden Individuen in % aufgetragen ist (Abb. 1.15).

Aus solchen Kurven kann man als Parameter entnehmen:

■ **ED_{50}** (ED = effektive Dosis). Die ED_{50} ist die Dosis, bei der 50 % der Individuen eines Kollektivs eine bestimmte Wirkung zeigen.

■ **LD_{50}** (LD = letale Dosis). Die LD_{50} ist die Dosis, bei der 50 % der Individuen des Kollektivs sterben.

Unter der therapeutischen Breite versteht man den Abstand zwischen der Dosis, die notwendig ist, um einen gewünschten therapeutischen Effekt zu erzielen, und der Dosis, bei der toxische Nebenwirkungen auftreten.

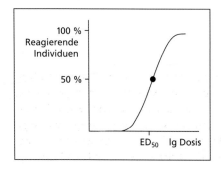

Abb. 1.15 Dosis-Wirkungs-Kurve, aus der man die ED_{50} ablesen kann

1.3.3   Toleranz (Gewöhnung) und Tachyphylaxie

1. Pharmakokinetische Toleranz

Unter pharmakokinetischer Toleranz versteht man die Abnahme der Wirkungsintensität bei gleicher Dosis nach längerem Gebrauch eines Arzneimittels, die durch eine Enzyminduktion und den damit verbundenen schnelleren Abbau des Arzneimittels erklärbar ist. Da diese Form der Gewöhnung sehr ausgeprägt bei Barbituraten auftritt, nennt man diesen Typ der Toleranz auch „Barbiturat-Typ".

2. Pharmakodynamische Toleranz

Unter pharmakodynamischer Toleranz versteht man die Abnahme der Wirkungsintensität bei gleicher Dosis nach längerem Gebrauch, die mit einer Abnahme der Empfindlichkeit der Rezeptoren erklärt wird. So kann ein Morphin- oder Heroinabhängiger eine Dosis vertragen, die bei einem normalen Menschen tödlich wäre. Diesen Toleranz-Typ nennt man auch „Morphin-Typ".

3. Kreuztoleranz

Bei der Enzyminduktion, die für die pharmakokinetische Toleranz verantwortlich ist, wird nicht nur der Abbau des Arzneistoffes beschleunigt, der die Induktion bewirkt, sondern, da diese Enzyminduktion meist unspezifisch ist, auch der Abbau anderer gleichzeitig applizierter Arzneimittel, die nun zur Erzielung des gleichen Effektes in höherer Dosis gegeben werden müssen als vorher. Dieses Phänomen bezeichnet man als Fremdinduktion oder pharmakokinetische Kreuztoleranz. Von einer pharmakodynamischen Kreuztoleranz spricht man, wenn die Wirkungsstärke eines Arzneistoffs nach vorausgegangener Gabe eines anderen, ähnlichen Arzneistoffs durch Abnahme der Rezeptorempfindlichkeit herabgesetzt ist.

4. Tachyphylaxie

Unter Tachyphylaxie versteht man eine Abnahme der Wirkungsintensität bei wiederholter Anwendung der gleichen Dosis, die bereits nach kurzem Gebrauch auftritt. So wirken rasch aufeinander folgende Ephedrin-Dosen immer schwächer. Der Grund für dieses Phänomen wird aus dem Wirkungsmechanismus ersichtlich: Ephedrin setzt den Neurotransmitter Noradrenalin aus seinen Speichervesikeln frei. Bei erneuter Applikation sind die Speicher noch nicht wieder aufgefüllt, sodass die Wirkung abgeschwächt ist (s. Kap. 3.3.2).

1.4   Nebenwirkungen

Als Nebenwirkungen bezeichnet man Wirkungen eines Arzneimittels, die zusätzlich zu den therapeutisch erwünschten Wirkungen auftreten. Diese Nebenwirkungen können unerwünscht sein und die Anwendung des Arzneimittels negativ beeinflussen (Störwirkung), sie können aber auch synergistisch zur Hauptwirkung verlaufen (Begleitwirkung). Hat ein Arzneimittel mehrere Wirkungen auf den Organismus, so entscheidet die Indikation, welche der Wirkungen Haupt- und welche Nebenwirkung ist. So kann Diphenhydramin als Antihistaminikum, Antiemetikum oder als Schlafmittel eingesetzt werden. Häufig werden die beobachteten Arzneimittelnebenwirkungen genutzt, um daraus ein neues Medikament zu entwickeln, das die ehemalige Nebenwirkung als Hauptwirkung hat. So entstand aus der Beobachtung des blutzuckersenkenden Effektes bei der Therapie mit Sulfonamiden die Entwicklung oral antidiabetisch wirksamer Sulfonylharnstoffe. Da Nebenwirkungen in den weitaus meisten Fällen unerwünschte Begleiterscheinungen der Hauptwirkung darstellen, muss bei jeder medikamentösen Behandlung zwischen therapeutischem Nutzen und dem Risiko des Auftretens von Nebenwirkungen abgewogen werden.

Das Risiko, dass Nebenwirkungen in größerem und stärkerem Umfang auftreten, ist vor allem bei neuen Arzneimitteln erhöht. Hier müssen Wirkungen und Nebenwirkungen beobachtet werden und ungewöhnliche Erscheinungen den entsprechenden Stellen (Behörden, Arzneimittelkommissionen) gemeldet werden. Nach dem Arzneimittelgesetz werden aus diesem Grunde alle neuen Stoffe bei der Einführung zunächst fünf Jahre automatisch der Verschreibungspflicht unterstellt, bis eine Entscheidung über den Verschreibungsstatus getroffen wird.

Neben den primären, von Arzneimittel direkt verursachten, Nebenwirkungen gibt es auch so genannte sekundäre Nebenwirkungen, die als unerwünschte Folge der Hauptwirkung auftreten. Ein Beispiel für eine solche sekundäre Nebenwirkung ist die Jarisch-Herxheimer-Reaktion nach Gabe von Chloramphenicol bei Typhus: Beim Abtöten der Salmonellen, die den Typhus verursachen, wird von diesen ein Endotoxin in so großen Mengen freigesetzt, dass es zu einem Kreislaufschock kommen kann. Vermeidbar ist diese sekundäre Nebenwirkung, wenn das Chloramphenicol zu Beginn der Therapie „einschleichend", d. h. in langsam ansteigenden Dosen, gegeben wird.

Eine besondere Form von Arzneimittelnebenwirkungen sind Arzneimittelabhängigkeiten. Die Weltgesundheitsorganisation hat die Arzneimittelabhängigkeit eingeteilt in Gewohnheitsbildung und Sucht.

- **Gewohnheitsbildung** ist gekennzeichnet durch das Verlangen zur regelmäßigen Einnahme. Es besteht eine psychische, aber keine physische Abhängigkeit.
- Unter **Sucht** versteht man ein dringendes Verlangen bzw. den Zwang, eine Substanz zu sich zu nehmen. Die Sucht ist gekennzeichnet durch psychische und physische Abhängigkeit, Entzugssymptome und häufig Dosissteigerung.

1.5 Arzneimittelwechselwirkungen

Werden zwei Arzneimittel bei einem Patienten gleichzeitig angewendet, können sie sich in ihren Wirkungen gegenseitig beeinflussen (Arzneimittelinteraktion). So kann ein Arzneistoff die Resorbierbarkeit des anderen herabsetzen und damit dessen Wirkung abschwächen. Aber auch eine Wirkungsverstärkung ist möglich, wenn z. B. ein Stoff den Metabolismus des anderen hemmt. Auch die Ausscheidung eines Arzneistoffs kann durch andere Substanzen verändert werden. Neben diesen pharmakokinetischen Interaktionen gibt es auch die Möglichkeit von pharmakodynamischen Arzneistoffwechselwirkungen, wenn z. B. ein Arzneistoff einen anderen von seinem Rezeptor am Wirkort verdrängt.

Weil Arzneistoffwechselwirkungen nicht ausgeschlossen werden können, sollten mehrere Arzneimittel nie kritiklos zur gleichen Zeit eingesetzt werden. Es muss vorher abgeklärt sein, ob bei Anwendung der Kombination unerwünschte Wirkungen auftreten oder der erhoffte Therapieerfolg ausbleiben kann.

Interaktionen können auch zwischen Arzneistoff und Nahrungsstoffen auftreten. So verhindert z. B. Milch bei der Einnahme von Tetracyclin die Resorption des Antibiotikums (s. Kap. 10.1.4), weil die in der Milch vorhandenen Calcium-Ionen schwer lösliche Chelatkomplexe mit Tetracyclin bilden.

1.6 Entwicklung neuer Arzneimittel

Bei der Entwicklung neuer Arzneimittel erhofft man sich eine Verbesserung der medikamentösen Therapiemöglichkeiten. Die Suche nach einem neuen Arzneistoff erfolgt dabei

- durch chemische Neusynthese
- durch chemische Abwandlung eines bereits bekannten Wirkstoffs oder einer Wirkstoffgruppe
- durch Isolierung von Naturstoffen
- durch chemische Abwandlung isolierter Naturstoffe
- durch Erzeugung von Naturstoffen mittels Gentechnologie.

Ein anderer Ansatz auf der Suche nach neuen, besseren Arzneimitteln ist der Versuch, die Verteilungs- und Eliminationseigenschaften von bereits bekannten Arzneistoffen zu verändern, um so das Verhältnis von Wirkungen zu Nebenwirkungen zu optimieren. Es gilt hierbei, den Arzneistoff gezielt an seinen Wirkort im Körper zu schleusen (Drug Targeting).

Diese neuen Substanzen werden dann auf ihre Tauglichkeit als Arzneimittel hin untersucht. Hierbei ist zu unterscheiden die Prüfung im Tierversuch (präklinische Prüfung) von der Untersuchung am Menschen (klinische Prüfung).

1.6.1 Präklinische Prüfung

Um zunächst einen Überblick über die pharmakologischen Eigenschaften des potentiellen Arzneistoffs zu erhalten, wird ein so genanntes „Screening" durchgeführt, bei dem ganz verschiedenartige Labor- und Tierversuche durchgeführt werden. Ausgehend von den Ergebnissen des Screenings wird dann bei einem positiven Befund das Wirkungsspektrum detaillierter untersucht, die Verträglichkeit getestet und auf Nebenwirkungen geachtet. Übersteht eine Substanz diese Selektionshürden, wird sie als nächstes auf ihre Toxizität, Teratogenität und Kanzerogenität hin untersucht. Auch wird eine erste pharmakokinetische Studie am Tier durchgeführt. Bei der Untersuchung der Toxizität unterscheidet man die akute Toxizitätsprüfung (Bestimmung der LD_{50}, s. Kap. 1.3.2) von der chronischen, die über mehrere Monate und Jahre andauern kann.

1.6.2   Klinische Prüfung

Ist nach Beendigung der Tierversuche anzunehmen, dass die neue Substanz eine Berei-
cherung des Arzneischatzes darstellen könnte, wird sie in der klinischen Prüfung erstmals am Menschen eingesetzt. Die klinische Prüfung gliedert sich in vier Phasen.

■ Phase I

Die Substanz wird an gesunden Probanden auf ihre Verträglichkeit hin untersucht.
Dabei werden erste humanpharmakokinetische Daten gewonnen, wird auf Nebenwirkungen geachtet und verfolgt, ob der vom Tierversuch her zu erwartende pharmakodynamische Effekt auch beim Menschen eintritt, soweit sich das an Gesunden
feststellen lässt.

■ Phase II

Bei positiven Befunden in der Phase I wird die neue Substanz dann in vergleichenden
Untersuchungen mit eingeführten Arzneimitteln an einer kleinen Gruppe von Patienten getestet, wobei auch die optimale Dosis ermittelt wird.

■ Phase III

In einem größeren Patientenkollektiv werden anschließend akute und chronische
Wirkungen und Nebenwirkungen verfolgt. Am Ende der Phase III steht dann der
Antrag auf Zulassung des neuen Arzneimittels.

■ Phase IV

Auch nach erfolgter Zulassung müssen Wirkungen und Nebenwirkungen neuer Arzneimittel aufmerksam verfolgt werden. Aus diesem Grunde sind Arzneimittel mit neu
entwickelten Stoffen generell für fünf Jahre nach der Erstzulassung verschreibungspflichtig. Seltene Nebenwirkungen werden häufig erst in dieser Phase aufgedeckt.
Hier entscheidet sich dann endgültig, ob das neue Arzneimittel zu einer Verbesserung
der medikamentösen Therapie geführt hat.

2 Arzneimittel mit Wirkung auf den Magen-Darm-Trakt

2.1 Anatomie und Physiologie

2.1.1 Mundhöhle und Rachen (Pharynx)

In der Mundhöhle wird die Nahrung beim Kauen mechanisch zerkleinert und gleichzeitig mit dem Speichel vermischt. Von drei großen Drüsenpaaren werden täglich 1,0 bis 1,5 l Speichel produziert. Die beiden wichtigsten Bestandteile des Speichels sind Ptyalin und Mucin.

- **Ptyalin** gehört zu den Amylasen. Dieses sind Enzyme, die Stärke zu Maltose abbauen.
- **Mucin** ist ein Schleimstoff, der die Nahrung gleitfähiger macht.

Der auslösende Reiz zur Speichelsekretion ist der Kontakt der Mundschleimhaut mit der Nahrung oder die Reizung des vegetativen Nervensystems, z. B. durch den Gedanken an ein Lieblingsgericht. Der Schluckakt wird zunächst willkürlich eingeleitet, läuft dann aber reflektorisch ab.

2.1.2 Speiseröhre (Oesophagus)

Die Speiseröhre ist ein etwa 25 cm langer muskulöser Schlauch. Sie verbindet Pharynx und Magen. Der Transport der Nahrung erfolgt durch die magenwärts fortschreitende Kontraktion der Ringmuskulatur der Oesophaguswand (Peristaltik). Man könnte also auch auf dem Kopf stehend schlucken.

2.1.3 Magen (Ventriculus)

Der Magen fasst in gefülltem Zustand etwa 2 bis 3 l (Abb. 2.1). Seine Aufgaben sind v. a.:
- Speicherung der Nahrung und dosierte Weiterleitung in den Dünndarm,
- Beginn der Eiweißverdauung (Proteolyse),
- Produktion des Intrinsic factors zur Vitamin-B_{12}-Resorption.

Die Verweildauer des Speisebreis im Magen hängt ab von der Art der Nahrung. Dünnflüssiger Mageninhalt hat eine kürzere Verweildauer als dickflüssiger, Fett verlängert die Magenaufenthaltszeit, psychische Einflüsse (Angst, Spannung) erhöhen die Produktion an Magensaft und verkürzen die Verweildauer.

Während ihres Aufenthaltes im Magen wird die Nahrung mit dem Magensaft durchmischt. Dabei kontrahiert sich die glatte Magenmuskulatur rhythmisch. Um seine unter-

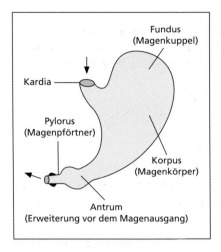

Abb. 2.1 Anatomie des Magens (schematisch)

schiedlichen Aufgaben erfüllen zu können, enthält der Magensaft verschiedene Bestandteile, die von bestimmten Zellen der Magenschleimhaut (Mucosa) gebildet werden:

a) Pepsin
Pepsin ist eine Protease. Proteasen sind Enzyme, die Eiweiße (lange Aminosäure-Ketten) zu Peptiden (kurze Aminosäure-Ketten) abbauen. Diesen Abbau der Proteine nennt man Proteolyse.
Pepsin ist nur bei pH 1 bis 3 enzymatisch aktiv. Die Pepsin-produzierenden Zellen der Magenschleimhaut heißen Hauptzellen. Sie sezernieren das inaktive Pepsinogen ins Mageninnere. Dort wird durch den Einfluss der Magensäure aus dem inaktiven Pepsinogen das aktive Pepsin:

$$\text{Pepsinogen} \xrightarrow{\text{H}^+} \text{Pepsin}$$
$$\text{(inaktiv)} \qquad\qquad \text{(aktiv)}$$

b) Salzsäure
Die Salzsäure des Magens (Magensäure) wird in den sog. Belegzellen gebildet. Aufgaben der Salzsäure sind:
- Aktivierung des inaktiven Pepsinogens zum aktiven Pepsin,
- Einstellung des für Pepsin optimalen pH-Wertes,
- Denaturierung von Eiweiß, sodass es dem enzymatischen Abbau besser zugänglich ist,
- Abtötung von mit der Nahrung aufgenommenen Mikroorganismen.

Die Belegzellen können u. a. durch Histamin, Coffein und Gastrin zur Säureproduktion angeregt werden. Die Zahl der Belegzellen nimmt im Alter und bei Schleimhautentzündungen ab.

c) Gastrin

Gastrin wird von den Zellen der Antrumschleimhaut gebildet. Es ist ein Peptid aus 17 Aminosäuren. Nach Dehnung der Magenwand und nach Kontakt der Schleimhaut mit Speisen wird Gastrin ins Blut (nicht ins Mageninnere) ausgeschüttet. Auf diesem Wege gelangt es dann an seine Rezeptoren und bewirkt:

- Stimulation der Säuresekretion aus den Belegzellen,
- Bildung und Sekretion von Pepsinogen durch die Hauptzellen,
- Stimulation der Gallen- und Pankreassekretion,
- Steigerung der Peristaltik in Magen und Darm.

d) Mucin

Mucin ist ein Schleimstoff, der von den sog. Nebenzellen gebildet wird. Er überzieht die Magenschleimhaut und schützt sie vor der Selbstverdauung durch Säure und Pepsin.

e) Intrinsic factor

Vitamin B_{12} kann nur zusammen mit dem von der Magenschleimhaut gebildeten Intrinsic factor resorbiert werden. Die Resorption erfolgt aber nicht im Magen selbst, sondern im Dünndarm.

2.1.4 Dünndarm

Den Dünndarm unterteilt man in drei Abschnitte:
1. Duodenum (Zwölffingerdarm), ca. 30 cm lang,
2. Jejunum (Leerdarm), ca. 120 cm lang,
3. Ileum (Krummdarm), ca. 180 cm lang.

Der Dünndarm ist das Hauptresorptionsorgan. Aus diesem Grund ist seine Oberfläche durch Falten- und Zottenbildung um ein Vielfaches vergrößert (s. Kap. 1.2.2). Auch die Dünndarmschleimhaut sezerniert Stoffe, die die Verdauung regulieren:

a) Sekretin

Nach Kontakt mit Speisebrei oder Senkung des pH unter 2,5 gibt die Duodenal- und Jejunumschleimhaut das Hormon Sekretin ins Blut ab (analog zum Gastrin des Magens). Es bewirkt eine Stimulation der Wasser- und Hydrogencarbonatsekretion des Pankreas sowie die Anregung der Galleproduktion.

b) Pankreozymin-Cholecystokinin

Gleichzeitig mit Sekretin wird auch Pankreozymin-Cholecystokinin ins Blut ausgeschüttet. Es bewirkt eine Stimulation der Enzymsekretion des Pankreas sowie die Kontraktion der Gallenblase.

c) Maltase

Maltase ist eine Disaccharidase, die Maltose in zwei Glucose-Moleküle aufspaltet.

In den **Zwölffingerdarm** münden weiterhin:
1. der Ausführungsgang der Bauchspeicheldrüse (Pankreas),
2. der Gallengang.

Die **Bauchspeicheldrüse** hat zwei prinzipiell unterschiedliche Aufgaben:

■ als innersekretorische Drüse die Bildung bestimmter Hormone (z. B. Insulin),
■ als exkretorische Drüse die Bildung des Pankreassaftes mit seinen Verdauungsenzymen.

Der **Pankreassaft** besteht aus

■ Wasser und Hydrogencarbonat, mit dessen Hilfe die Magensäure neutralisiert wird und der Darminhalt auf einen pH von 7 bis 8 gebracht wird,
■ Proteasen wie Trypsinogen und Chymotrypsinogen, die ähnlich dem Pepsinogen inaktiv ins Darminnere transportiert werden und dort in ihre aktive Form Trypsin und Chymotrypsin überführt werden,
■ Amylase zur Spaltung von Kohlenhydraten,
■ Lipase zur Fettverdauung.

Der **Gallensaft** besteht aus

■ Wasser und Elektrolyten.
■ Gallensäuren zur Emulgierung der Fette im Dünndarm. Lipase kann nur emulgierte Fette spalten. Die Gallensäuren werden anschließend im Ileum wieder rückresorbiert und durchlaufen einen enterohepatischen Kreislauf (s. Kap. 1.2.3).
■ Bilirubin und anderen Gallenfarbstoffen.
■ Cholesterol.

Pro Tag werden 600 bis 800 ml Galle produziert.

2.1.5   Dickdarm (Kolon) und Mastdarm (Rektum)

Im Kolon (Abb. 2.2) werden durch Eindickung (Rückresorption von Wasser) die Fäzes gebildet. Die Dickdarmschleimhaut hat keine Zotten, aber viele Becherzellen, die Schleim produzieren. Nach 8 bis 12 Stunden gelangt der Darminhalt in den Mastdarm (Rektum), von wo er dann ausgeschieden werden kann.

Unverdaute Nahrungsbestandteile werden durch Darmbakterien im Dickdarm (Darmflora) zersetzt. Der Mastdarm endet mit dem doppelten Schließmuskel (Sphincter ani).

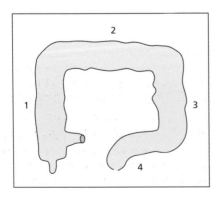

Abb. 2.2 Anatomie des Dickdarms. Das Kolon hat einen aufsteigenden (1), querlaufenden (2), absteigenden (3) und S-förmigen Abschnitt (4) und bildet quasi einen Rahmen um den Dünndarm

2.2 Erkrankungen des Magen-Darm-Traktes

2.2.1 Oesophagus (Speiseröhre)

a) Refluxoesophagitis
Gelangt saurer Magensaft in die Speiseröhre, wird die Oesophagusschleimhaut gereizt und entzündet sich. Der Reflux wird v. a. im Liegen und durch enge Kleidung begünstigt, die Patienten sollten also möglichst mit aufgerichteten Oberkörper schlafen (Kopfende des Bettes um mindestens 10 bis 15 cm erhöhen). Gastrin fördert die Kontraktionskraft des Kardiasphinktermuskels. Fett fördert Sodbrennen, weil es die Gastrinausschüttung hemmt. Disponierte Patienten sollten daher eiweißreiche Nahrung zu sich nehmen und Fett meiden.

b) Karzinom
Oesophaguskarzinome treten vermehrt bei starken Rauchern auf. Symptome sind Schluckbeschwerden, Schmerzen hinter dem Brustbein (Retrosternalschmerz), Appetitlosigkeit und starke Gewichtsabnahme.

c) Divertikel
Divertikel sind sackförmige Ausbuchtungen im Oesophagus. Symptome sind Schluckbeschwerden und Herauswürgen alter, in diesen Divertikeln gespeicherter Speisereste.

2.2.2 Magen

a) Gastritis
Bei der Gastritis (Magenschleimhautentzündung) unterscheidet man die akute und die chronische Form. Eine akute Gastritis kann durch kalte Speisen, Alkoholabusus, auch manche Arzneimittel (z. B. Acetylsalicylsäure) ausgelöst werden. Symptome sind Magenschmerzen oder -krämpfe, Druckgefühl und Erbrechen. Gründe für eine chronische Gastritis können chronischer Alkoholmissbrauch, Eisenmangelanämien und vieles mehr sein. Es kommt zu verringerter Säure- und Pepsinproduktion (Subazidität, Anazidität) und als Folge der gestörten Produktion von Intrinsic factor zu einer perniziösen Anämie (s. Kap. 12.1.2).

b) Ulcus ventriculi
Beim Ulcus ventriculi (Magengeschwür) wird die Magenwand durch Säure und Pepsin angegriffen und massiv geschädigt. Die Schleimhaut schützt nicht mehr ausreichend. Magengeschwüre können Streß-bedingt sein und treten häufiger bei Männern als bei Frauen auf. Symptome sind starke Schmerzen im Oberbauch, besonders ein bis zwei Stunden nach dem Essen, die durch Nahrungsaufnahme gebessert werden können.
Der Durchbruch eines Magengeschwürs ist lebensgefährlich, da Mageninhalt in die Bauchhöhle gelangt.
Eine Schlüsselrolle bei der Ulkusentstehung spielen Bakterien mit dem Namen *Helicobacter pylori*. Mit der medikamentösen Vernichtung (= Eradikation) dieser Infekterreger mit

Antibiotika ist eine ursächliche Behandlung möglich. Weitere Ansätze einer Pharmakotherapie von Gastritis und Magengeschwüren werden unter 2.5 und 2.6 erläutert.

c) Magenkarzinom

Die Symptome ähneln denen des Ulkus, hinzu kommen nicht selten Schluckbeschwerden oder Abneigung gegen Fleisch. Eine Differentialdiagnose kann nur gestellt werden durch eine Endoskopie mit einer Biopsie (Ausleuchtung des Magens und Entnahme einer Gewebeprobe). Bei Früherkennung des Magenkarzinoms sind die Heilungschancen nach einer Operation gut. Die Operation muss möglichst früh durchgeführt werden, da Magenkarzinome rasch metastasieren.

d) Funktionelle Oberbauchbeschwerden

Funktionelle Oberbauchbeschwerden (Reizmagensyndrom, auch nichtulzeröse Dyspepsie oder non-ulcer dyspepsia (NUD) genannt) vom:

- Refluxtyp (Leitsymptom: Sodbrennen; etwa 25 %; retrosternale Beschwerden: besonders beim Bücken, nach üppigen Mahlzeiten, bei flachem Liegen; brennender Retrosternalschmerz, temporäre Besserung durch Antacida, Beschwerdeverstärkung durch Nahrungsaufnahme),
- Ulkustyp (Nüchternschmerz; etwa 5 %; Aufwachen durch Magenschmerzen während der Nacht, Schmerzlinderung durch Antacida oder Nahrungsaufnahme),
- Motilitätsstörungstyp (frühes Sättigungsgefühl, Völlegefühl nach den Mahlzeiten?, etwa 50 bis 60 %, Aufstoßen, Flatulenz, Meteorismus, Übelkeit),
- Essentiellen Typ (ohne Leitsymptom)

2.2.3   Dünndarm

a) Enteritis (Darmentzündung)

Auch bei der Enteritis unterscheidet man eine akute und eine chronische Form. Gründe für eine Enteritis sind beispielsweise verdorbene Speisen (Salmonelleninfektion), unreifes Obst, Alkoholabusus oder sehr kalte Speisen. Die Symptome treten etwa 8 bis 24 Stunden später auf: Bauchschmerzen, Übelkeit, Erbrechen, Durchfall und Fieber.

b) Ulcus duodeni

Beim Ulcus duodeni (Zwölffingerdarmgeschwür) wird analog zum Ulcus ventriculi die Darmschleimhaut hauptsächlich durch Proteasen und nicht neutralisierte Säure massiv geschädigt.

c) Zöliakie (Einheimische Sprue)

Zöliakie ist eine Unverträglichkeit gegen bestimmte Getreideeiweiße (Gluten), die sich in starkem Durchfall nach dem Genuss von Getreideprodukten äußert. Die Krankheit ist genetisch bedingt: der Kranke muss mit glutenfreier Diät ernährt werden.

d) Laktasemangelsyndrom

Beim Mangel von Laktase gelangt Lactose unresorbiert in den Dickdarm und wird dort von den Darmbakterien zu Milchsäure, Essigsäure und Kohlendioxid gespalten. Dadurch wird die Dickdarmperistaltik angeregt, und es kommt, vor allem nach Genuss von Milchprodukten, zu starkem Durchfall.

2.2.4 Dickdarm

a) Obstipation

Gründe für Obstipation (Verstopfung) können u. a. sein:

- Dauertonus des Sphincter ani.
- Kein ausreichender Defäkationsreiz durch psychische Beeinflussung oder durch Ernährung mit ballaststoffarmer Kost.
- Einige Arzneimittel (Opioide, Verapamil).

b) Divertikulose

Darmdivertikel treten mit zunehmendem Alter häufiger auf. Etwa 50 % der 60- bis 70-jährigen Bevölkerung leidet darunter. Gründe sind auch hier hauptsächlich Ernährungsfehler, besonders eine rohfaserarme Ernährung.

c) Kolonkarzinom

Das Kolonkarzinom ist eines der häufigsten Karzinome überhaupt. Symptome sind Obstipation, Diarrhoe, Blut im Stuhl, Appetitlosigkeit. Auch hier spielt die Ernährung eine große Rolle. Zur Vorsorgeuntersuchung des Kolonkarzinoms gibt es Testbriefchen, mit deren Hilfe man okkultes (nicht sichtbares) Blut im Stuhl nachweisen kann (Haemoccult®).

d) Colitis ulcerosa und Morbus Crohn

Colitis ulcerosa ist eine chronische Entzündung des Dickdarms mit Schwellung und Geschwürbildung auf der Darmschleimhaut.
Morbus Crohn ist eine Entzündung des unteren Dünndarms und des Dickdarms, bei der alle Darmwandschichten betroffen sind.
Die Ursache dieser beiden Erkrankungen ist weitgehend ungeklärt.

2.2.5 Exokriner Pankreas

a) Akute Pankreatitis (Bauchspeicheldrüsenentzündung)

Bei der akuten Pankreatitis werden die inaktiven Enzyme des Pankreassaftes in der Bauchspeicheldrüse aktiviert und beginnen, das Pankreas zu verdauen. Symptome sind starker Oberbauchschmerz und hohe Blutspiegel von Amylase und Lipase.

b) Chronische Pankreatitis

Ursache sind chronischer Alkoholmissbrauch und Infektionen des Bauchspeicheldrüsenganges. Symptome sind Oberbauchschmerz, Diarrhoe, Blähungen, Abmagerung und Fettstühle. Bei der chronischen Pankreatitis werden endokrine (Insulin produzierende) Zellen mitzerstört.

2.2.6 Leber und Galle

a) Virale Hepatitiden

Verschiedene Viren können zu Infektionen der Leber führen. Häufige Symptome sind Fieber, Ikterus („Gelbsucht"), Appetitlosigkeit, Druckgefühl im rechten Oberbauch und Erbrechen. Während früher die Virushepatitiden als Hepatitis A, B und Non-A-non-B-Hepatitis klassifiziert wurden, unterscheidet man heute – dank verbesserter molekular-biologischer und immunologischer Methoden – weitere Typen. Während die enteral erworbenen Hepatitiden A und E meist akut verlaufen, können sich bei den parenteral übertragenen Formen chronische Verläufe entwickeln, mit den Spätfolgen Leberzirrhose und Leberkarzinom. Infektiöse Hepatitiden gehören zu den meldepflichtigen Krankheiten nach dem Bundesseuchengesetz (BSeuchG).

- **Hepatitis A**. Das Hepatitis-A-Virus (HAV) aus der Familie der Picorna-Viren wird oral aufgenommen (kontaminierte Speisen und Getränke). Die Letalität ist gering, nach einer durchgemachten Infektion bleibt eine Immunität zurück. Eine wichtige Prophylaxemaßnahme liegt in einer konsequenten Nahrungsmittelhygiene. Einen zuverlässigen Infektionsschutz bietet die aktive Schutzimpfung (s. Kap. 10.5.1).

- **Hepatitis B**. Das Hepatitis-B-Virus (HBV) gehört zu den Hepadna-Viren. Seine Übertragung erfolgt vor allem parenteral (u. a. durch kontaminierte Injektionsnadeln bei Drogenabhängigen, Verletzungen bei medizinischem Personal, durch Übertragung kontaminierter Blutprodukte). Die Schutzimpfung mit einem HBV-Antigen-Impfstoff wird empfohlen.

- **Hepatitis C**. Das Hepatitis-C-Virus (HCV), ein Flavivirus, wird – wie HBV – vor allem parenteral übertragen. Nachdem 1992 die HCV-Testung für Blut und Blutprodukte eingeführt wurde, sank die Zahl der Infektionen. Ein hohes Übertragungsrisiko besteht jedoch weiterhin bei i. v.-Drogenabhängigen („Needlesharing") sowie bei der Verwendung unsachgemäß sterilisierter Instrumente bei (zahn-)ärztlichen Eingriffen, Akupunktur, Body-piercing oder Tätowierung. Eine Schutzimpfung gegen HCV-Infektionen gibt es derzeit nicht.

b) Leberzirrhose

Unter einer Leberzirrhose versteht man den Untergang von Leberzellen und deren Ersatz durch Bindegewebe. Die Folge ist ein Druckanstieg in den Gefäßen, die der Leber Blut zuführen. Flüssigkeit tritt aus den Gefäßen in die Bauchhöhle aus (Aszites), und das Blut weicht in die Gefäße aus, die die Leber umgeben (Oesophagusvarizen). Diese sind oft dünnwandig, reißen und können zu tödlichen Blutungen führen.

Wenn die Leber ihre Entgiftungsfunktionen nicht mehr wahrnehmen kann, tritt das Coma hepaticum ein.

c) Fettleber

Gründe für eine Verfettung der Leber sind

- hyperkalorische Ernährung, vor allem durch zu viel Kohlenhydrate,
- Alkoholabusus,
- mangelnde Eiweißernährung, vor allem in Entwicklungsgebieten.

Folgen sind eine schmerzhafte Anschwellung der Leber und Leberzirrhose.

d) Gallenwegserkrankungen

Die häufigste Gallenwegserkrankung ist der Gallenstein. Gallensteine bestehen vorwiegend aus Cholesterol oder Calciumsalzen. Sie entstehen durch erhöhte Konzentration oder durch verlängerte Verweildauer der Galle in der Gallenblase bei Gallenabflussstörungen. Gallensteine kommen bei Frauen öfter vor als bei Männern. Als Folge eines Gallenwegsverschlusses durch einen Gallenstein tritt ein Verschlußikterus auf (Bilirubin tritt ins Blut über). Weitere Gallenwegserkrankungen sind Infektionen der Gallenblase (Cholecystitis) und der Gallenwege (Cholangitis).

2.3   Acida

Produziert die Magenschleimhaut zu wenig Salzsäure (Subacidität, Anacidität), treten Völlegefühl und Appetitlosigkeit auf. Pepsinogen kann nicht zu Pepsin aktiviert werden, die Eiweißverdauung ist gestört. Die Therapie der Anacidität erfolgt durch

- Substitution von Säure,
- Stimulation der Säureproduktion des Magens,
- Gabe von Enzymen, die im neutralen Bereich aktiv sind.

2.3.1   Substitution von Säure

Man kann fehlende Salzsäure oral zuführen, die Dosierung beträgt etwa 10 bis 40 Tropfen einer 10%igen Salzsäure auf ein Glas Wasser. Statt Salzsäure werden häufig auch Glutaminsäure oder Citronensäure eingesetzt. Die Handelspräparate enthalten zumeist zusätzlich Pepsin bzw. Proteasen.

Citropepsin® (Citronensäure, Pepsin)

Enzynorm® forte (Aminosäurenhydrochloride, Proteasen)

Diese Substitutionstherapie ist jedoch sehr umstritten, da mit den möglichen Dosen die physiologische Acidität des Magens kaum herzustellen ist.

2.3.2   Stimulation der Säureproduktion

Die körpereigene Säureproduktion wird normalerweise durch Gastrin stimuliert. Andere Säurestimulatoren sind Coffein, Histamin, Betazol und Bitterstoffe, die in vielen pflanzlichen Arzneizubereitungen enthalten sind (Enziantinktur, Chinatinktur, Condurangowein, Magenbitter).

2.3.3   Gabe von Enzymen, die im neutralen Bereich aktiv sind

Neben der Substitution von Säure zur Aktivierung des Pepsins können alternativ auch andere Proteasen eingesetzt werden, die für die Entwicklung ihrer enzymatischen Aktivität nicht auf den sauren pH angewiesen sind. Pankreaspulver vom Schwein enthalten z.B.: Combizym® bzw. -comp.

2.4 Antacida

Bildet die Magenschleimhaut zu viel Salzsäure, besteht die Gefahr einer Gastritis, eines Ulkus und einer Refluxoesophagitis. Die Therapie mit Antacida besteht darin, die überschüssige Säure chemisch zu neutralisieren. Zu diesem Zweck wurde früher Natriumhydrogencarbonat (Natron, Bullrich-Salz) verwendet. Das ist unzweckmäßig, da das bei der Neutralisation entstehende Kohlendioxid zu Völlegefühl und Aufstoßen führen kann. Außerdem ist der therapeutische Erfolg nicht von langer Dauer, da der Magen auf die Neutralisation mit einer kompensatorischen Hypersekretion von Säure antwortet.

Den Hydrogencarbonaten werden heute die Magnesiumsalze (Magnesiumsilikat, -hydroxid, -oxid) und Aluminiumsalze (Aluminiumsilikat, -hydroxid, -phosphat) – in der Regel als Kombinationspräparate (Maaloxan®) oder Schichtgitterverbindungen (Hydrotalcit, Talcid®; Magaldrat, Riopan®) – vorgezogen. Als Nebenwirkung von Magnesiumverbindungen kann ein leichter Durchfall, als Nebenwirkung von Aluminiumverbindungen eine Obstipation auftreten. Die beste Wirkung wird erzielt, wenn man die Präparate etwa eine Stunde nach den Mahlzeiten und vor dem Zubettgehen einnimmt.

Als weitere Nebenwirkung muss beachtet werden, dass Antacida die gleichzeitige Resorption anderer Arzneimittel erheblich stören können (Tetracycline, Penicilline, Digoxin).

Neben Aluminium- und Magnesiumsalzen findet man in Antacida noch Calciumcarbonat als Kombinationspartner. Auf Grund der relativ kurzen Wirkungsdauer ist eine alleinige Gabe von Calciumcarbonat nicht sinnvoll. Häufig eingesetzte Antacida zeigt Tabelle 2.1.

Tab. 2.1: Häufig verwendete Antacida und nicht verschreibungspflichtige H_2-Blocker

Antacida	
Talcid®	Hydrotalcit
Maaloxan® 25 mval/Maalox®	Algeldrat, Magnesiumhydroxid
Riopan®	Magaldrat
Rennie®	Calciumcarbonat, Magnesiumcarbonat
Kompensan®	Carbaldrat
Talidat®	Hydrotalcit
Simagel®	Aluminium-Magnesium-silicat (Almasilat)
Gelusil®, -Lac	Almasilat
Magaldrat ratiopharm®	Magaldrat
Solugastril®	Alumiuniumhydroxid (Algeldrat), Calciumcarbonat
H_2-Blocker	
Zantic® 75 mg	Ranitidin
Pepcid® akut	Famotidin
Pepciddual®	Famotidin, Magnesiumhydroxid, Calciumcarbonat

2.5 Ulkusmittel

Lange standen zur medikamentösen Behandlung von Magengeschwüren nur Antacida oder Glycyrrhetinsäure und deren Derivate zur Verfügung. Durch die Einführung der H_2-Antihistaminika und besonders der Protonenpumpenblocker (s. Kap. 2.5.7) sind die Heilungschancen des Ulkus und der Refluxösophagitis erheblich verbessert worden.

2.5.1 Glycyrrhetinsäure

Glycyrrhetinsäure ist Bestandteil des Süßholzsaftes (Succus Liquiritiae). Sie soll bei direktem Kontakt die Schleimproduktion der Mucosa steigern und so zu einem schnellen Abheilen des Ulkus führen. Succus Liquiritiae ist Bestandteil des Präparates Rabro N®.

2.5.2 H_2-Antihistaminika

Die H_2-Antihistaminika besetzen die Histaminrezeptoren im Magen (H_2-Rezeptoren, s. Kap. 9.8.1) und blockieren damit die zur Ulkusbildung führende Säuresekretion. Die wichtigste Substanz aus dieser Gruppe ist Ranitidin (*Sostril®, *Zantic®). Sie zählte zu den am meisten verordneten Arzneimitteln. Alle H_2-Antagonisten (H_2-Blocker) brauchen nur einmal täglich abends eingenommen werden. Nebenwirkungen sind gelegentlich Schwindelgefühl und Kopfschmerzen. 75 mg Ranitidin (Zantic® 75) und 10 mg Famotidin (Pepcid® akut) sind zur Kurzzeitanwendung (maximal 14 Tage) bei Sodbrennen oder saurem Aufstoßen bzw. Magenübersäuerung auch ohne Rezept erhältlich. Um sowohl einen schnellen Wirkungseintritt (Antacida wie Calciumcarbonat) als auch eine lange Wirkung (z. B. bei nächtlichem Sodbrennen) zu gewährleisten (H_2-Blocker), ist die fixe Kombination beider sinnvoll (Pepciddual®).
Weitere H_2-Blocker sind:
Famotidin (*Pepdul®),
Nizatidin (Nizax®),
Cimetidin (*Tagamet®).

2.5.3 Sucralfat

Sucralfat (*Ulcogant®) ist lokal wirksam, indem es auf der Ulkusoberfläche einen Schutzfilm bildet und so die Mukosa vor Säure und Enzymen schützt.

2.5.4 Pirenzepin

Pirenzepin (*Gastrozepin®) hemmt ebenfalls die Magensäure-Sekretion und wird nur noch selten zur Behandlung von Magengeschwüren eingesetzt.

2.5.5 Misoprostol

Misoprostol (*Cytotec®) ist ein Prostaglandin-Derivat, das vor allem zur Behandlung von Zwölffingerdarmgeschwüren eingesetzt wird. Wegen der Gefahr von Fehlgeburten ist Misoprostol während der Schwangerschaft streng kontraindiziert. Frauen im gebärfähigen Alter sollten daher dieses Arzneimittel möglichst nicht einnehmen.

2.5.6 Bismutverbindungen und Antibiotika

Durch den Nachweis eines Zusammenhangs zwischen einer vermehrten mikrobiellen Besiedelung des Magen-Darm-Traktes mit Helicobacter pylori bei Ulkuspatienten kam das in der Pharmazie fast vergessene Bismut wieder zur Geltung. Kolloidale Bismutverbindungen wirken lokal durch Schutzbildung auf der Schleimhaut sowie bakterizid gegen Helicobacter. Ein Handelspräparat ist Bismut(III)-citrat-hydroxid-Komplex (*Telen®).

Zur so genannten Eradikation (= Vernichtung) des Keims gilt heute eine 7-tägige Tripletherapie, bestehend aus einem Protonenpumpenblocker (z. B. Omeprazol) und zwei Antiinfektiva (meist die Antibiotika Clarithromycin und Amoxicillin), als Therapie der ersten Wahl. Es wurden Tests für den Nachweis des Erregers in der Atemluft entwickelt; an der Entwicklung einer Schutzimpfung wird gearbeitet.

2.5.7 Protonenpumpenblocker

Omeprazol (*Antra®, -Mups) ist der erste Vertreter der Substanzgruppe der Protonenpumpenblocker, -inhibitoren (PPI); es hemmt dosis- und pH-abhängig in den Belegzellen des Magens das Enzym H^+/K^+-ATPase und verhindert die Salzsäuresekretion. Der Mechanismus ist unabhängig von der Histamin-, Gastrin- oder Acetylcholinsekretion.

Als seltene, aber schwere Nebenwirkung einer hochdosierten Omeprazol-Behandlung traten Sehstörungen, Gesichtsfeldausfälle und Erblindung auf. In den Beipackzettel wurden entsprechende Warnhinweise aufgenommen.

Neuere Strukturverwandte des Omeprazol sind die Protonenpumpenblocker Lansoprazol (*Agopton®, *Lanzor®), Rabeprazol (*Pariet®) und Pantoprazol (*Pantozol®, *Rifun®). Esomeprazol (*Nexium® Mups) ist das S-Enantiomer von Omeprazol. Die Protonenpumpenblocker sind heute Mittel der ersten Wahl bei Refluxoesophagitis und Ulkus sowie in der Eradikationstherapie in Kombination mit Antiinfektiva.

2.6 Mittel bei Gastritis bzw. dyspeptischen Beschwerden

Die wichtigste Maßnahme zur Behandlung einer Gastritis bzw. dyspeptischen Beschwerden ist die Vermeidung von Alkohol bzw. die Beschwerden verstärkenden Nahrungsmitteln. Auch Antacida zur Abpufferung der Magensäure sind teilweise hilfreich. Weiterhin werden pflanzliche Präparate (Bitterstoffe) und Spasmolytika eingesetzt.

2.6.1 Pflanzliche Präparate und Spasmolytika

Beliebte pflanzliche Arzneimittel zur Behandlung der Gastritis sind Kamillen-, Eibischwurzel- und Leinsamenpräparate. Die in Kamillenblüten enthaltenen Azulene wirken krampflösend (spasmolytisch) und entzündungshemmend (antiphlogistisch). Bitterstoffe werden zur Anwendung bei Reizmagen (NUD, s. Kap. 2.2.2 d) diskutiert. Ein häufig eingesetztes Präparat ist Iberogast® Tinktur, bestehend aus neun pflanzlichen Drogen.

2.7 Laxantien

Laxantien (Abführmittel) sind Arzneimittel, die die Stuhlentleerung beschleunigen. Allgemein kann man feststellen, dass Laxantien zu häufig und zu unkritisch verwendet werden, anstatt (zunächst) eine konsequente Umstellung der Ernährungsgewohnheiten vorzunehmen. Eine Ursache für die verbreitete Einnahme von Laxantien ist die immer ballaststoffärmer werdende Kost sowie mangelnde Bewegung. Für viele Menschen gilt der tägliche Stuhlgang auch als Indiz des Wohlbefindens, und sie wollen mit Hilfe der Laxantien einen Rhythmus herbeizwingen, der physiologisch gar nicht gegeben ist („Normalbereich": 2–3×tgl. bis alle zwei bis drei Tage einmal). Hier ist die Aufklärung des Patienten der Abgabe von Laxantien vorzuziehen. Als Nahrungsempfehlungen gelten Vollkornbrot, Obst und Gemüse, die viele nichtresorbierbare Faseranteile enthalten und damit das Stuhlvolumen erhöhen. Zusätzlich sollte die tägliche Flüssigkeitsaufnahme aktiv auf 1,5 bis 2 l erhöht werden. Manche Nahrungsmittel (Pflaumen, Fruchtsäfte) haben selbst abführende Wirkung. Laxantien sollten immer erst dann eingesetzt werden, wenn eine Umstellung der Lebens- und Ernährungsgewohnheiten keinen Erfolg gebracht hat. Der chronische Gebrauch von Abführmitteln hat durch die häufigeren Entleerungen einen Wasserverlust zur Folge. Mit dem Wasser werden auch vermehrt Elektrolyte ausgeschieden. Der Verlust an Kalium ist hierbei besonders erwähnenswert, weil dies zu einem Circulus vitiosus führt: Bei Kaliummangel erschlafft die glatte Muskulatur des Darmes, die Peristaltik wird geschwächt. Dadurch verringert sich der Defäkationsreiz und es kommt zu einer – hier durch Arzneimittel hervorgerufenen – Obstipation. Die dann notwendige vermehrte Laxantien-Einnahme schließt den Teufelskreis.
Bei chronischer Schmerztherapie mit Opioiden ist hingegen eine frühzeitige begleitende Gabe von Laxantien unabdingbar.

2.7.1 Rizinusöl

Rizinusöl ist eines der ältesten Abführmittel. Es ist ein Triglycerid, das durch Lipase zu Rizinolsäure gespalten wird. Die Rizinolsäure erregt die Dünndarmmuskulatur. Die Wirkung tritt nach etwa zwei Stunden ein, die Dosis beträgt etwa 10 bis 30 g. Rizinusöl soll heute nur noch auf ärztliches Anraten zur Darmentleerung vor diagnostischen oder operativen Maßnahmen eingesetzt werden. Es schmeckt schlecht und ist bei Kindern unter 12 Jahren sowie während der Schwangerschaft und Stillzeit kontraindiziert.

2.7.2   Anthrachinone

Anthrachinone sind Pflanzeninhaltsstoffe. Sie werden gewonnen aus Aloe, Frangulae cortex (Faulbaumrinde), Rhei radix (Rhabarber), Kreuzdornbeeren und Sennae folium (Sennesblätter). Die Anthrachinone liegen in den Pflanzen als Glykoside, d. h. an Zucker-moleküle gebunden, vor. Sie wirken im Darm erst nach Spaltung dieser Glykosidbindung und Reduktion durch die Colibakterien. Die Wirkung tritt nach oraler Gabe daher erst etwa nach 8 bis 10 Stunden ein. Die reduzierten Anthrachinone, die Anthranole, erregen die Dickdarmmuskulatur und erhöhen die Peristaltik. Gleichzeitig vermindern sie die Wasserrückresorption, wodurch der Stuhl weicher wird. Nebenwirkungen bei einmaliger Anwendung sind relativ selten. Anthrachinone, vor allem aber Aloe, sollten nicht in der Schwangerschaft und während der Menstruation oder bei Hämorrhoidalleiden verwen-det werden, weil Aloe zu einer Hyperämisierung des kleinen Beckens führt. Bei Ein-nahme von Anthrachinonen in der Stillzeit kann der Säugling Durchfall bekommen, da die Laxantien in die Muttermilch übertreten.

Als Folge wissenschaftlicher Diskussionen um mögliche genotoxische und kanzerogene Risiken einer längerfristigen Einnahme von Anthrachinondrogen ordnete die deutsche Zulassungsbehörde die Aufnahme von **Warnhinweisen** in den Packungsinformationen an („Zur kurzfristigen Anwendung bei Verstopfung. Stimulierende Abführmittel dürfen ohne ärztlichen Rat nicht über einen längeren Zeitraum als 1 bis 2 Wochen eingenom-men werden.") sowie eine Beschränkung der Packungsgrößen. Schwangerschaft und Stillzeit sind Kontraindikationen.

Handelspräparate, die Anthrachinone enthalten, sind u. a.:

Regulax® N

Depuran®

Dragees 19 Senna®

Bekunis® Instant Tee, -Kräutertee N

Midro® Tee, -Abführ Tabletten.

2.7.3   Bisacodyl

Bisacodyl wird nach oraler Einnahme zunächst resorbiert und in der Leber glucuronidiert. Das Glucuronid wird über die Galle wieder in den Darm ausgeschieden, durch Darmbak-terien wieder deglucuronidiert und dadurch aktiv. Dieser Vorgang benötigt etwa 8 Stun-den. Werden Bisacodyl-haltige Präparate vor dem Schlafengehen eingenommen, kann mit der Wirkung am nächsten Morgen gerechnet werden. Bei der Anwendung als Zäp-chen entfällt der Umweg über die Leber (enterohepatischer Kreislauf) weitgehend und die Wirkung tritt schon nach 30 bis 60 Minuten ein. Bisacodyl-haltige Präparate sollten magensaftresistente Überzüge haben, um eine Magenschleimhautreizung auszuschlie-ßen. Die im Handel befindlichen Präparate entsprechen in der Regel dieser Anforderung:

Dulcolax®

Laxans ratiopharm®

Stadalax®
Laxoberal® Bisa
Florisan® N.

Natriumpicosulfat (Laxoberal®, Dulcolax® NP, Agiolax® Pico, Darmol® Pico, Midro® Abführtropfen Pico) ist ein dem Bisacodyl eng verwandtes Laxans. Im Unterschied zu Bisacodyl wird es kaum resorbiert, muss aber auch erst durch die Darmbakterien aktiviert werden, sodass es 4 bis 6 Stunden nach der Einnahme wirkt. Die Tropfenform erlaubt eine genaue, individuelle Dosierung.

2.7.5   Salinische Abführmittel

Salinische Abführmittel sind Salze, die nur schwer resorbiert werden und daher aus osmotischen Gründen Wasser im Darm festhalten. Durch die erhöhte Darmfüllung wird dann eine verstärkte Darmperistaltik bewirkt. Die beiden wichtigsten salinischen Laxantien sind Natriumsulfat (Glaubersalz) und Magnesiumsulfat (Bittersalz). Bei nicht regelmäßiger Anwendung mit großen Flüssigkeitsmengen (2 bis 3 Glas Wasser) sind Nebenwirkungen nicht zu befürchten. Bei chronischer Anwendung kann es bei Natriumsulfat zu Hochdruck und bei Magnesiumsulfat zu neurologischen Schäden kommen.

2.7.6   Quellstoffe

Quellstoffe sind nicht verdaubare Polysaccharide, die in den Dickdarm gelangen und dort nach Wasseraufnahme quellen, die Peristaltik anregen und den Stuhl „schlüpfrig" machen. Solche – in der Regel sehr kalorienreiche – Stoffe sind Agar, Kleie, Tragant, Psyllii semen (Flohsamen), Plantago ovata Samenschalen (indische Flohsamen) und Lini semen (Leinsamen). Bei ihrer Anwendung ist auf eine ausreichende Zufuhr von Flüssigkeit zu achten, da sonst die Gefahr der Verkleisterung und Darmverschluss (Ileus) besteht. Häufiger eingesetzte Handelspräparate sind Metamucil® Orange, Mucofalk®, Flosa®.

2.7.7   Gleitmittel

a) Natriumdioctylsulfosuccinat
Natriumdioctylsulfosuccinat (Docusat Natrium) wirkt oberflächenaktiv und weicht den Stuhl auf, wodurch er gleitfähiger wird. Es ist z. Zt. kein Präparat im Handel. Über Nebenwirkungen ist nur wenig bekannt.

b) Paraffinöl
Paraffinöl als Gleitmittel sollte nicht mehr verwendet werden. Es führt zum einen zu einer Minderresorption von fettlöslichen Vitaminen, zum anderen steht es in Verdacht, bei der Entstehung von Magen- und Darmkarzinomen beteiligt zu sein. Agarol® N und Obstinol® enthalten dickflüssiges Paraffin.

2.7.8   Mehrwertige Alkohole

Mehrwertige Alkohole wie Glycerol, Mannitol oder Sorbitol führen bei rektaler Applikation zur Stimulation des Defäkationsreizes. Diese Präparate werden vor allem bei Säuglingen als Klistier eingesetzt:

Babylax® (Glycerol).

2.7.9   Lactitol und Lactulose

Der nicht resorbierbare Zuckeralkohol Lactitol (Importal®) und das Disaccharid Lactulose (Bifiteral®, Lactulose ratiopharm, -Stada, -AL, -Neda) werden im Dickdarm durch Bakterien und Lactobazillen in kurzkettige organische Säuren, Kohlendioxid, Methan und Wasserstoff metabolisiert. Durch Steigerung des osmotischen Drucks im Dickdarm erhöhen sich Wassergehalt und Volumen des Stuhls. Da Lactitol die Resorption von Ammoniumionen aus dem Darm zu senken vermag, ist es auch für die Behandlung der hepatischen Enzephalopathie zugelassen.

Ein ebenfalls osmotisches Laxans ist Polyethylenglycol (PEG) 4000 (Macrogol 4000; Forlax® 4000, Laxofalk®). Macrogol wird nicht resorbiert.

2.7.10 CO_2-Bildner

Ein weiteres mild laxierendes Prinzip beruht auf der Bildung von Kohlendioxid und dem hieraus resultierenden Dehnungsreiz. Zum Einsatz kommen Mischungen von Natriumhydrogencarbonat und Natriumdihydrogenphosphat in Form von Suppositorien (Handelsname: Lecicarbon®). Ein Säuglingszäpfchen entwickelt ca. 30 ml Kohlendioxid, ein Suppositorium für Erwachsene ca. das Vierfache.

2.7.11   Handelsübliche Kombinationen

In vielen Handelspräparaten sind Laxantien aus den verschiedenen Gruppen kombiniert. Die wichtigsten sind:

Agiolax® Granulat   (Anthrachinone, Quellstoffe)
Chol Kugeletten® Neu (Aloe, Schöllkraut)
Movicol® Pulver   (Macrogol 3350, Natriumchlorid, Natriumhydrogencarbonat, Kaliumchlorid)
Microklist® Klistier   (Natriumcitrat, Natriumlaurylsulfoacetat, Sorbitol).

2.8   Antidiarrhoika

Antidiarrhoika sind Mittel gegen Durchfall. Als Durchfall (Diarrhoe) bezeichnet man die gehäufte Entleerung (mehr als zwei- bis dreimal täglich) wässriger oder breiiger Stühle. Gründe für den Durchfall sind entweder eine unzureichende Resorption aus dem Darm oder eine verstärkte Sekretion von Wasser und Elektrolytsalzen in das Darmlumen. Diese

Sekretion wird häufig durch Darminfektionen verursacht. Auch Gallen- und Pankreaserkrankungen, hormonelle Störungen, Arzneimittelnebenwirkungen, Intoxikationen oder psychische Gründe können zu Durchfall führen.

Die Therapie des Durchfalls richtet sich nach seiner Ursache. In jedem Fall ist es wichtig, die großen Flüssigkeits- und Elektrolytverluste auszugleichen (Elotrans®), dies vor allem bei Säuglingen und Kleinkindern (Oralpädon®). Bei Darminfektionen kann die Gabe von Antibiotika eine kausale Therapie darstellen. Es muss dabei beachtet werden, dass nicht nur die pathogenen Bakterien abgetötet werden, sondern auch die physiologische Darmflora massiv geschädigt wird.

2.8.1 Ethacridin

Ethacridin wirkt antibakteriell, hat aber keine selektive Wirkung auf pathogene Keime. Da die Nebenwirkungen gering sind, ist Ethacridin nicht verschreibungspflichtig. Als Nebenwirkung kann ein vorübergehendes Druckgefühl im Magen auftreten. Die Wirksamkeit bei bakteriell bedingten Diarrhoen ist nicht belegt. Handelspräparat: Metifex® (Ethacridinlactat).

2.8.2 Adsorbierende Mittel

Adsorbierende Mittel sind Substanzen, die auf Grund ihrer Polarität und ihrer großen Oberfläche andere Stoffe physikalisch binden können. Wichtigstes Arzneimittel dieser Gruppe ist die Aktivkohle (Carbo medicinalis), die vor allem bei Vergiftungen gute Erfolge zeigt. Die Giftstoffe werden an die Kohle gebunden und mit dieser ausgeschieden. Kohle muss hierzu aber in hohen Dosen gegeben werden (0,5 bis 1 g/kg Körpergewicht). Im Handel sind Kohle-Tabletten, -Compretten mit 250 mg Kohle pro Tablette und Kohle-Pulver.

Weitere adsorbierende Substanzen sind Siliciumdioxid (Entero-Teknosal® Pulver und Kautabletten), Pektin und Kaolin (weißer Ton, Kaoprompt-H®).

2.8.3 Adstringierende Mittel

Adstringierende Mittel fällen an den obersten Zellschichten Eiweiße aus, die eine Schutzschicht bilden. Gerbstoffe sind Inhaltsstoffe vieler Arzneidrogen, die in Teeform bei Durchfall eingesetzt werden können (Myrtilli fructus, Salviae folium, Tormentillae rhizoma).

Handelspräparate, die die adstringierende Gerbsäure (Tanninalbuminat, Tannin-Eiweiß) enthalten, sind Tannalbin® und, in Kombination mit Ethacridinlactat, Tannacomp®.

2.8.4 Antiperistaltika

Antiperistaltika hemmen die Darmperistaltik. Älteste Zubereitung zu diesem Zwecke ist Opiumtinktur, die aber schwersten Durchfällen vorbehalten ist.

Loperamid (*Imodium®) wirkt ebenfalls durch Hemmung der Darmmotorik antiperistaltisch. Nebenwirkungen sind neben Mundtrockenheit Kopfschmerzen, Schwindel und Verstopfung. Für die kurzfristige Selbstmedikation wurde der Wirkstoff für bestimmte Dosierungen und Packungsgrößen aus der Rezeptpflicht entlassen (Imodium akut®, Lopera® Basics akut, Loperhoe® akut, Boxolip® u. a.).

2.8.5 Hefelyophilisate

Zur symptomatischen Behandlung akuter Diarrhoen und zur Vorbeugung und symptomatischen Behandlung von Reisediarrhoen („Montezumas-Rache") sowie Diarrhoen unter Sondennahrung werden häufig Lyophilisate von Saccharomyces boulardii (Perenterol®) eingesetzt. Als Mechanismus der (schwachen) antidiarrhoischen Wirkung wurde eine Hemmung der Toxinbindung an die Darmmukosa gefunden.

2.9 Mittel bei Colitis ulcerosa und Morbus Crohn

Zur Behandlung von Colitis ulcerosa und Morbus Crohn eignet sich das Sulfonamidderivat Sulfasalazin (*Azulfidine®, *Colo-Pleon®). Dieses wird im Dickdarm von Colibakterien gespalten, wobei die eigentliche Wirksubstanz 5-Aminosalicylsäure (Mesalazin) freigesetzt wird. Mesalazin kann auch selbst, wie Sulfasalazin, in magensaftresistenten Tabletten, Klysmen oder Zäpfchen eingesetzt werden (*Claversal®, *Salofalk®). Im Wirkstoff Olsalazin (*Dipentum®) mit der Indikation leichte und mittelschwere Schübe der akuten und Rezidivprophylaxe der Colitis ulcerosa sind zwei Moleküle Mesalazin über eine Azobrücke miteinander verknüpft.

2.10 Emetika

Emetika sind Arzneimittel, die Erbrechen herbeiführen. Sie werden heute nur noch ausnahmsweise bei akuten Vergiftungen eingesetzt, um das Gift aus dem Magen herauszubefördern, bevor es resorbiert wird. Emetika dürfen grundsätzlich nur bei vollem Bewusstsein angewendet werden, weil beim Bewusstlosen die Gefahr besteht, dass Erbrochenes über die Luftröhre in die Lunge gelangt (Aspiration). Erbrechen kann reflektorisch durch mechanische Reizung des Gaumens erzeugt werden. Emetika sind Sirupus Ipecacuanhae (Inhaltsstoff Emetin) und eine subkutane Gabe von Apomorphin. Apomorphin erregt das Brechzentrum in der Medulla oblongata (verlängertes Rückenmark). Als Sublingualtablette wird Apomorphin (*Ixense®, *Uprima®) bei erektiler Dysfunktion angewendet.

2.11 Antiemetika

Antiemetika sind Mittel gegen Erbrechen. Sie werden häufig in sog. Reisetabletten angewendet. Unnatürliche Bewegungsabläufe, wie sie bei Auto-, Flug- oder Schiffsreisen auftreten, führen zu einer Reizung des Gleichgewichtsorgans im Innenohr und als Folge davon zur Erregung des Brechzentrums im verlängerten Rückenmark (Reisekrankheit). Die meisten Antiemetika kommen aus der Gruppe der Antihistaminika.

2.11.1 Antihistaminika

Antihistaminika haben eine gute antiemetische Wirkung. Die wichtigste Nebenwirkung ist die ausgeprägte sedierende Wirkung (Vorsicht bei aktiver Teilnahme am Straßenverkehr!), die auch darin zum Ausdruck kommt, dass dieselben Wirkstoffe heute in höherer Dosierung als Schlafmittel verwendet werden. Der Zusatz von 8-Chlortheophyllin oder Coffein verhindert die Sedation nicht und ist daher überflüssig. Die Mittel sollten 30 Minuten vor Reiseantritt eingenommen werden und wirken nur einige Stunden. Eine Ausnahme stellt das Meclozin dar, das 24 Stunden wirken soll.

Handelspräparate sind:

*Peremesin® N	(Meclozin)
Vomex A®	(Dimenhydrinat = Diphenhydramin + 8-Chlortheophyllin)
Reisegold® Tabs	(Dimenhydrinat)
Rodavan® S	(Dimenhydrinat)
Superpep®	(Dimenhydrinat, auch als Kaugummi)
Emesan®	(Diphenhydramin)

2.11.2 Gastrokinetika

Neben seiner antiemetischen Wirkung beschleunigt Metoclopramid (*Paspertin®, *MCP-ratiopharm® u.a.) die Magenentleerung. Das Präparat sollte nur Erwachsenen verordnet werden, da bei Kindern schmerzhafte Muskelzuckungen als Nebenwirkung auftreten können. Durch die Veränderung der Magenentleerung kann die Resorptionsgeschwindigkeit gleichzeitig applizierter Arzneimittel verändert sein. Die antiemetische Wirkung kommt durch Blockade zentraler Dopaminrezeptoren zustande. Eine andere Substanzen mit ähnlicher Wirkung bei gastrointestinalen Motilitätsstörungen ist Domperidon (*Motilium®).

2.11.3 Scopolamin

Das Parasympatholytikum Scopolamin (s. 3.2.3.2) wird in Form von transdermalen Systemen gegen Reisekrankheit eingesetzt. Diese Membranpflaster werden hinter dem Ohr appliziert (*Scopoderm® TTS).

2.11.4   Ondansetron

Ein Antiemetikum aus der Gruppe der 5-HT_3-Rezeptorantagonisten ist das strukturell dem Serotonin ähnliche Ondansetron (*Zofran®). Es kann die durch Zytostatika oder Strahlentherapie verursachte Übelkeit mit Erbrechen verhindern oder bessern.

Weitere Wirkstoffe aus der Gruppe der HT_3-Rezeptorantagonisten sind Tropisetron (*Navoban®), Dolasetron (*Anemet®) und Granisetron (*Kevatril®). Die zugelassenen Anwendungsgebiete sind: Prophylaxe und Therapie von Übelkeit, Brechreiz und Erbrechen bei Zytostatikatherapie, Strahlentherapie und nach Operationen.

2.12   Enzymsubstitutionspräparate

Enzymsubstitutionspräparate werden eingesetzt, wenn die von der Bauchspeicheldrüse abgegebenen Verdauungsenzyme nicht ausreichen. Die Präparate enthalten Lipasen, Amylasen und Proteasen. Der Gesamtextrakt aus tierischen Bauchspeicheldrüsen (Schwein) wird als Pankreatin bezeichnet. Zusätzlich zu diesen Enzymen enthalten manche Präparate noch Gallensäuren und intrinsic factor.

Die wichtigsten Präparate sind:

Pankreon®	(Pankreatin)
Panpur®	(Pankreatin)
Kreon®	(Pankreatin)
Panzytrat®	(Pankreatin)
Pangrol®	(Pankreatin)
Enzym Lefax® forte	(Pankreatin)

Manche Präparate enthalten darüber hinaus noch Simeticon (Enzym Lefax®, Meteozym®).

2.13   Mittel gegen Blähungen

Blähungen (Meteorismus; Abgang von Winden = Flatulenz) entstehen durch Einschluss von Gasen im Darm. Gas kann durch Schlucken von Luft während des Essens und Trinkens oder durch Gasbildung bei der bakteriellen Verdauung im Darm angesammelt werden. Neben den Blähungen entsteht Völlegefühl und Druckschmerz im Oberbauch.

2.13.1   Carminativa

Blähungstreibende Präparate enthalten Anis (Anisi fructus), Kümmel (Carvi fructus), Fenchel (Foeniculi fructus), Pfefferminze (Menthae piperitae folium), Pomeranzenschalen (Aurantii pericarpium) oder Kamille (Chamomillae flos). Flüssigkeitsauszüge dieser Drogen sind u. a. enthalten in Carminativum Hetterich N®.

2.13.2   Dimethylpolysiloxane

Dimethylpolysiloxane (Dimeticon; plus Siliciumdioxid = Simeticon) werden häufig gegen Blähungen eingesetzt. Die Tabletten sollen gut zerkaut werden.
Handelspräparate sind:

Lefax® (Simeticon)

Ceolat® (Dimeticon)

Sab simplex® (Susp. = Simeticon; Kautbl. = Dimeticon)

Außerdem wird Dimethylpolysiloxan noch häufig mit Enzymen kombiniert wie z. B. in: Enzym-Lefax® (Simeticon, Pankreatin).

2.14   Lebertherapeutika

Trotz intensiver Forschung auf dem Gebiet der Lebertherapeutika ist eine medikamentöse Behandlung von Lebererkrankungen nur in bescheidenem Umfang möglich. Die häufigste Lebererkrankung, die akute Hepatitis, heilt in der Regel auch ohne Arzneimittel. Bei chronischer Hepatitis B und C ist Interferon alfa-2b (*Intron A®), bei chronischer Hepatitis C auch Peginterferon alfa-2b (*PegIntron®), ggf. in Kombination mit Ribavirin (*Rebetol®) indiziert. Gegen Hepatitis A und B kann prophylaktisch geimpft werden (s Kap. 10.5.1). Gegen die Fettleber sind einige sog. „lipotrope" Stoffe im Handel wie Methionin, Cholin und Lecithin, deren Wirksamkeit aber nicht belegt ist. Auch die Wirksamkeit des Silymarin, dem Inhaltsstoffgemisch der Mariendistel (Handelspräparat Legalon®), ist umstritten; bei der seltenen aber gravierenden Intoxikation durch Knollenblätterpilze ist hingegen ein Nutzen zu erwarten (Silibinin, *Legalon® SIL p. infus.).

2.15   Galletherapeutika

Bei der Behandlung von Gallenleiden unterscheidet man Choleretika, die die Galleproduktion in der Leber erhöhen, und Cholekinetika, die eine beschleunigte Entleerung der Gallenblase bewirken. Außerdem gibt es noch spezielle Mittel, die bei Gallensteinen eingesetzt werden.

2.15.1   Choleretika

Gallensäuren selbst besitzen eine starke, die Gallesekretion anregende Wirkung. Synthetische Choleretika sind Febuprol (*Valbil®) und das zusätzlich spasmolytisch wirkende Hymecromon (Cholspasmin® forte, Chol Spasmoletten®).
Choleretisch wirkende Arzneidrogen sind u.a. Menthae piperitae folium, Chelidonii herba, Curcumae rhizoma und Calami rhizoma.

2.15.2   Cholekinetika

Als Cholekinetika werden die gleichen Drogen, die auch choleretisch wirken, eingesetzt. Ein Handelspräparat mit solchen Drogeninhaltsstoffen ist:
Aristochol® Konzentrat (Schöllkraut, Aloe).

2.15.3   Deoxycholsäuren

Chenodeoxycholsäure und ihr Derivat Ursodeoxycholsäure können Cholesterolgallensteine, die wegen Übersättigung im Gallensaft ausgefallen sind, wieder in Lösung bringen. Die Therapie ist allerdings nur bei Steinen mit hohem Cholesterolanteil erfolgreich, kalkreiche Cholesterolsteine und Pigmentsteine müssen operativ entfernt oder „zertrümmert" (Lithotripsie) werden. Als Nebenwirkung kann Durchfall auftreten. Die Präparate dürfen nicht in der Schwangerschaft und Stillzeit angewendet werden.
Handelspräparate:
*Chenofalk® (Chenodeoxycholsäure)
*Ursofalk®   (Ursodeoxycholsäure).

2.16   Appetitanregende Mittel

Bei Untergewicht können zur Anregung des Appetits Serotoninantagonisten wie Pizotifen (*Mosegor®) eingesetzt werden. Diese werden sonst noch bei Allergien und gegen Migräne verwendet.

2.17   Appetitsenkende Mittel

Appetitzügler (Anorektika, Antiadiposita) stellen eine Gruppe der sog. Wohlstandsarzneimittel (Lifestyle-Medikamente) dar. Sie werden häufig unkritisch eingesetzt. Da zusätzlich zu den erheblichen Nebenwirkungen die eigentliche heißhungerstillende Wirkung nur von kurzer Wirkung ist, sollten zum Abnehmen keine Appetitzügler eingesetzt werden. Mit Ernährungstipps und dem Hinweis, dass ein dauerhafter Gewichtsverlust nur langsam und mit Geduld erreicht werden kann, ist dem Abnehmwilligen mehr gedient als mit einer Packung „Appetitzügler". Nebenwirkungen der Amphetamin-Derivate sind u.a. Herzklopfen, Schlaflosigkeit, Angst, Unruhe und Psychosen. In keinem Fall sollen diese Präparate länger als 3 bis 4 Wochen eingenommen werden.
Aus den genannten Gründen wurden in der Bundesrepublik Deutschland die Zulassung für Appetitzügler widerrufen; auch DL-Norephedrin (Phenylpropanolamin) ist nur noch – nicht verschreibungspflichtig – in wenigen sogenannten Erkältungsmitteln (z. B. Rhinopront® Kombi, Wick Daymed® Erkältungskapseln) im Handel.

Als Nichtarzneimittel (Medizinprodukte) sind z. B. lyophilisiertes Kollagen vom Rind (Matricur®) oder Natriumalginat mit Aluminiumsulfat (CM3® Alginat) als so genannte Sättigungskomprimate im Handel, die im Magen aufquellen bzw. expandieren und damit ein Sättigungsgefühl simulieren. Auf Grund schwerster Nebenwirkungen (Darmverschluss) bis hin zu Todesfällen wurde ein Präparat aus hochvernetzter Cellulose (*CM3® Kapseln) der Verschreibungspflicht unterstellt.

Als Alternative zu Appetitzüglern sollte in der Apotheke neben Ernährungsrichtlinien auf Eiweißpräparate verwiesen werden, die die tägliche Eiweißzufuhr garantieren (z. B. Bio-Norm®), siehe auch Band 5 dieser Reihe.

Eindringlich gewarnt werden muss auch vor einer rezepturmäßigen Anfertigung von Kapseln mit pharmakologisch unübersichtlichen und gesundheitlich bedenklichen Mischungen, z. B. von Appetitzüglern, Schilddrüsenhormonen und Diuretika.

3 Arzneimittel mit Wirkung auf das Nervensystem

3.1 Anatomie und Physiologie

3.1.1 Gliederung und Funktion des Nervensystems

Die Funktionen des Nervensystems sind:
- Aufnahme von Reizen aus der Umwelt,
- Umwandlung dieser Reize in nervöse Erregungen, deren Weiterleitung und Verarbeitung,
- Koordination und Steuerung der Körperfunktionen,
- Durchführung von geistigen und psychischen Prozessen.

Man kann das Nervensystem gliedern

a) anatomisch in
- Zentralnervensystem (ZNS), bestehend aus Gehirn und Rückenmark,
- peripheres Nervensystem (PNS), bestehend aus den peripheren Nervenfasern.

b) funktionell in
- somatisches Nervensystem (bewusstes, dem Willen unterworfenes Nervensystem),
- vegetatives Nervensystem (autonomes, vom Willen unabhängiges Nervensystem).

Die Leitungsbahnen vom ZNS in die Peripherie heißen allgemein efferent oder absteigend. Gehören sie zum somatischen Nervensystem, so heißen sie auch **motorische** Nervenfasern, führen sie zu Drüsen, nennt man sie auch **sekretorisch**.
Die Leitungsbahnen von der Peripherie ins ZNS heißen allgemein afferent oder aufsteigend.
Je nachdem, ob die Leitungsbahnen mit dem Gehirn oder dem Rückenmark in Verbindung stehen, unterscheidet man Hirnnerven und Rückenmarksnerven.

3.1.2 Das Neuron

3.1.2.1 Aufbau des Neurons

Funktionelle Einheit und Bauelement des Nervensystems ist die Nervenzelle, das Neuron. Es besteht aus dem Zellleib und Ausläufern (Nervenfasern), die Reize zuleiten (Dendriten, meist mehrere pro Neuron) oder Reize ableiten können (Neuriten, einer pro Neuron) (Abb. 3.1).

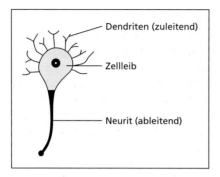

Abb. 3.1 Aufbau eines Neurons

3.1.2.2 Feinstruktur der Nervenfaser

Bei den peripheren Nervenfasern können zwei verschiedene Typen unterschieden werden: markhaltige und marklose (Abb. 3.2). Die markhaltigen Nervenfasern bestehen aus einem Achsenzylinder (Axon), der von einer Myelinscheide (Markscheide) und einer nach außen begrenzenden Membran, der Schwannschen Scheide, umgeben ist. Diese ist in periodischen Abständen eingeschnürt (Ranviersche Schnürringe). Diese Schnürringe sind der Grund für eine beschleunigte Reizweiterleitung in markhaltigen Nerven (Abb. 3.3). Den marklosen Nerven fehlt die Myelinscheide und dementsprechend auch die Einschnürung.

Durch Bindegewebe zusammengehalten bilden einige dieser Fasern ein Nervenfaserbündel. Mehrere Nervenfaserbündel vereinigen sich zu einem Nerv.

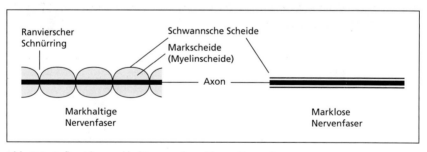

Abb. 3.2 Aufbau der markhaltigen und marklosen Nervenfaser

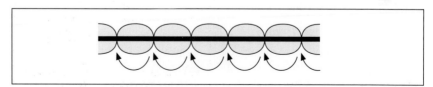

Abb. 3.3 Saltatorische Reizleitung bei markreichen Nervenfasern

3.1.2.3   Erregungsleitung

Die Aufgabe einer Nervenfaser ist die Erregungsleitung. Sie erfolgt durch Veränderung der elektrischen Ladung an der Membran. Eine ungleiche Verteilung von Natrium-Ionen (außen mehr als innen) und Kalium-Ionen (innen mehr als außen) an der Membran der Nervenfaser ist der Grund für die Ausbildung eines elektrischen Potentials. Dieses wird bei der Reizung des Nerven verändert, da es zu einem Konzentrationsaustausch von Na^+ und K^+ kommt. Durch den Einstrom von Na^+ wird die Innenseite der Zellmembran kurzfristig positiv geladen (Depolarisation), und diese Ladungsverschiebung kann als Nervenimpuls entlang der Nervenfaser weitergeleitet werden.

Dabei ist die Leitungsgeschwindigkeit bei den markreichen Fasern erheblich höher, weil dort die Weiterleitung der Depolarisierung von Schnürring zu Schnürring erfolgt. Diese Form der Reizung bezeichnet man als saltatorische (überspringende) Reizleitung.

Je nach ihren Leitungsgeschwindigkeiten können die Nervenfasern klassifiziert werden. Man unterscheidet A-, B- und C-Fasern, wobei die Leitung in den A-Fasern bis zu 120 m/s schnell sind, in den B-Fasern etwa 7 m/s und in den C-Fasern 1 m/s. Ein typisches Beispiel für die unterschiedlich sehr schnelle Reizweiterleitung in Fasern ist der Schmerz. Nach einem spitzen „hellen" Schmerz, der über A-Fasern geleitet wird, empfindet man anschließend einen dumpfen Schmerz, der über C-Fasern geleitet wird.

3.1.3   Die Synapse

Unter einer Synapse versteht man die Verbindungsstelle zweier Neurone oder eines Neurons mit seinem Erfolgsorgan. Die Verbindung zwischen motorischen Neuronen und Skelettmuskelfasern bezeichnet man als motorische Endplatte (Abb. 3.4). Die Verbindung zweier Neurone kann axosomatisch (Neurit/Soma), axodendritisch (Neurit/Dendrit) oder axoaxonisch (Neurit/Neurit) sein.

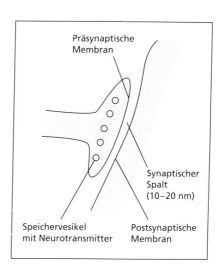

Präsynaptische
Membran

Synaptischer
Spalt
(10–20 nm)

Speichervesikel
mit Neurotransmitter

Postsynaptische
Membran

Abb. 3.4 Schematischer Aufbau einer Synapse

Erreicht das Aktionspotential das Ende des Neuriten, das so genannte Endkölbchen, wird dort die elektrische Information in chemische verwandelt, indem aus den Speichergranula der Endkölbchen bestimmte chemische Substanzen, sog. Neurotransmitter, freigesetzt werden, die durch den synaptischen Spalt diffundieren und mit Rezeptoren an der postsynaptischen Membran reagieren. Dort wird die chemische Information dann wieder in eine elektrische umgewandelt.

Da die Synapsen Reize nur in eine Richtung leiten können, kommt ihnen auch eine Ventilfunktion zu.

Als Neurotransmitter dienen in somatischen Nerven Acetylcholin, in vegetativen Nerven Acetylcholin und Noradrenalin, im ZNS Adrenalin, Noradrenalin, Acetylcholin, Dopamin, Serotonin, Histamin, γ-Aminobuttersäure (GABA) sowie zahlreiche Aminosäuren bzw. Peptide.

Diese Neurotransmitter reagieren mit einem Rezeptor an der postsynaptischen Membran. Die Inaktivierung der Neurotransmitter erfolgt entweder enzymatisch (z. B. durch Cholinesterase) oder durch Rückdiffusion in die präsynaptischen Speichervesikel.

Adrenalin

Acetylcholin

Noradrenalin

Serotonin

Dopamin

γ-Aminobuttersäure
(GABA)

3.1.4 Anatomie des Zentralnervensystems

3.1.4.1 Anatomischer Aufbau des Gehirns

a) Großhirn (Cerebrum, Telencephalon)

Das Großhirn besteht aus zwei Hemisphären, die über den Balken (Corpus callosum) miteinander verbunden sind. An der Oberfläche des Großhirns befinden sich zahlreiche Furchen (Sulci) und Hirnwindungen (Gyri). Makroskopisch kann man unterscheiden zwischen grauer Substanz (Perikaryon und Dendriten) und weißer Substanz (Neuriten). Graue Substanz findet man vor allem in der 2 bis 5 mm dicken Großhirnrinde (Cortex), aber auch in tieferen Bezirken (Hirnkerne).

b) Zwischenhirn (Diencephalon)

Das Zwischenhirn besteht aus dem Thalamus und dem darunter gelegenen Hypothalamus mit der Hypophyse (Hirnanhangdrüse). Hier ist die Verbindungsstelle zwischen nervöser und hormoneller Körperfunktionsregulation. Hinter dem Thalamus liegt der Epithalamus mit der Epiphyse (Zirbeldrüse).

c) Mittelhirn (Mesencephalon)

Das Mittelhirn ist der kleinste Hirnabschnitt. Es enthält Umschaltstellen für Seh- und Hörbahnen.

d) Kleinhirn (Cerebellum)

Das Kleinhirn dient der Aufrechterhaltung des Skelettmuskeltonus, der Gleichgewichtsregulierung und der Koordination von Bewegungsabläufen.

e) Brücke (Pons)

Die Brücke ist eine weitere Umschaltstelle der Nerven.

f) Verlängertes Mark (Medulla oblongata)

Die Medulla oblongata verbindet Gehirn mit Rückenmark. Sie ist etwa 3 cm lang und enthält das Vasomotoren- und Atemzentrum.

g) Hirnhäute (Meningen), Hirnkammern (Ventrikel) und Liquor

Gehirn und Rückenmark sind nach außen durch eine knöcherne Hülle (Schädel und Wirbel) geschützt. Innerhalb dieser Knochenschale befinden sich die dreischichtigen Hirnhäute (Meningen).

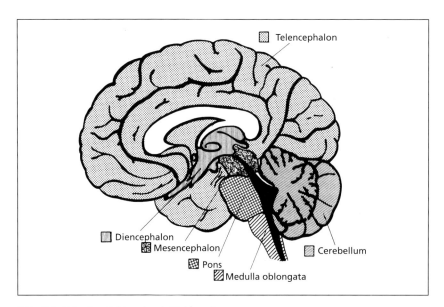

Abb. 3.5 Teile des Gehirns (nach Waldeyer)

Im Inneren des Gehirns (Abb. 3.5) sind Hohlräume, die als Hirnkammern (Ventrikel) bezeichnet werden. Sie stehen miteinander in Verbindung und sind mit einer Flüssigkeit, dem Liquor cerebrospinalis, gefüllt. Der Liquor wird aus dem Plasma gebildet und stellt einen Schutz gegen Erschütterungen dar. Der Liquorraum und die das Gehirn versorgenden Blutkapillaren sind durch eine einzellige Schicht voneinander getrennt. Dieser Blut-Hirn- bzw. Blut-Liquor-Schranke kommt eine besondere Bedeutung bezüglich der Versorgung bzw. des Schutzes des Gehirns mit/von körpereigenen Substanzen bzw. Fremdstoffen wie Arzneistoffen zu.

3.1.4.2 Anatomischer Aufbau des Rückenmarks

Das Rückenmark (Abb. 3.6) befindet sich im Wirbelkanal. Es ist etwa 40 bis 45 cm lang. Es wird anatomisch unterteilt in Halsmark, Brustmark, Lendenmark und Sakralmark.

Die sensiblen Bahnen aus der Peripherie treten in das Hinterhorn ein und können entweder unmittelbar auf eine efferente Bahn umgeschaltet werden (Reflexbogen) oder zur Verarbeitung an das Gehirn weiter geleitet werden. Der Austritt der efferenten Fasern erfolgt aus dem Vorderhorn. Nach dem Austritt aus dem Wirbelkanal vereinigen sich die afferenten sensiblen Fasern und die efferenten motorischen Fasern zu den sog. Spinalnerven. Die sensiblen Neurone haben sehr lange Dendriten, die von der Peripherie bis ans Rückenmark reichen. Der Zellleib befindet sich unmittelbar vor der Eintrittstelle ins Rückenmark, sodass man an dieser Stelle eine Anhäufung von Zelleibern finden kann. Solche Anhäufungen heißen allgemein Ganglien. Sensible Ganglien enthalten im Gegensatz zu vegetativen Ganglien keine Synapsen (Abb. 3.7).

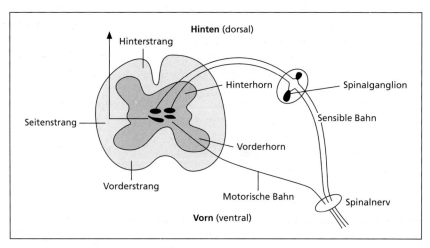

Abb. 3.6 Querschnitt durch das Rückenmark

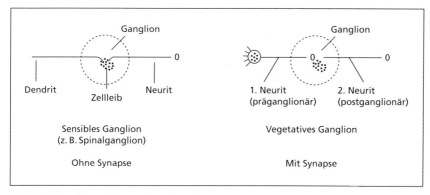

Abb. 3.7 Sensible und vegetative Ganglien

3.1.5 Funktionelle Systeme des Gehirns

Um die komplizierten Aufgaben, die an das Nervensystem gestellt werden, zu bewerkstelligen, ist es notwendig, dass die Nervenzellen zusammenarbeiten und ihre Aktivität aufeinander abgestimmt ist.

3.1.5.1 Sensorisches System

Das sensorische System leitet Impulse aus der Peripherie zur Großhirnrinde. Man unterscheidet ein spezifisch sensorisches und ein unspezifisch sensorisches System. Im spezifisch sensorischen System wird der Impuls im Thalamus umgeschaltet und von da auf eine ganz bestimmte Stelle der Großhirnrinde projiziert, das sog. sensible Rindenfeld. Sensorische Wahrnehmungen von verschiedenen Körperteilen werden dort auf unterschiedliche Projektionsfelder gesendet, deren Größe sich nach der Feinheit des sensiblen Auflösungsvermögens richtet. So haben z. B. die Zunge, die Lippen und die Fingerspitzen sehr große Projektionsfelder. Die Seh- und Hörfelder dienen der bewussten Wahrnehmung.

Das unspezifisch sensorische System dient nicht der bewussten Wahrnehmung, sondern der Aufrechterhaltung der Vigilanz („Bewusstseinshelligkeit", Wachheit, Aufmerksamkeit). Es registriert das „Untergrundrauschen" und ist z. B. für das Erwachen aus dem Schlaf bei einem Geräusch verantwortlich. Die unspezifisch sensorischen Impulse werden nicht an spezifische Stellen, sondern ganz diffus auf die Hirnrinde projiziert.

3.1.5.2 Motorisches System

Das motorische System dient zur Steuerung und Koordination von Bewegungsabläufen. Auch hier finden wir wieder zwei Teile, das sog. pyramidale System und das extrapyramidale System. Das pyramidale System ist für bewusste Bewegungsabläufe verantwortlich. Analog zum sensorischen System existieren motorische Projektionsfelder in der Großhirnrinde, die vor allem für die Körperorgane, die Feinmotorik ausführen (Gesicht, Hände), groß sind und z. B. für den Rumpf relativ klein. Die meisten pyramidalen Bahnen kreuzen in der Medulla oblongata auf die andere Körperseite, sodass z. B. ein Schlaganfall in der rechten Hirnhälfte zu einem Ausfall der motorischen Fähigkeiten der linken Körperseite führt.

Das extrapyramidale System dient zur Steuerung eintrainierter Bewegungsabläufe wie Gehen, Schreiben, Radfahren, Tanzen. So wird der Vorgang des Schreibenlernens, besonders des Schönschreibens, vom pyramidalen System gesteuert, wenn jedoch die Bewegung eingeübt ist, läuft die Steuerung über das extrapyramidale System.

3.1.5.3   Limbisches System

Das limbische System umgibt wie ein Saum (Limbus) die Verbindungsstelle der beiden Großhirnhemisphären, das Corpus callosum. Es ist verantwortlich für Gefühle, Gedächtnis und emotionale Reaktionen.

3.1.6   Anatomie und Physiologie des vegetativen Nervensystems

Das vegetative Nervensystem dient der Aufrechterhaltung des inneren Gleichgewichtes im Organismus und steuert die dem Bewusstsein und Willen nicht unterworfenen Funktionen wie z. B. Atmung, Kreislauf (Herztätigkeit, Gefäße), Magen-Darm-Peristaltik, Tonus der glatten Muskulatur (Gallenblase, Harnblase) oder Sekretion verschiedener Drüsen (Schweiß, Speichel, Bronchialschleim, Magen- und Darmsaft).

Das vegetative Nervensystem besteht funktionell aus zwei Teilen, dem Sympathikus und dem Parasympathikus. Beide haben sowohl einen zentralen als auch einen peripheren Teil. Die Funktionen des Sympathikus kann man ganz allgemein mit dem Schlagwort „ergotrop" (Leistung bringend) charakterisieren, die des Parasympathikus mit „trophotrop" (der Erholung dienend).

Sympathikus und Parasympathikus stehen in einem physiologischen Gleichgewicht (Eutonus). Eine Störung dieses Gleichgewichtes bezeichnet man als vegetative Dystonie.

3.1.6.1   Vegetative Zentren

Vegetative Zentren befinden sich in der Medulla oblongata (Kreislaufzentrum, Atemzentrum, Schluck-, Saug- und Hustenzentrum), im Hypothalamus (Integration von vegetativem und somatischem Nervensystem mit dem Hormonsystem) und im limbischen System (psychovegetative Kopplungen wie z. B. Magensaftsekretion und Blutdruckanstieg bei Ärger).

3.1.6.2   Vegetative Nerven

Die vegetativen Nerven des Parasympathikus und des Sympathikus unterscheiden sich in einigen typischen Eigenschaften.

a) Ursprung der vegetativen Nerven

Die vegetativen Nerven des Parasympathikus und des Sympathikus treten an unterschiedlichen Stellen aus dem Zentralnervensystem aus. Die Nerven des Parasympathikus

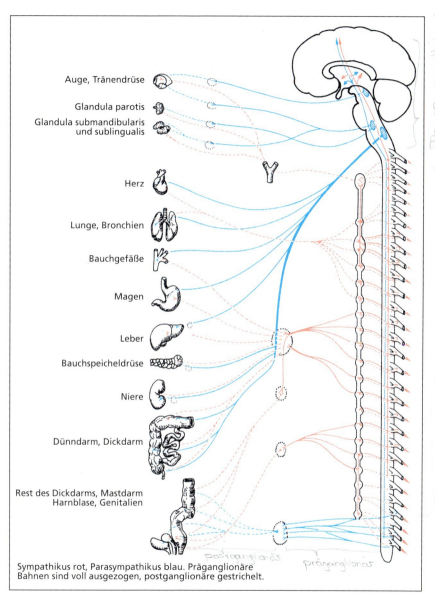

Auge, Tränendrüse

Glandula parotis

Glandula submandibularis und sublingualis

Herz

Lunge, Bronchien

Bauchgefäße

Magen

Leber

Bauchspeicheldrüse

Niere

Dünndarm, Dickdarm

Rest des Dickdarms, Mastdarm Harnblase, Genitalien

Sympathikus rot, Parasympathikus blau. Präganglionäre Bahnen sind voll ausgezogen, postganglionäre gestrichelt.

Abb. 3.8 Schematische Darstellung des sympathischen und des parasympathischen Systems (nach **Waldeyer**) (aus Mutschler, Arzneimittelwirkungen, Wissenschaftliche Verlagsgesellschaft Stuttgart).

Tab. 3.1: Unterschiedliche Transmitter bei Parasympathikus und Sympathikus

	Parasympathikus	Sympathikus
Neurotransmitter im Ganglion	Acetylcholin	Acetylcholin
Neurotransmitter am Erfolgsorgan	Acetylcholin	Noradrenalin

stammen entweder aus dem Gehirn (z. B. der Vagusnerv) oder dem Sakralmark, während die Sympathikusfasern im Brust- und Lendenmark austreten.

b) Lage der vegetativen Ganglien

Ganglien sind Anhäufungen von Nervenzellleibern. Vegetative Ganglien unterscheiden sich von den bereits besprochenen sensiblen Ganglien dadurch, dass sie Synapsen besitzen (Abb. 3.7).

Die meisten sympathischen Ganglien liegen im sog. sympathischen Grenzstrang parallel zum Rückenmark (Abb. 3.8). Dort erfolgt die Umschaltung von der präganglionären (= vor dem Ganglion liegenden) Faser auf die postganglionäre (= hinter dem Ganglion liegende) Faser, die dann unmittelbar zum innervierten Erfolgsorgan führt. Die parasympathischen Ganglien liegen dagegen direkt vor oder im Erfolgsorgan. Die präganglionären Fasern sind sehr lang, die postganglionären dagegen sehr kurz.

c) Neurotransmitter

Sympathikus und Parasympathikus unterscheiden sich auch in ihren Neurotransmittern. Nach dem Austritt aus dem Zentralnervensystem folgen jeweils zwei Umschaltstellen, im Ganglion und am Erfolgsorgan. In den vegetativen Ganglien ist der Neurotransmitter immer Acetylcholin. An den Erfolgsorganen dient im Parasympathikus ebenfalls Acetylcholin als Neurotransmitter, während im Sympathikus das Noradrenalin diese Aufgabe übernimmt (Tab. 3.1). Der Parasympathikus wird daher auch als cholinerg (mit Acetylcholin arbeitend), der Sympathikus als adrenerg (mit Noradrenalin arbeitend) bezeichnet. Ein weiterer sympathischer Neutransmitter ist das Adrenalin, das in Stresssituationen aus dem Nebennierenmark freigesetzt wird. Da die Wirkung hier aber nicht lokal auf eine Synapse beschränkt bleibt, kann man das Adrenalin eher als ein Hormon bezeichnen.

3.2 Arzneimittel mit Wirkung auf den Parasympathikus

Arzneimittel, die auf das vegetative Nervensystem einwirken, haben zwei mögliche Angriffspunkte. Es sind dies die Orte, an denen Neurotransmitter freigesetzt werden, d. h. im Ganglion oder am Erfolgsorgan. Im Ganglion ist der Neurotransmitter für Sympathikus und Parasympathikus das Acetylcholin. Ein Arzneimittel, das stimulierend oder hemmend auf die Übertragung im Ganglion wirkt, hat also keine spezifische Wirkung auf Sympathikus oder Parasympathikus. Als Arzneimittel sind daher die Substanzen wichtig, die auf die Reizübertragung am Erfolgsorgan einwirken und so spezifisch Sympathikus und Parasympathikus beeinflussen können. Substanzen, die genauso wirken wie Sympathikus oder Parasympathikus, werden mit der Endung -mimetika bezeichnet (Sympathomimetika, Parasympathomimetika); Substanzen, die diesen beiden Systemen entgegenwirken, nennt man -lytika (Sympatholytika, Parasympatholytika). Da die Wirkung der Arzneistoffe meist über Rezeptoren vermittelt werden, spricht man heute in der Regel von Rezeptor-Agonisten bzw. -Antagonisten.

Acetylcholin wirkt an drei Stellen im peripheren Nervensystem als Neurotransmitter:

1. in allen vegetativen Ganglien,
2. an der motorischen Endplatte (Synapse motorischer Nerv – quergestreifter Muskel) im somatischen Nervensystem,
3. in den postganglionären Synapsen des Parasympathikus.

Es liegen hierbei zwei verschiedene Acetylcholin-Rezeptortypen vor, die wegen ihrer unterschiedlichen Ansprechbarkeit gegenüber den beiden Testsubstanzen Nicotin und Muscarin als Nicotin-Rezeptoren und Muscarin-Rezeptoren bezeichnet werden. Die Acetylcholin-Rezeptoren an der motorischen Endplatte sind Nicotin-Rezeptoren, da sie von Nicotin, nicht aber von Muscarin erregt werden. Die Acetylcholin-Rezeptoren in den parasympathischen Synapsen heißen Muscarin-Rezeptoren (m-Cholinozeptoren), da sie von Muscarin, nicht aber von Nicotin erregt werden. In den vegetativen Ganglien existieren sowohl Nicotin- als auch Muscarin-Rezeptoren. Heute sind fünf verschiedene Rezeptorproteine nachgewiesen und vier Rezeptorsubtypen ($M_1–M_4$) charakterisiert.

Es gibt drei verschiedene Gruppen von Arzneimitteln, die auf den Parasympathikus einwirken:

1. Direkte Parasympathomimetika
   Direkte Parasympathomimetika erregen wie Acetylcholin den parasympathischen Rezeptor an der postsynaptischen Membran.
2. Indirekte Parasympathomimetika
   Das Enzym Cholinesterase inaktiviert Acetylcholin durch Spaltung in Cholin und Essigsäure. Indirekte Parasympathomimetika hemmen diesen Abbau, sodass Acetylcholin länger wirken kann.
3. Parasympatholytika
   Parasympatholytika blockieren den parasympathischen Rezeptor an der postsynaptischen Membran und verhindern damit, dass freigesetztes Acetylcholin seine Neurotransmitterfunktion wahrnehmen kann. Die Reizübertragung wird verhindert, die Substanz wirkt also dem parasympathischen Reiz entgegen.

3.2.1 Direkte Parasympathomimetika (Muscarin-Rezeptor-Agonisten)

Direkte Parasympathomimetika lagern sich an den Acetylcholin-Rezeptor in der postsynaptischen Membran an und wirken wie Acetylcholin.

Wirkungen des Acetylcholin sind:

- Herabsetzung der Herzschlagkraft (negativ inotrope Wirkung) und Schlagfrequenz des Herzens (negativ chronotrope Wirkung)

■ Weitstellung der Blutgefäße (Vasodilatation),

■ Zunahme der Speichel-, Schweiß-, Bronchial- und Magensaftsekretion,

■ Tonussteigerung der glatten Muskulatur des Magen-Darm-Traktes, der ableitenden Harnwege und der Bronchien,

■ Pupillenverengung (Miosis).

3.2.1.1 Acetylcholin

Acetylcholin ist der physiologische Neurotransmitter und wird selbst nicht als Arzneimittel eingesetzt, da die Substanz zu schnell durch Cholinesterase abgebaut wird.

$$H_3C - \overset{\overset{\displaystyle O}{\|}}{C} - O - CH_2 - CH_2 - \overset{\overset{\displaystyle CH_3}{|}}{\overset{\oplus}{N}} - CH_3 \quad (\overset{|}{CH_3})$$

3.2.1.2 Carbachol

Carbachol (*Isopto Carbachol®) unterscheidet sich vom Acetylcholin chemisch nur durch den Austausch der Methylgruppe gegen eine Aminogruppe. Diese Modifizierung reicht aber aus, um den Abbau des Carbachols so zu verzögern, dass es als Arzneimittel eingesetzt werden kann. Indikationen waren Darm- und Blasenatonie, z. B. nach Operationen. Nebenwirkungen sind Schweißausbrüche, erhöhter Speichelfluss, Erbrechen und Diarrhoe. Heute wird Carbachol nur noch in Augentropfen beim Glaukom eingesetzt.

$$H_2N - \overset{\overset{\displaystyle O}{\|}}{C} - O - CH_2 - CH_2 - \overset{\overset{\displaystyle CH_3}{|}}{\overset{\oplus}{N}} - CH_3 \quad (\overset{|}{CH_3})$$

3.2.1.3 Pilocarpin

Pilocarpin ist ein Alkaloid aus Jaborandi folium. Pilocarpin wird vor allem eingesetzt zur lokalen Behandlung des Glaukoms (grüner Star) am Auge (s. Kap. 4.2.1). Als Nebenwirkung wird gleichzeitig der Ziliarmuskel des Auges kontrahiert, was Sehstörungen und Kurzsichtigkeit bewirken kann. Pilocarpin wird fast ausschließlich in Form von Augentropfen bzw. -salben eingesetzt.

3.2.2 Indirekte Parasympathomimetika (Cholinesterase-Hemmer, -Blocker)

Indirekte Sympathomimetika blockieren das Enzym Cholinesterase, das den Abbau des Acetylcholins katalysiert. Die Konzentration an Acetylcholin wird dadurch erhöht und der parasympathische Reiz indirekt verstärkt. Die Wirkung auf den Parasympathikus ist die gleiche wie bei den direkten Parasympathomimetika, aber nicht mehr so spezifisch, weil der Abbau von Acetylcholin überall gehemmt wird, und daher auch die Acetylcholinkonzentration an der motorischen Endplatte erhöht ist.

Als indirekte Parasympathomimetika werden Carbaminsäure-Ester verwendet, die die Cholinesterase nur für kurze Zeit blockieren. Phosphorsäure-Ester haben die gleiche Wirkung, die Enzymblockade ist hier aber nahezu irreversibel. Diese Verbindungen werden als Insektizide eingesetzt.

3.2.2.1 Carbaminsäure-Ester

a) Physostigmin

Physostigmin ist ein Alkaloid aus der Kalabarbohne (Physostigma venenosum). Ein anderer Name für Physostigmin ist Eserin. Physostigmin wird heute nur noch parenteral bei Vergiftungen bzw. Überdosierungen als Antidot eingesetzt.

b) Neostigmin

Neostigmin (*Neostigmin 0,5 mg von Curamed bzw. Curasan) wird heute vor allem bei Myasthenia gravis angewandt. Nach Gabe von Neostigmin treten keine zentralen Nebenwirkungen wie bei Physostigmin auf, da es als quartäre Ammoniumverbindung die Blut-Hirn-Schranke nicht überwinden kann. Weiterhin wird es zur Aufhebung der Wirkung von stabilisierenden Muskelrelaxantien eingesetzt (s. 3.10.2.1). Myasthenia gravis („schwere Muskelschwäche") ist eine Autoimmun-Krankheit, die meistens durch Antikörper gegen den nikotinergen Acetylcholin-Rezeptor verursacht wird. In der Folge nimmt die Anzahl dieser Rezeptoren ab, und es kommt zu einer abgeschwächten neuromuskulären Übertragung und Muskelschwäche. Die indirekte Erhöhung der Acetylcholinkonzentration, z. B. durch Neostigmin, bewirkt eine Linderung der Symptome.

c) Pyridostigmin, Distigmin

Pyridostigmin (*Mestinon®, *Kalymin®) unterscheidet sich nur pharmakokinetisch vom Neostigmin, wird aber auch noch – wie auch Distigmin (*Ubretid®) – bei Atonie des Magen-Darm-Traktes oder der Harnblase eingesetzt. Die Wirkung setzt etwas später ein und hält länger an.

3.2.2.2 Phosphorsäure-Ester

Phosphorsäure-Ester inaktivieren die Cholinesterase irreversibel, falls keine Antidote (Cholinesterase-Reaktivatoren) eingesetzt werden. Sie werden heute in erster Linie als Insektizide verwendet. Wichtige Verbindungen aus dieser Gruppe sind Parathion (E 605® forte), und Dichlorvos (microsol-vos®), Blattanex®-Spezial-Spray). Sie sind Kontaktinsektizide.

Symptome einer Vergiftung mit Phosphorsäure-Ester sind:

- parasympathomimetische Wirkungen (enge Pupillen, Diarrhoe, Erbrechen, Schweißausbruch, Speichelfluß, Bronchokonstriktion, Bradykardie),
- Wirkungen an der motorischen Endplatte (Krämpfe, Muskelsteife, Tremor),
- zentrale Wirkungen (Atemlähmung, Bewusstseinsstörungen).

Die Soforttherapie besteht in sehr hoch dosierten Atropin-Injektionen; spezifischeres Antidot einer Phosphorsäureester-Vergiftung ist Obidoxim (Toxogonin®). Atropin und

Toxogonin®, letzteres sofern lieferbar, müssen lt. Anlage 3 zu § 15 Apothekenbetriebsordnung in Apotheken ständig vorrätig gehalten werden.

3.2.3   Parasympatholytika (m-Cholinozeptor-Antagonisten)

Parasympatholytika (Anticholinergika) blockieren den parasympathischen Rezeptor, weisen aber keine instrinsic activity auf. Sie können durch Acetylcholin wieder vom Rezeptor verdrängt werden (kompetitiver Antagonismus). Die Wirkungen sind für alle Parasympatholytika gleich:

1. Erhöhung der Herzschlagfrequenz (positiv chronotrope Wirkung),
2. Abnahme von Speichel-, Magensaft-, Bronchial- und Schweißsekretion,
3. Erschlaffung der glatten Muskulatur des Magen-Darm-Traktes, der ableitenden Harnwege und der Bronchialmuskulatur,
4. Weitstellung der Pupillen durch Lähmung des Sphinktermuskels der Pupille,
5. Sehstörungen durch Lähmung des Ziliarmuskels.

Eine Reihe von Alkaloiden wirkt parasympatholytisch. Um die Nebenwirkungen so gering wie möglich zu halten, werden häufig nicht die genuinen Alkaloide, sondern ihre Derivate oder synthetisch hergestellte ähnliche Verbindungen eingesetzt.

3.2.3.1   Atropin

Atropin liegt in der Tollkirsche (Atropa belladonna) als linksdrehendes Hyoscyamin vor. Beim Extrahieren und Aufarbeiten erhält man ein Gemisch (Racemat) aus links- und rechtsdrehendem Hyoscyamin, das als Atropin bezeichnet wird.

Indikationen für Atropin sind:
- Spasmen im Magen-Darm-Trakt und in den ableitenden Harnwegen,
- Vergiftungen mit Cholinesterase-Hemmern,
- Unterdrückung parasympathischer Nebenwirkungen von Morphin oder in der Narkose,
- Myasthenia gravis zusammen mit Neostigmin, um dessen parasympathomimetische Nebenwirkungen zu dämpfen.

Nebenwirkungen sind Rötung der Haut und Temperaturanstieg (Gefahr der Verwechslung mit einer Infektionskrankheit), Trockenheit im Mund, Tachykardie und zentrale Erregung. Atropinvergiftungen treten heute seltener durch den Genuss von Tollkirschen auf, sondern eher durch Arzneimittelverwechslungen (Atropinaugentropfen werden z. B. mit Nasentropfen verwechselt). Bei Vergiftungen sind Parasympathomimetika indiziert, z. B. Physostigminsalicylat (*Anticholium®). Gegen die zentralen Erregungen gibt man Benzodiazepine wie Diazepam (*Valium®). Kontraindikationen für Atropin sind Glaukom sowie akutes Harnverhalten und benigne Prostatahyperplasie (BPH). Hierbei ist die Prostata vergrößert und übt einen starken Druck auf die Harnröhre aus. Atropin erschlafft nun die glatte Muskulatur der Harnröhre, sodass die Harnröhre vollkommen zusammengedrückt werden kann und es zu Harnverhalten kommt.

3.2.3.2 Scopolamin

Scopolamin wirkt ähnlich wie Atropin. Die mydriatische und sekretionshemmende Wirkung ist etwas stärker, die spasmolytische und die herzfrequenzsteigernde Wirkung etwas schwächer ausgeprägt als beim Atropin. Der wichtigste Unterschied zum Atropin ist, dass Scopolamin nicht zentral erregend wirkt, sondern zentrale Dämpfung bewirkt. Deshalb wird Scopolamin heute manchmal noch bei Reisekrankheiten eingesetzt (*Scopoderm® TTS, s. 2.11.3).

3.2.3.3 N-Butylscopolamin

N-Butylscopolamin (Buscopan®) wirkt wie Atropin und Scopolamin parasympatholytisch, unterscheidet sich aber von diesen durch das Fehlen einer zentralen Wirkung, weil N-Butylscopolamin als quartäre Ammoniumverbindung die Blut-Hirn-Schranke nicht überwinden kann. Damit ist der Nachteil verbunden, dass N-Butylscopolamin nur schlecht oral resorbiert wird. Es wird eingesetzt bei Gallen- und Nierenkoliken und bei allen Arten von Krämpfen im Bauchraum (z. B. Menstruationsbeschwerden). Ein Kombinationspräparat mit N-Butylscopolamin ist Buscopan plus® (mit dem Analgetikum Paracetamol).

3.2.3.4 Tropicamid

Tropicamid ist eine synthetisch gewonnene Substanz, die große chemische Ähnlichkeit zu den Tropaalkaloiden aufweist. Tropicamid (*Mydriaticum Stulln®, Mydrum®) wird zur diagnostischen Pupillenerweiterung eingesetzt und ist hierzu besser geeignet als Atropin, weil es nur sehr kurze Zeit (1 bis 2 Stunden) wirkt, während bei Atropin die Pupillenerweiterung über mehrere Tage anhalten kann.

3.2.3.5   Methanthelinbromid

Methanthelinbromid (*Vagantin®) ist wie N-Butylscopolamin eine quartäre Ammonium-verbindung und zeigt daher keine zentrale Wirkung. Es wird als Spasmolytikum einge-setzt. Weitere, seltene Einsatzgebiete sind Magengeschwüre (Hemmung der Magenmo-tilität) und Reizblase.

3.2.4   Neurotrop-muskulotrop und muskulotrop wirkende Spasmolytika

Die bisher besprochenen Spasmolytika gehörten alle zu der Gruppe der Parasympatholy-tika. Sie wirken krampflösend durch Dämpfung der parasympathischen Reize, also über das Nervensystem. Diesen Wirkungsmechanismus bezeichnet man als „neurotrop". Die glatte Muskulatur kann aber auch unabhängig vom vegetativen Nervensystem direkt erschlafft werden. Eine solche Wirkungsform wird als „muskulotrop" bezeichnet. Ein rein muskulotropes Spasmolytikum ist z. B. das Opiumalkaloid Papaverin. Darüber hinaus gibt es Arzneimittel, die eine Mittelstellung einnehmen und sowohl neurotrop als auch muskulotrop wirken.

Die muskulotrope Wirkung kann an allen glatten Muskeln eintreten, die neurotrope dagegen nur an parasympathisch innervierten Muskeln. Die Muskelerschlaffung tritt vor allem bei einer vorhandenen Tonuserhöhung ein.

3.2.4.1   Papaverin

Papaverin ist ein Opiumalkaloid, das nicht analgetisch wirkt. Es ist ein rein muskulotrop wirkendes Spasmolytikum, das bei Spasmen des Gastrointestinaltraktes, der Gallen- und Harnwege, des Uterus und der Bronchien eingesetzt wurde. Nebenwirkungen sind Herz-rhythmusstörungen, Kopfschmerz, Magen-Darm-Beschwerden, Blutdruckabfall und Leberschäden. Wegen dieser Nebenwirkungen und der demgegenüber nur geringen Hauptwirkung wird Papaverin heute nicht mehr eingesetzt.

3.2.4.2   Hexahydroadifenin (Drofenin)

Hexahydroadifenin ist ein neurotropmuskulotropes Spasmolytikum. Es war bis 2003 Bestandteil des Kombinationspräparates Spasmo-Cibalgin S® (+ Propyphenazon), das nicht mehr im Handel ist.

3.3   Arzneimittel mit Wirkung auf den Sympathikus

Analog zum Parasympathikus gibt es auch beim Sympathikus die beiden Möglichkeiten, dass Arzneimittel dem Sympathikus gleichgerichtet wirken (Sympathomimetika) oder entgegenwirken (Sympatholytika, Adrenozeptor-Antagonisten). Beides ist direkt oder indirekt möglich.

1. Direkte Sympathomimetika (Adrenozeptor-Agonisten) erregen wie Noradrenalin die adrenergen postsynaptischen Rezeptoren.

2. Indirekte Sympathomimetika erhöhen indirekt die Konzentration von Noradrenalin, indem sie entweder Noradrenalin aus seinen Speichern freisetzen oder nach der Freisetzung die Wiederaufnahme in die Nervenzelle hemmen.
3. Direkte Sympatholytika blockieren die adrenergen Rezeptoren für Noradrenalin.
4. Indirekte Sympatholytika verringern die Konzentration von Noradrenalin indem sie dafür sorgen, dass die Noradrenalinspeicher nach ihrer Entleerung entweder nicht oder mit „falschen" Substanzen aufgefüllt werden.

Im Gegensatz zum Parasympathikus sind die Rezeptoren des Sympathikus nicht einheitlich. Man kennt verschiedene Rezeptortypen, die auf die verschiedenen Körperorgane verteilt sind und im Wesentlichen in α-(α_1 und α_2) und β-(β_1 und $\beta_2$und β_3) Rezeptoren (Adrenozeptoren) unterteilt werden. Die Wirkung nach Stimulation dieser Rezeptortypen kann grob wie folgt charakterisiert werden.

- α_1-**Rezeptoren.** Verengung der glatten Muskulatur der Blutgefäße (Blutdruckanstieg) der Haut, Schleimhaut, Skelettmuskulatur und der Baucheingeweide, Pupillenerweiterung.
- α_2-**Rezeptoren.** Verminderung der Insulinsekretion, Abnahme von Motilität bzw. Tonus der glatten Muskulatur im Magen-Darm-Trakt, im Zentralnervensystem Dämpfung des Sympathikotonus (Blutdrucksenkung).
- β_1-**Rezeptoren.** Wirkung am Herzen
    a) positiv inotrop (erhöhte Schlagkraft),
    b) positiv chronotrop (erhöhte Schlagfrequenz),
    c) positiv bathmotrop (erleichterte Reizbildung),
    d) positiv dromotrop (erleichterte Reizleitung),
    weiterhin Erschlaffung der Darmmuskulatur.
- β_2-**Rezeptoren.** Erschlaffung der Bronchialmuskulatur, des Uterus und der Gefäße der Skelettmuskulatur.

3.3.1   Direkte Sympathomimetika

Direkte Sympathomimetika erregen wie Noradrenalin den sympathischen Rezeptor. Je nach der Art der Rezeptoren, die stimuliert werden, unterscheidet man α-Sympathomimetika und β-Sympathomimetika (α- bzw. β-Adrenozeptor-Agonisten). Die derzeit gebräuchlichen Arzneistoffe aus dieser Gruppe sind entweder Catecholamin-Derivate oder 2-Imidazoline.

3.3.1.1   Catecholamin-Derivate

In dieser Gruppe finden wir sowohl α- als auch β-Sympathomimetika. Es besteht eine Struktur-Wirkungs-Beziehung zwischen dem Substituenten am Stickstoff des Catecholamins und der Rezeptoraffinität (Tab. 3.2). Je größer und lipophiler der N-Substituent ist, desto größer ist die Affinität zu β-Rezeptoren und desto geringer zu den α-Rezeptoren.

Tab. 3.2: Beispiele für Struktur-Wirkungs-Beziehungen bei Catecholamin-Derivaten

Formel	Name	Stimulierte Rezeptoren
	Norfenefrin	α
	Adrenalin	α, β
	Orciprenalin	β

a) Adrenalin

Adrenalin (Epinephrin, *Suprarenin®, *Fastjekt®) ist ein Hormon der Nebenniere. Es wirkt auf α- und β-Rezeptoren und kontrahiert in niedrigen Konzentrationen die Gefäße von Haut, Schleimhaut und der Baucheingeweide, während es gleichzeitig die Gefäße des Herzens und der Skelettmuskulatur erweitert. Seine physiologische Aufgabe ist also die Umverteilung des Blutes zugunsten der Organe, die im Leistungsfall viel Sauerstoff brauchen. Am Herzen übt es die genannten β-Wirkungen aus und kann so Extrasystolen und Kammerflimmern sowie durch Erhöhung des Sauerstoffverbrauches des Herzens einen Angina-pectoris-Anfall auslösen. Adrenalin hat keine direkte zentrale Wirkung, führt aber indirekt auf Grund der Herzwirkung zu zentralen Symptomen (z. B. Angst). Indikationen für Adrenalin sind der anaphylaktische Schock, der Zusatz in Lokalanästetika (Verlängerung der Wirkdauer) sowie lokale Blutungen.

b) Noradrenalin

Noradrenalin (Norepinephrin, *Arterenol®) unterscheidet sich in seiner Wirkung von Adrenalin durch eine größere Wirkstärke an β_1- und eine niedrigere Wirkstärke an β_2-Adrenozeptoren. Indikationen für Noradrenalin sind lokale Blutungen, die durch die Vasokonstriktion gestillt werden, sowie verschiedene Schockformen. Verbreitet, besonders in der Zahnheilkunde, ist die kombinierte Anwendung von Noradrenalin mit Lokalanästhetika. Durch die Gefäßkontraktion kann das Lokalanästhetikum nicht so schnell vom Blut abtransportiert werden und somit länger wirken. Bei Lokalanästhesie an Fingern, Nase, Zehen und Penis darf kein Noradrenalin zugesetzt werden, da die Gefahr einer Gangrän (Absterben des Gewebes wegen Mangeldurchblutung) besteht. Kontraindikationen sind Hypertonie, Hyperthyreose und Koronarsklerose.

c) Catecholamin-Derivate mit vorwiegend α-sympathomimetischer Wirkung

Die folgenden Catecholamin-Derivate wirken vorwiegend auf α-Rezeptoren:

Norfenefrin
Phenylephrin   (Visadron®)
Etilefrin   (Effortil®)
Oxedrin
Oxilofrin   (Carnigen®).

Sie wirken alle gefäßkontrahierend und werden daher zur Blutdrucksteigerung und Schleimhautabschwellung eingesetzt.

Norfenefrin wirkt am besten parenteral. Wenn es oral gegeben wird, sollte ein Retard-Präparat verwendet werden. Ebenso wie Etilefrin wird Norfenefrin zur Behandlung der Hypotonie eingesetzt.

Phenylephrin wird in Form von Augen- und Nasentropfen zur Schleimhautabschwellung eingesetzt. Oral wird es nur noch als Doregrippin® in Kombination mit Paracetamol bei grippalen Infekten eingesetzt.

d) Catecholamin-Derivate mit vorwiegend β-sympathomimetischer Wirkung

Die folgenden Catecholamin-Derivate wirken vorwiegend auf β-Rezeptoren:

Orciprenalin   (*Alupent®) β_1 / β_2
Terbutalin   (*Bricanyl®) β_2
Salbutamol   (*Sultanol®, *Apsomol®, *Broncho Spray®) β_2
Fenoterol   (*Berotec®, *Partusisten®) β_2
Tulobuterol   (*Atenos®, *Brelomax®)
Bambuterol   (*Bambec®).

Isoprenalin wirkt sowohl auf die β_1- wie auf die β_2-Rezeptoren sympathomimetisch. Die β_1-Wirkung wurde ausgenutzt bei Störungen der Erregungsüberleitung am Herzen, die β_2-Wirkung bei der Anwendung als Broncholytikum bei Asthma. Nebenwirkungen sind Tachykardie und die Gefahr des Auslösens eines Angina-pectoris-Anfalls. Isoprenalin wird heute nicht mehr therapeutisch eingesetzt.

Beim Orciprenalin ist das Wirkungsspektrum schon etwas zur Seite des β_2-Sympathomimetikums hin verschoben; es wird heute nur noch selten bei Asthma eingesetzt. Nahezu reine β_2-Wirkung haben Fenoterol, Salbutamol und Terbutalin, die vor allem in Form von Dosieraerosolen gegen Asthma eingesetzt werden. Die broncholytische Wirkung tritt nach dem Einatmen rasch nach wenigen Minuten ein. Wegen der uteruserschlaffenden Wirkung wird Fenoterol auch als Tokolytikum, unter dem Namen *Partusisten®, gegen vorzeitige Wehentätigkeit eingesetzt.

3.3.1.2   2-Imidazoline

2-Imidazoline sind reine α-Sympathomimetika und werden lokal zur Schleimhautabschwellung (Nase, Auge) eingesetzt. Bei übermäßiger Resorption kann der Blutdruck ansteigen. Vor allem bei Säuglingen und Kleinkindern müssen die Konzentrationen beachtet werden, da Atemstörungen und komatöse Zustände auftreten können. Die

Anwendung dieser Substanzen als Dosier-Nasenspray ist zu empfehlen. Bei Dauerge-brauch kommt es zur Atrophie (Gewebsniedergang) der Schleimhaut und zu Epithel-schäden („Nasentropfen-Rhinitis").

Bei der Anwendung von Nasentropfen und -sprays sollte nie vergessen werden, dass es sich um eine rein symptomatische Maßnahme handelt. Schnupfen ist meist viral bedingt, wobei die Virus-Infektion von einer bakteriellen Infektion überlagert sein kann.

Handelspräparate aus dieser Gruppe sind:

Tetrilin®	(Tetryzolin)
Privin®	(Naphazolin)
Otriven®, Olynth®	(Xylometazolin)
Nasivin®, Wick-Sinex®	(Oxymetazolin)
Rhinospray®	(Tramazolin).

3.3.2 Indirekte Sympathomimetika

Indirekte Sympathomimetika erhöhen die Konzentration von Noradrenalin, indem sie den Neurotransmitter aus seinen Speichervesikeln freisetzen und die Wiederaufnahme von Noradrenalin in das präsynaptische Neuron hemmen. Bei wiederholter Gabe dieser Substanzen nimmt die Wirkungsintensität rasch ab, da nicht mehr genügend Noradre-nalin in den Vesikeln vorhanden ist. Dieses Phänomen heißt Tachyphylaxie und kann mit einer Toilettenspülung verglichen werden: Betätigt man diese das erste Mal, wird die gesamte Wassermenge des Vorratsbehälters „freigesetzt". Wiederholt man diesen Vor-gang unmittelbar nach Beendigung der Spülung, fließt nur wenig Wasser, da der Vor-ratsbehälter erst wieder aufgefüllt werden muss.

Die Wirkungen der indirekten Sympathomimetika, die arzneilich ausgenutzt werden, sind

- Bronchodilatation,
- lokale Vaskonstriktion,
- Blutdrucksteigerung.

Die indirekten Sympathomimetika zeigen im Unterschied zu Adrenalin und Noradrenalin eine ausgeprägte zentrale Wirkung. Wegen der fehlenden OH-Gruppen am Benzolring sind die Verbindungen lipophiler und können die Blut-Hirn-Schranke durchdringen.

Ephedrin besitzt zwei asymmetrische Kohlenstoff-Atome, d. h. es existieren insgesamt vier Stereoisomere (zwei Enantiomerenpaare Ephedrin und Pseudoephedrin mit je einer (−)- und (+)-Form). Ephedrin und Pseudoephedrin bezeichnet man als diastereomer.

Ephedrin bzw. Pseudoephedrin werden heute nur noch selten bei Husten oder lokal als Vasokonstriktoren bei Schnupfen eingesetzt.

$$\text{C}_6\text{H}_5-\overset{\displaystyle |}{\underset{\displaystyle \text{OH}}{\text{CH}}}-\overset{\displaystyle \text{CH}_3}{\underset{\displaystyle |}{\text{CH}}}-\text{NH}-\text{CH}_3$$

Ephedrin

Die wichtigste Nebenwirkung ist die zentrale Erregung, die auch missbräuchlich ausgenutzt wird. Eine weitere (Neben-)Wirkung ist die Appetitminderung. Eine Anwendung als Appetitzügler ist aber abzulehnen.

3.3.3 Direkte Sympatholytika (α-, β-Adrenozeptor-Antagonisten)

Direkte Sympatholytika blockieren die sympathischen Rezeptoren für Noradrenalin und heben so dessen Wirkung auf. Je nach der Art der blockierten Rezeptoren unterscheidet man α- und β-Sympatholytika.

3.3.3.1 Direkte α-Sympatholytika

α-Sympatholytika blockieren die α-Rezeptoren. Sie führen u.a. zu einer Blutdrucksenkung durch Gefäßerweiterung.

a) Mutterkornalkaloide

Das Mutterkorn (Secale cornutum) ist das Dauermyzel von Claviceps purpurea, einem Getreidepilz, der früher zu Massenvergiftungen geführt hat, wenn er mit dem Korn vermahlen wurde. Die natürlichen Mutterkornalkaloide, z. B. das Ergotamin, haben neben der α-sympatholytischen Wirkung noch eine direkte kontrahierende Wirkung auf die glatte Muskulatur der Gefäße und des Uterus. Die Vasokonstriktion ist genau entgegengesetzt zur sympatholytischen Wirkung und überwiegt. Die hydrierten Mutterkornalkaloide, die aus Ergotamin durch Reduktion gewonnen werden, zeigen eine schwächere direkte Wirkung auf die glatte Muskulatur, sodass hier die sympatholytischen Effekte überwiegen. Das wichtigste natürlich vorkommende Mutterkornalkaloid ist das Ergotamin. Wie alle Mutterkornalkaloide ist es chemisch ein Derivat der Lysergsäure. Wegen der gefäßkontrahierenden Wirkung, die nicht sympatholytisch, sondern durch direkten Angriff an der Gefäßmuskulatur zustande kommt, wird Ergotamin gegen Migräne eingesetzt, unter der Vorstellung, dass in bestimmten Phasen des Migräneanfalls der Kopfschmerz durch Weitstellung bestimmter Blutgefäße im Gehirn entsteht. Nebenwirkungen sind Durchblutungsstörungen in anderen Organen (kalte Füße, kalte Hände, Parästhesien). Die Maximaldosis sollte auf keinen Fall 3 mg Ergotamintartrat pro Attacke bzw. 6 mg pro Woche überschreiten. Andere Nebenwirkungen sind Kopfschmerzen, Übelkeit, Erbrechen und Gliederschmerzen. Vor allem die Kopfschmerzen können dazu führen, dass die Patienten erneut eine Tablette einnehmen. Daher sollte bei der Abgabe der Präparate in der Apotheke darauf hingewiesen werden, dass die vom Arzt genannte Dosierung nicht eigenmächtig erhöht werden darf. Ergotamin-haltige Handelspräparate sind *Ergo-Kranit® akut, *Cafergot N® und *Migräten® S.

Hydrierte Mutterkornalkaloide sind z. B. Dihydroergocristin, Dihydroergocornin und Dihydroergokryptin. Bei ihnen sind die sympatholytischen Eigenschaften so ausgeprägt, dass diese Stoffe als milde Antihypertonika eingesetzt werden (*Hydergin®, *DCCK®). Bei Dihydroergotamin bleibt dagegen die gefäßkontrahierende Wirkung noch erhalten; es bewirkt eine Verengung der Venen. Darum kann es bei der Behandlung der orthostatischen Dysregulation (Blutdruckabfall beim Aufstehen) eingesetzt werden. Handelspräparate sind *Dihydergot® plus (enthält zusätzlich Etilefrin) und *DET MS® (**D**ihydro**e**rgotamin**m**ethan**s**ulfonat).

b) Synthetische α-Sympatholytika

Neben den Mutterkornalkaloiden gibt es noch eine Reihe von synthetischen α-Sympatholytika.

Zu dieser Substanzgruppe gehören mit der Hauptindikation arterielle Hypertonie: Prazosin (*Minipress®), Terazosin (*Heitrin®), Doxazosin (*Diblocin®, *Cardular®), Bunazosin (*Andante®) sowie Urapidil (*Ebrantil®). Terazosin (*Flotrin®) und Doxazosin (*Cardular® Uro, *Diblocin® Uro) müssen auf Grund der längeren Plasmahalbwertszeit nur einmal täglich gegeben werden; sie sind auch bei benigner Prostatahyperplasie (BPH) indiziert. Ausschließlich für diese Indikation sind Alfuzosin (*Urion®, -uno, *UroXatral®) und Tamsulosin (*Alna®, *OMNIC®) zugelassen, die eine besonders hohe Affinität zu den α_1-Rezeptoren in der Prostata besitzen. Alle α-Blocker müssen zu Therapiebeginn sehr vorsichtig in niedriger Dosierung gegeben werden, das sonst die Gefahr einer orthostatischen Dysregulation besteht (sog. Erstdosis-Phänomen).

3.3.3.2 Direkte β-Sympatholytika (β-Blocker, β-Adrenozeptor-Antagonisten)

Direkte β-Sympatholytika wirken durch Blockade der β-Rezeptoren und werden deshalb kurz β-Blocker genannt. Während die ersten Präparate dieser Gruppe β_1- und β_2-Rezeptoren gleichermaßen blockierten, wirken die neueren Präparate heute mehr selektiv (wenn auch nicht ausschließlich) auf die β_1-Rezeptoren („kardioselektiv"). Die Wirkung am Herzen ist durch Herabsetzung der Schlagkraft und Schlagfrequenz und damit verbundener Senkung des Sauerstoffverbrauchs des Herzens gekennzeichnet. Darüber hinaus existiert auch eine unspezifische, nicht über das vegetative Nervensystem vermittelte, kardiodepressive Wirkung, die die Herzreizleitung herabsetzt. Der Mechanismus der gleichzeitig eintretenden Blutdrucksenkung ist noch immer nicht eindeutig geklärt. Carvedilol (*Dilatrend®) ist ein nichtselektiver, relativ lipophiler β-Blocker mit vasodilatierenden Eigenschaften auf Grund einer zusätzlichen α-blockierenden Wirkung. Carvedilol wird vor allem bei Herzinsuffizienz eingesetzt.

Wichtige Indikationen für β-Blocker sind Angina pectoris, Hypertonie, tachykarde Arrhythmien, Migräneprophylaxe und hyperkinetisches Herzsyndrom. Eine bedeutende Indikation ist die Herzinsuffizienz, bei der bestimmte β-Blocker zusätzlich zur üblichen Standardtherapie mit ACE-Hemmern und Diuretika sowie ggf. Herzglykosiden (s. Kap. 7.4.1) eingesetzt werden. Die Wirkung setzt erst einige Tage nach der ersten Einnahme ein.

Nebenwirkungen sind Müdigkeit, Kopfschmerzen, Störungen der peripheren Durchblutung (kalte Hände und Füße) und selten zentrale Symptome wie Halluzinationen. Bei insulinpflichtigen Diabetikern kann es durch die Hemmung des Glykogenabbaus zum hypoglykämischen Schock kommen. Die nicht ganz ausgeschaltete β_2-Wirkung kann einen Asthmaanfall auslösen. β-Blocker sollten nie abrupt abgesetzt werden, da dann die Gefahr eines Herzinfarktes besteht.

Die Wirkstoffnamen der Betablocker enden auf -ol.

Handelspräparate sind

*Dociton®, *Obsidan®	(Propranolol)
*Visken®	(Pindolol)
*Tenormin®, *Atenolol-ratiopharm®, *Atehexal®	(Atenolol)
*Beloc®, *-ZOK®, *Metohexal®	(Metoprolol)
*Prent®	(Acebutolol)
*Solgol®	(Nadolol)
*Betadrenol®	(Bupranolol)
*Sotalex®, *Sotahexal®, *Sotalol-ratiopharm®	(Sotalol)
*Trasicor®	(Oxprenolol)
*Concor®	(Bisoprolol)
*Nebilet®	(Nebivolol)
*Cordanum®	(Talinolol)
*Kerlone®	(Betaxolol)
*Dilatrend®, *Querto®	(Carvedilol)
*Selectol®	(Celiprolol).

3.3.4 Indirekte Sympatholytika

Indirekte Sympatholytika verringern die Konzentration von Noradrenalin und wirken so dem Sympathikus entgegen. Sie werden alle zur Blutdrucksenkung eingesetzt.

3.3.4.1 α-Methyldopa

Im normalen Catecholamin-Stoffwechsel des Organismus ist Dopa die physiologische Vorstufe des Noradrenalin. Wird nun α-Methyldopa als Arzneimittel zugeführt, können die entsprechenden Enzyme diesen Unterschied nicht erkennen, bilden aus α-Methyldopa das α-Methylnoradrenalin und füllen mit diesem „falschen Neurotransmitter" die Speichervesikel. Bei einem Nervenimpuls wird nun statt Noradrenalin dessen Methylderivat freigesetzt, das eine sehr viel geringere intrinsic activity besitzt. Die Impulsübertragung wird also indirekt blockiert. Darüber hinaus besitzt α-Methyldopa auch

α-Methyldopa   α-Methylnoradrenalin

noch einen zentralen Wirkungsmechanismus, der dem des Antihypertonikums Clonidin (s. Kap. 7.9.7) entspricht und wahrscheinlich die Hauptwirkung ausmacht. Handelspräparate sind *Presinol®, *Dopegyt® und *Methyldopa Stada®.

3.3.4.2 Reserpin

Reserpin wirkt ebenfalls indirekt sympatholytisch. Es hemmt die Speicherfähigkeit der Vesikel, die nach einer gewissen Zeit an Noradrenalin verarmen und bei einem Impuls keine Transmitter mehr freizusetzen haben. Reserpin muss zu Anfang der Therapie einschleichend dosiert werden, da zunächst die Speichervesikel noch voll sind und erst langsam entleert werden müssen. Reserpin ist in Kombinationspräparaten (s. Kap. 7.9.7) enthalten, wird heute aber nur noch selten, zur Therapie der Hypertonie (z. B. *Briserin® N) verwendet.

3.4 Analgetika

Analgetika sind Arzneimittel, die Schmerz dämpfen. Der physiologische Sinn des Schmerzes ist der eines Alarmsignals. Er sagt dem Schmerzleidenden, dass irgendetwas in seinem Körper nicht in Ordnung ist. Allerdings kann dieses Alarmsignal auch ausbleiben (z. B. im Frühstadium des Krebses) oder unnötig andauern. Ursache von Schmerzen können thermische, chemische, mechanische oder elektrische Reize sein. Sie erregen die Schmerzrezeptoren (Nozizeptoren). Daraufhin werden Schmerzstoffe (algogene Substanzen) freigesetzt (Bradykinin, Histamin, Acetylcholin, Serotonin u. a.). Andere Substanzen wie z. B. die Prostaglandine wirken modifizierend auf die Schmerzempfindung, indem sie die Schmerzrezeptoren sensibilisieren. Vom Schmerzrezeptor wird die Schmerzempfindung über das Rückenmark zum Gehirn geleitet, wo sie als Schmerz bewusst wahrgenommen wird. Die aufsteigenden Schmerzsignale werden bereits im Rückenmark durch Freisetzung körpereigener Analgetika, der so genannten Endorphine, geblockt. Auch bei der Schmerzverarbeitung im Gehirn spielen die Endorphine eine wichtige Rolle. Der Schmerz kann je nach Situation verstärkt empfunden (z. B. beim Zahnarzt) oder auch „wegempfunden" werden (z. B. beim Sport).

Schmerz ist keine Krankheit, sondern ein Symptom, nach dessen Ursache es zu forschen gilt. Analgetika stellen somit keine kausale, sondern nur eine symptomatische Therapie dar. Gleichwohl ist die effektive Schmerzlinderung die wichtigste und dankbarste Aufgabe in Medizin und Pharmazie.

3.4.1 Opioid-Analgetika (Opioide, Opiate, stark wirksame Analgetika)

Der bedeutendste Arzneistoff dieser Gruppe, das Morphin, ist ein Alkaloid des Opiums. Opium ist der getrocknete Milchsaft des Schlafmohns (Papaver somniferum).

Opiate (Opium-Alkaloide) bzw. Opioide (Substanzen mit ähnlicher, zentraler Wirkung an Opiatrezeptoren) sind Arzneimittel, die die gleiche Wirkung haben wie Morphin. Opium-Alkaloide mit andersartiger Wirkung (z. B. Papaverin) sind keine Opiate.

3.4.1.1 Morphin

Opium wird heute in der Therapie starker Schmerzen nicht mehr verwendet, während sein wichtigster Inhaltsstoff, das Morphin große Bedeutung besitzt.

Morphin wirkt:

- analgetisch (verringert Schmerzen),
- sedierend (reduziert die geistige Aktivität),
- euphorisierend (erzeugt Wohlbefinden, beseitigt Unlustgefühle und Angst),
- antitussiv (dämpft das Hustenzentrum),
- atemdepressiv (dämpft das Atemzentrum),
- parasympathomimetisch (erzeugt Bradykardie, reduziert die Darmmotilität),
- emetisch (löst Erbrechen aus),
- peripher an der glatten Muskulatur tonussteigernd (kontrahiert die ringförmigen Sphinktermuskeln und führt zu spastischer Obstipation und Blasenüberfüllung).

Morphin lagert sich an bestimmte Opiat-Rezeptoren im Zentralnervensystem an. Diese Rezeptoren sind normalerweise für körpereigene Peptide (Endorphine) bestimmt, die vom Organismus zur Schmerzunterdrückung ausgeschüttet werden. Zur Analgesie ist nicht das gesamte Endorphinmolekül notwendig, auch bestimmte Bruchstücke (Enkephaline) zeigen diese Wirkung.

In Fertigarzneimitteln wird Morphin als Hydrochlorid zur parenteralen Anwendung sowie als Sulfat in Injektionslösungen, Zäpfchen, Granulatbeuteln, Retardkapseln und Retardtabletten (v*MST Mundipharma) angeboten. Die notwendige Dosis wird individuell an die Bedürfnisse des Schmerzpatienten angepasst und unterliegt (fast) keiner Limitierung, soweit nötig, nach oben.

Die Verschreibung und Abgabe von Morphin muss nach den Richtlinien der Betäubungsmittelverschreibungsverordnung auf besonderen Formblättern (Sonderrezepten) unter Beachtung der gesetzlichen Formalitäten geschehen.

Die wichtigsten Nebenwirkungen des Morphins sind:

- Atemdepressionen. Die Hemmung des Atemzentrums kann zu Atemdepression und Atemstillstand führen. Die tödliche Dosis ist für einen Erwachsenen abhängig vom Grad der bestehenden Gewöhnung. Für einen Säugling können bereits 2 bis 3 Tropfen Opiumtinktur (Morphingehalt 1 %) tödlich sein. Als Antidot wird der Opiatrezeptor-Antagonist Naloxon (*Narcanti®) eingesetzt.
- Übelkeit, Erbrechen.
- Verstopfung, Harnretention.
- Euphorie und Suchtgefahr. Jedes Arzneimittel, das Euphorie erzeugt, hat ein Suchtpotenzial. Dies gilt auch für Morphin und seine Derivate, von denen heute das Heroin, der Diessigsäure-Ester des Morphins, die am meisten missbrauchte Substanz ist. Bei wiederholter Anwendung von Morphin oder Heroin kommt es schnell zu psychischer und physischer Abhängigkeit; die Dosis muss kontinuierlich gesteigert werden, sodass Morphinsüchtige bis zu 1 g/Tag benötigen. Wichtig ist, dass bei kurzfristiger, therapeutischer Gabe (z. B. postoperativer bzw. akuter Schmerz) sowie in therapeutischen Gesamtkonzepten bei chronischen, schweren bis schwersten Schmerzen **kein** Suchtpotential besteht bzw. dieses klinisch zu vernachlässigen ist. Leider besteht in Deutschland immer noch eine massive Unterversorgung chronischer Schmerzpatienten (u. a. Krebskranker) mit Opiaten/Opioiden.

Als Zeichen der körperlichen Abhängigkeit setzen bei Nichteinnahme der Droge Entzugssymptome ein: Der Süchtige verspürt großen „Morphinhunger", wird unruhig, bekommt eine Gänsehaut (cold turkey), und es kann zum Kreislaufkollaps kommen. Diese ausgeprägten körperlichen Reaktionen müssen bei einer Entziehungskur (Cleaning) von Arzt therapeutisch überwacht werden. Die ohnehin geringe Erfolgschance für eine solche Entziehungskur ist nur dann gegeben, wenn der ärztlich geleitete Entzug von einer ebenfalls kompetent überwachten psychischen Entwöhnung begleitet wird. Aber auch in diesem Fall ist die Rückfallquote sehr groß. Zur Linderung der Beschwerden des akuten Opiatentzugsyndroms eignen sich u. a. das α_2-Sympathomimetikum Clonidin (*Paracefan®). Zur medikamentösen Unterstützung nach erfolgter Opiat-Entgiftung wird u. a. der Opiat-Rezeptor-Antagonist Naltrexon (*Nemexin®) eingesetzt.

Morphin- oder Opiat-Antagonisten

Morphinantagonisten blockieren die Opiatrezeptoren für Morphin, ohne selbst intrinsische Aktivität zu besitzen. Sie können so die Wirkung von Opiaten bzw. Opioiden aufheben.

Zugelassene Opiat-Antagonisten sind Naloxon (*Narcanti®) und Naltrexon (*Nemexin®).

3.4.1.2   Morphin-Derivate

Folgende Präparate sind Morphin-Derivate und werden als Analgetika eingesetzt:

*DHC Mundipharma®, *Remedacen®, *Paracodin®	(Dihydrocodein)
v*Dilaudid®	(Hydromorphon)
v*Temgesic®, v*Transtec® Pflaster	(Buprenorphin)

Für die Abgabe in der Apotheke ist zu beachten, dass auch Hydromorphon und Buprenorphin dem BtM-Gesetz unterliegen. Bei Überdosierungen mit Buprenorphin kommt es zur Atemdepression, die nicht mit Morphin-Antagonisten behandelbar ist.

3.4.1.3 Pethidin

Pethidin (v*Dolantin®) ist ein synthetisch hergestelltes Opiat, das die gleichen Wirkungseigenschaften und auch die gleiche Suchtgefahr wie Morphin aufweist.

3.4.1.4 Methadon-Derivate

Methadon (v*Methaddict®) und Levomethadon (v*L-Polamidon®) sind Opioide, die oral angewandt werden können. Da die Suchtgefahr bei (Levo-)Methadon etwas geringer ist als bei Heroin, wird versucht, mit diesen Substanzen die Entzugserscheinungen von Heroinabhängigen in der Entzugsbehandlung zu kompensieren. In Deutschland sind Methadon und Levomethadon die wichtigsten für die Verschreibung zur Substitution zugelassenen Opioide. Der verordnende Arzt hat nach der Betäubungsmittelverschreibungsverordnung (BtMVV) dabei strenge Auflagen zu beachten. Seit kurzem wurde auch Buprenorphin (v*Subutex® Sublingualtabletten) für diese Indikation zugelassen.

3.4.1.5 Pentazocin

Pentazocin (v*Fortral®) soll eine geringere Suchtgefahr als die bisher beschriebenen Opiate besitzen. Da aber Fortral® auch in der Drogenszene gehandelt wird bzw. wurde, ist es ebenfalls dem BtM-Gesetz unterstellt.

3.4.1.6 Tilidin

Als Tilidin (v*Tilidin® Injektionslösung) als starkes Analgetikum eingeführt wurde, hoffte man, ein Schmerzmittel ohne Suchtpotential gefunden zu haben. Die aber nach einiger Zeit doch beobachtete missbräuchliche Verwendung führte dann dazu, dass es nachträglich dem BtM-Gesetz unterstellt wurde.

Gleichzeitig mit dieser Maßnahme wurde vom Hersteller als Nachfolgepräparat *Valoron N®, eine Kombination von Tilidin und Naloxon, auf den Markt gebracht. *Valoron N® (und viele Generika) kann weiterhin auf normalen Rezepten verordnet werden. In therapeutischen Dosen wird der Antagonist Naloxon nach peroraler Gabe zu 98 % bei der ersten Leberpassage metabolisiert (First-pass-Effekt) und bleibt unwirksam, während Tilidin die gewünschte analgetische Wirkung entfalten kann. In höheren Dosen oder bei parenteraler Anwendung, wie sie von Süchtigen in der Regel verwendet werden, wird die Inaktivierungskapazität der Leber überschritten, sodass Naloxon nun seine Opiat-antagonistische Wirkung zeigt und den Missbrauch verhindert.

3.4.1.7 Weitere Opioid-Analgetika, die nicht der BtMVV unterliegen

Codein	(in *Gelonida® Schmerz, *dolomo® TN, *talvosilen®, *Combaren®)
Meptazinol	(*Meptid®)
Nalbuphin	(*Nubain®)
Nefopam	(*Silentan® Nefopam)
Tramadolol	(*Tramal®, *Tramadolor®, *Tramundin®).

3.4.2 Nicht-opioide Analgetika

Die fälschlicherweise häufig als schwache Analgetika bezeichneten Arzneistoffe werden vorwiegend zur Behandlung von Kopf-, Zahn- bzw. Gliederschmerzen (Rheuma) eingesetzt. Die meisten Arzneistoffe dieser Gruppe wirken über eine Hemmung der Prostaglandinsynthese. Neben der analgetischen Wirkung wirken sie in der Regel entzündungshemmend (antiphlogistisch) und fiebersenkend (antipyretisch). Diese Analgetika können in der Regel nicht zur Sucht führen und sind daher in der Apotheke rezeptfrei erhältlich. Trotzdem sollte der Gebrauch dieser Analgetika auf ein Minimum beschränkt bleiben und nach den Ursachen der Schmerzen gesucht werden, um diese dann möglichst kausal zu behandeln.

3.4.2.1 Salicylsäure-Derivate

Salicylsäure wird wegen ihrer starken magenschleimhautreizenden Wirkung kaum noch als Analgetikum eingesetzt. Eine Ausnahme bilden Präparate mit Weidenrinde.

Salicylsäure wird vorwiegend lokal zur Hornhautablösung (Keratolyse), z. B. bei Hühneraugen, verwendet.

Das wichtigste Salicylsäure-Derivat ist die Acetylsalicylsäure (Aspirin®, -plus C, ASS-ratiopharm®, Neuralgin® ASS Vario, Alka-Seltzer®), die weniger lokal magenschleimhautreizend ist als Salicylsäure, aber dennoch nicht auf nüchternen Magen eingenommen werden sollte. Acetylsalicylsäure (ASS) hemmt die Prostaglandinsynthese und wirkt analgetisch, antipyretisch und antiphlogistisch. Neben der Magenschleimhautreizung bzw. Schädigung (systemischer Effekt) sind Ohrensausen bei Überdosierung, Erbrechen, Übelkeit und Allergien weitere Nebenwirkungen. Auch die Blutgerinnung wird gestört, weil die erste Stufe der Gerinnung, die Zusammenlagerung der Blutplättchen, blockiert ist (Thrombozytenaggregationshemmung, TAH). In zahllosen Präparaten mit 100 bzw. 300 mg ASS pro Einzeldosis wird dieser Effekt zur Hauptwirkung, z. B. in der Prävention des Herzinfarktes, ausgenutzt (Aspirin® protect, ASS ratiopharm® TAH). Acetylsalicylsäure sollte nicht von Patienten mit empfindlicher Magenschleimhaut eingenommen werden. Sie ist kontraindiziert in den letzten drei Monaten der Schwangerschaft, da sie u.a. die Wehentätigkeit beeinflussen kann. Die Anwendung von Acetylsalicylsäure bei Kindern mit Virusinfektionen (Windpocken, Grippe) sollte vermieden werden, da Berichte einen Zusammenhang mit seltenen, aber schweren Nebenwirkungen (Reye-Syndrom mit starkem Erbrechen und neurologischen Symptomen, die tödlich ausgehen können) möglich scheinen lassen. Allgemein kann man sagen, dass Acetylsalicylsäure ein lange bekanntes und bewährtes Arzneimittel ist, das eine sichere analgetische und antipyretische Wirkung zeigt.

Acetylsalicylsäure

3.4.2.2 p-Aminophenol-Derivate

p-Aminophenol-Derivate haben eine gute analgetische und antipyretische Wirkung, wirken aber nicht antiphlogistisch. Das wichtigste Arzneimittel dieser Gruppe ist das Paracetamol.

Bei kurzfristiger Einnahme von Paracetamol sind normalerweise keine Nebenwirkungen zu befürchten. Der übliche therapeutische Gebrauch von Paracetamol ist nicht mit genotoxischen oder kanzerogenen Risiken verbunden. Akute Überdosierung (> 10 g) führt zu sehr ernsten Leberschäden, die tödlich enden können.

Gebräuchliche Monopräparate mit Paracetamol sind ben-u-ron®, Paracetamol-ratiopharm®, -Stada®, -Hexal®, Vivimed® N gegen Fieber- und Kopfschmerzen, Togal® Paracetamol 1000 Supp. und Enelfa®.

Paracetamol ist als Saft oder Zäpfchen das gebräuchlichste Antipyretikum und Analgetikum in der Pädiatrie.

Paracetamol

3.4.2.3 Pyrazolon-Derivate

Pyrazolone haben eine etwas stärkere analgetische Wirkung als Salicylsäure-Derivate und p-Aminophenole. Phenazon ist in Kombination mit Paracetamol und Coffein Bestandteil von Titralgan® Schmerztabletten. Propyphenazon kam als Ersatz für Aminophenazon auf den Markt, als dieses wegen der Gefahr der Bildung krebserzeugender Nitrosamine aus dem Handel genommen wurde. Aus Propyphenazon können keine Nitrosamine entstehen. Es ist u. a. Bestandteil von Saridon® und Optalidon®N.

Eine Ausnahme unter diesen Analgetika stellt das Metamizol (*Novalgin®) dar. Wegen seiner ausgezeichneten Wasserlöslichkeit kann es injiziert werden und wird in hochkonzentrierten Tropfen (50%) angeboten. Nebenwirkungen der Pyrazolone sind Allergie mit Schockgefahr und das Auftreten einer Agranulozytose; die Bildung von Granulozyten, einer Untergruppe der weißen Blutkörperchen, ist gestört. Diese Nebenwirkungen treten im Verhältnis zur weiten Verbreitung der Pyrazolone sehr selten auf, sind dann aber lebensgefährlich und führten zur Verschreibungspflicht des Metamizol.

Phenazon

3.4.2.4 Kombinationspräparate

In den Apotheken wird eine nicht mehr zu überschauende Zahl von analgetischen Kombinationspräparaten angeboten, in denen mit dem Versprechen einer Wirkungsverstärkung mehrere Substanzen kombiniert sind. Dies trifft in der Regel nicht zu. Der Zusatz von Coffein hat einen geringen Einfluss auf das Ausmaß der analgetischen Wirkung; der Wirkungseintritt wird verkürzt. Die in den meisten Präparaten enthaltene Coffeinmenge von 50 mg entspricht etwa der einer Tasse Kaffee.

Allgemein sollten den Kombinationspräparaten reine Acetylsalicylsäure-, Ibuprofen- (s. Kap. 3.4.3) oder Paracetamol-Präparate vorgezogen werden. Äußerst verwirrend ist, dass unter der selben Handelsbezeichnung (z.B. Togal®, Vivimed®, Temagin®, Optalidon®, Spalt®) die verschiedensten Inhaltsstoffe (ASS, Paracetamol, ± Coffein, Ibuprofen) enthalten sind, so dass genau auf die Zusatzbezeichnungen (-N, -Neu, -Migräne, -200, -mit Coffein, gegen Fieber, -compact, -classic etc.) geachtet werden muß.

Codein verstärkt die Wirkung der Analgetika, allerdings unterliegen diese Präparate der Verschreibungspflicht.

Analgetika mit Codein sind u.a. *Gelonida®, *Contraneural®, *Lonarid®, *Dolviran® N, *Nedolon® P und *Talvosilen®. Alle diese Arzneimittel können bei missbräuchlicher Daueranwendung zur Abhängigkeit führen und dürfen auf keinen Fall ohne ärztliche Verordnung abgegeben werden. Jeglicher Fehl- oder Dauergebrauch von (Kombinations-)Analgetika kann zu Dauerkopfschmerz und Nierenschäden führen.

Häufige Kombinationsanalgetika sind Thomapyrin®, Thomapyrin® C, Vivimed, Spalt®/Doppel-Spalt®, Togal®, Neuranidal®, Octadon® P, Temagin®.

3.4.3 Antirheumatika/Antiphlogistika

Die folgend aufgeführten Analgetika werden vor allem zur Behandlung von Entzündungs- bzw. Rheumaschmerzen eingesetzt.

Unter den Oberbegriff „rheumatischer Formenkreis" fällt eine Vielzahl von Erkrankungen. Man unterscheidet solche mit und ohne Gelenkveränderungen, entzündliche Formen wie akutes rheumatisches Fieber oder chronische Polyarthritis sowie degenerative Formen wie Arthrosen oder Spondylosen (massive Schädigung der Gelenke bzw. der Wirbelkörper und Bandscheiben). Unter „Weichteilrheumatismus" fasst man Erscheinungen wie Schleimbeutelentzündungen (Bursitis), Sehnenscheidenentzündungen (Tendovaginitis) und verschiedene Muskelerkrankungen zusammen.

3.4.3.1 Therapie des akuten rheumatischen Fiebers

Zur Behandlung des akuten rheumatischen Fiebers werden Salicylsäure-Derivate (u.a. Acetylsalicylsäure als Lysinsalz, *Aspisol® z. Injekt.) verwendet. Außerdem setzt man Corticosteroide und, da die Ursache eine Streptokokkeninfektion ist, als kausale Therapie Penicillin ein.

3.4.3.2 Therapie chronisch-rheumatischer Erkrankungen

a) Salicylsäure-Derivate
Früher wurde Acetylsalicylsäure in hohen Dosen (5 bis 10 g/Tag) eingesetzt.

b) Pyrazolone
Neben den unter 3.4.2.3 genannten Pyrazolonen finden als Antirheumatika auch noch weitere Derivate Anwendung. Phenylbutazon (*Ambene®) hat eine starke Plasmaeiweißbindung und wird langsam eliminiert. Es kann daher kumulieren. Nebenwirkungen sind Magen-Darm-Störungen (Schmerzen, Gastritis, Ulzera), Nierenschäden und, wie bei allen Pyrazolonen, die Gefahr der Agranulozytose.

c) Anthranilsäure-Derivate
Das Anthranilsäure-Derivat Mefenaminsäure (*Parkemed®) ist in seiner antiphlogistischen (entzündungshemmenden) Wirkung etwa wie Ibuprofen oder Diclofenac einzustufen. Flufenaminsäure wird topisch bei Rheuma und gegen Sportverletzungen eingesetzt (Dignodolin®).

d) Arylessig- bzw. Propionsäure-Derivate
Arylessig- bzw. Propionsäure-Derivate sind gut wirksame Antirheumatika. Sie ziehen allerdings auch häufig Magen-Darm-Beschwerden bis hin zum Geschwür oder Blutungen nach sich. Diese häufige und schwerwiegende Nebenwirkungen wird durch alle nichtsteroidalen Antiphlogistika/Antirheumatika (NSAID/NSAR) bei Dauertherapie verursacht, da diese Substanzen mehr oder minder nicht selektiv sowohl das Enzym Cyclooxygenase (COX)-2 in Entzündungszellen (erwünscht) als auch COX-1 hemmen, das in vielen Körperzellen vorkommt und im Magen „schützende" Prostaglandine bildet.
Handelspräparate sind:

*Indo Phlogont®	(Indometacin)
Ibuhexal®	(Ibuprofen)
*Proxen®	(Naproxen)
*Voltaren®	(Diclofenac)
*Beofenac®	(Aceclofenac)
*Surgam®	(Tiaprofensäure)
*Gabrilen®	(Ketoprofen)
*Rantudil®	(Acemetacin).

Die bei weitem am häufigsten eingesetzten Substanzen sind Diclofenac und Ibuprofen. Ibuprofen ist in der Bundesrepublik Deutschland in bestimmten Packungsgrößen bzw. Dosierungen nicht mehr verschreibungspflichtig. Wie in den USA ist es inzwischen auch in Deutschland so verbreitet wie Acetylsalicylsäure und Paracetamol. Häufig bei Kopf-, Zahn- und Gliederschmerzen sowie Fieber angewendete Präparate sind Dolormin®, -extra, -Migräne, Aktren®, Ibudolor®, Togal® Ibuprofen, Vivimed® Migräne, Spalt® Liqua, -Migräne und in der Pädiatrie Dolormin® für Kinder Ibuprofensaft und Nurofen® Kinder Fiebersaft. Es konnte gezeigt werden, dass Ibuprofen besser magenverträglich ist als Acetylsalicylsäure und eine stärkere analgetische Wirkung hat. Ähnliches gilt für Naproxen (Aleve®, Dolormin® für Frauen), das in bestimmten Dosierungen nicht mehr verschreibungspflichtig ist und v.a. bei Menstruationsbeschwerden (Dysmenorrhoe) wirksam ist.

e) Oxicame

Analgetisch und antiphlogistisch wirken auch Piroxicam (*Felden®), Meloxicam (*Mobec®) und Lornoxicam (*Telos®) aus der Gruppe der Oxicame. Die Hemmung der Prostaglandinsynthese ist weniger stark als durch Indometacin.

f) COX-2-Inhibitoren

Größere Fortschritte in Bezug auf die Magenverträglichkeit sind von den selektiven Cox-2-Inhibitoren Rofecoxib (*Vioxx®), Celecoxib (*Celebrex®) sowie Valdecoxib (*Bextra®) zu erwarten, bei denen – zumindest pharmakologisch-theoretisch gut begründet – das Risiko von Gastropathien, Magengeschwüren und gastrointestinalen Blutungen geringer als bei den nichtselektiven NSAR (a–e) zu sein scheint. Eine weitere Substanz aus dieser Gruppe ist Parecoxib (*Dynastat®).

g) Chloroquin

Chloroquin (*Resochin®) ist ursprünglich ein Malariamittel, das aber auch bei Polyarthritis zur Dauermedikation eingesetzt wird. Die Wirkung setzt erst nach ein- bis dreimonatiger Einnahme ein. Nebenwirkungen sind Graufärbung und Ausfall der Haare sowie Hornhauttrübungen und Sehstörungen. Auch Hydroxychloroquin (*Quensyl®) wird als so genannter Remmissionsinduktor bei Rheuma eingesetzt.

h) Leflunomid

Der Pyrimidinsynthesehemmstoff Leflunomid (*Arava®) wird ebenfalls als Remissionsinduktor eingesetzt. Schwere Leberschäden sind nicht auszuschließen.

i) Penicillamin

Penicillamin (*Metalcaptase®) ist kein Antibiotikum wie der Name vermuten lässt. Es soll Gelenkveränderungen entgegenwirken. Wegen zahlreicher Nebenwirkungen wird es jedoch selten eingesetzt.

j) Methotrexat

Das Zystostatikum/Immunsuppressivum Methotrexat (*Lantarel®) ist der derzeit am häufigsten eingesetzte Remissionsinduktor.

k) D-Glucosamin

Das in der Therapie leichter bis mittelschwerer Gonarthrosen (Arthrosen des Kniegelenks) zur Funktionsverbesserung und Schmerzlinderung oral zum Einsatz kommende D-Glucosamin (Handelsname Dona® 200 S) wurde aus der Verschreibungspflicht entlassen und steht damit prinzipiell für die Selbstmedikation zur Verfügung. Das Ausmaß der klinischen Wirksamkeit ist umstritten.

l) Einreibemittel/Topika

In Einreibemitteln werden häufig ätherische Öle, Ester der Nicotinsäure, der Nonylsäure (Nonivamid) und der Salicylsäure sowie Aescin und Heparin eingesetzt.

Viele Antirheumatika zur topischen Anwendung enthalten auch Wirkstoffe aus der Gruppe der NSAR (= nichtsteroidale Antirheumatika), von denen zahlreiche für den Einsatz in der Selbstmedikation verfügbar sind:
- Etofenamat (Rheumon®, Traumon®)
- Flufenaminsäure (Dignodolin®)
- Hydroxyethylsalicylat (Lumbinon® Thermo, Phlogont®)
- Ibuprofen (Dolgit®, Ibutop®, Trauma-Dolgit®)
- Ketoprofen (Gabrilen®)
- Piroxicam (Felden-top®)
- Indometacin (Elmetacin®)
- Diclofenac (Voltaren® Schmerzgel).

Weitere Handelspräparate sind u. a. Rubriment®, Finalgon® sowie ABC-Wärmesalbe® N, die früher Extrakte aus **A**rnika, **B**elladonna und **C**apsicum enthielt, und die alle durch eine lokale Hyperämisierung zu einer subjektiven Besserung der Beschwerden führen sollen.

Ein weiterer, in Konzentrationen bis zu 15 % rezeptfrei erhältlicher Wirkstoff für die kutane Behandlung rheumatischer Beschwerden und stumpfer Traumen ist das antiphlogistisch, analgetisch und antiödematös wirkende Dimethylsulfoxid (DMSO). Beispiele für Handelsnamen sind Rheumabene® Gel und Dolobene® Gel (mit Heparin und Dexpanthenol).

m) TNF-α-Antagonisten

Zwei neue Arzneistoffe, Infliximab (*Remicade®), ein monoklonaler Antikörper, und Etanercept (*Enbrel®), haben sich den Tumor-Nekrose-Faktor α (TNF-α) als Zielsubstrat ausgewählt. Sie neutralisieren seine Aktivität und bessern damit u. a. Gelenkentzündung und -destruktion. Indikation ist die rheumatoide Arthritis, bei Remicade® zusätzlich Morbus Crohn, also Autoimmunkrankheiten bei denen erhöhte TNF-α-Konzentrationen gefunden wurden. Beide Substanzen dürfen nur dann angewandt werden, wenn alle anderen konventionellen Therapien nicht oder nicht mehr ansprechen, da das Risiko von Infektionen oder malignen Erkrankungen derzeit noch nicht hinreichend einschätzbar ist.

3.4.4 Gichtmittel

Bei Gicht ist der Harnsäurestoffwechsel gestört. Es werden überhöhte Harnsäurewerte im Blut gefunden (Hyperurikämie). Die Harnsäure kann in den Gelenken auskristallisieren und bewirkt so den äußerst schmerzhaften Gichtanfall. Betroffen sind vor allem Männer des höheren Lebensalters.

3.4.4.1 Therapie des akuten Gichtanfalls

Im akuten Gichtanfall wird neben nichtsteroidalen Antiphlogistika wie Diclofenac oder Indometacin und ggf. Glucocorticoiden auch Colchicin, ein Alkaloid aus der Herbstzeitlose, eingesetzt. Nebenwirkung ist ein ziemlich starker Durchfall. Ein Handelspräparat ist *Colchicum-Dispert®.

3.4.4.2 Dauertherapie der Gicht

Ziele der Dauertherapie der Gicht sind:
- Senkung des Purinstoffwechsels durch Diät
- Erhöhung der Harnsäureausscheidung
- Senkung der Harnsäurebildung.

a) Mittel, die die Harnsäureausscheidung erhöhen (Urikosurika)

Probenecid (*Probenecid-Weimer®) hemmt in der Niere die tubuläre Rückresorption der Harnsäure, sodass mehr Harnsäure ausgeschieden wird. Zur Vermeidung eines akuten Gichtanfalls sollte Probenecid mit viel Flüssigkeit eingenommen werden.

Ein weiteres Präparat das die Harnsäureausscheidung erhöht und weitaus häufiger eingesetzt wird, ist Benzbromaron (-*AL®, -*ratiopharm®, *Narcaricin®).

b) Mittel, die die Bildung von Harnsäure verhindern (Urikostatika)

Allopurinol (*Zyloric®, *Remid®, *Uripurinol®, *allo von ct®) hemmt die Xanthinoxydase, das Enzym, das im Organismus Purine in Harnsäure umwandelt. Die gut löslichen Vorstufen der Harnsäure, Hypoxanthin und Xanthin, werden vermehrt ausgeschieden.

3.5 Lokalanästhetika

Unter einer Lokalanästhesie versteht man eine örtlich begrenzte, reversible Ausschaltung der Schmerzempfindung. Angriffspunkte für die Lokalanästhetika sind die afferenten Nerven und die sensiblen Rezeptoren. Sie erschweren den Natrium-Einstrom in die Nervenzellen und unterbrechen somit die afferente Reizleitung. Schmerz und andere sensible Wahrnehmungen können nicht mehr an das Zentralnervensystem weitergeleitet werden.

Bei der Lokalanästhesie kann man je nach Art der Anwendung drei Formen unterscheiden:
- **Oberflächenanästhesie.** Das Oberflächenanästhetikum wird auf die Haut (Schleimhaut, Wundfläche) gebracht und diffundiert von dort zu den sensiblen Rezeptoren und den letzten Verästelungen der sensiblen Nerven. Bei der Anwendung auf unverletzter Haut sind sie wenig wirksam, da sie die Hornschichten der Haut nur schwer durchdringen können (Ausnahme: eutektisches Gemisch aus Lidocain und Prilocain als EMLA® Creme/Pflaster).
- **Leitungsanästhesie.** Bei der Leitungsanästhesie werden bestimmte Nerven gezielt umspritzt. Die Erregungsleitung in diesen Nerven wird dadurch unterbrochen. Ein Beispiel für eine Leitungsanästhesie ist die Spinalanästhesie (Rückenmarksanästhesie).
- **Infiltrationsanästhesie.** Bei der Infiltrationsanästhesie wird das Lokalanästhetikum ins Gewebe injiziert und diffundiert dann zu den sensiblen Rezeptoren und den afferenten Nerven.

Lokalanästhetika werden häufig mit Vasokonstriktoren (Adrenalin, Noradrenalin) kombiniert, um die Verweildauer des Lokalanästhetikums am Applikationsort zu erhöhen. Die Namen der Lokalanästhetika enden normalerweise auf -cain.

3.5.1 p-Aminobenzosäure-Ester

Benzocain (Anästhesin®) ist p-Aminobenzoesäure-Ethylester. Es ist als Oberflächenanäs-
thetikum Bestandteil von Halsschmerztabletten, Hämorrhoidalzäpfchen, Salben und
Pudern. Bei Anwendung auf großen Flächen wird Benzocain resorbiert und kann zur
Methämoglobinbildung führen. Ein weiteres Oberflächenanästhetikum aus dieser
Gruppe ist das Tetracain. Es wird z. B. vom Zahnarzt als Spray zur Anästhesie der Einstich-
stelle für die Infiltrationsanästhesie (*Gingicain D®) verwendet.

Benzocain

Procain (Novocain® z. Therapie) ist ein Infiltrations- und Leitungsanästhetikum, das heute
vorwiegend zur sogenannten Neuraltherapie („Quaddeln") angewendet wird.
Nebenwirkungen bei systemischer Anwendung sind Störungen der Herzreizleitung, zentrale Erregungen und Allergien.

3.5.2 Anilide

Die Anilide/Lokalanästhetika vom Amid-Typ werden in der Regel zur Infiltrations- und
Leitungsanästhesie gebraucht. Die Wirkungsdauer ist länger als bei den p-Aminobenzo-
säure-Estern, trotzdem wird häufig Adrenalin als Vasokonstriktor zugesetzt. Lokalanästhetika aus dieser Gruppe sind

Xylocain®	(Lidocain)
Scandicain®	(Mepivacain)
*Carbostesin®	(Bupivacain)
Xylonest®	(Prilocain)
*Ultracain®	(Articain).

3.5.3 Polidocanol

Polidocanol (Haenal® Zäpfchen, in Haemo Exhirud® Salbe) ist ein weiteres Oberflächenanästhetikum.

3.6 Narkotika

Bei der Narkose werden durch Lähmung des Zentralnervensystems
■ Schmerzempfindung,
■ Bewußtsein,
■ Abwehrreflexe und
■ Muskelspannung

reversibel ausgeschaltet. Damit eine Substanz als Narkotikum eingesetzt werden kann, müssen die einzelnen Regionen des Zentralnervensystems in einer bestimmten Reihenfolge ausgeschaltet werden. Um eine Analgesie zu erreichen, müssen als erstes die Funktionen des Großhirns „lahm gelegt" werden. Die vegetativen Zentren, die die Vitalfunktionen aufrecht erhalten, dürfen davon noch nicht beeinflusst werden.

Je nach Applikationsart unterscheidet man Inhalations- und Injektionsnarkotika. Unter der Steuerbarkeit einer Narkose versteht man die Möglichkeit, die Narkosetiefe jederzeit steigern oder verringern zu können. Allgemein sind Inhalationsnarkotika besser steuerbar als Injektionsnarkotika.

Ein ideales Narkotikum sollte die folgenden drei Wirkungen vereinen:

■ völlige Analgesie,

■ Bewußtseinsausschaltung des Patienten,

■ Muskelerschlaffung.

Um alle drei Forderungen zu erfüllen, werden meist mehrere Substanzen miteinander kombiniert. Außerdem wird vor der Narkose eine Prämedikation durchgeführt, die den Patienten auf die Narkose vorbereitet. Zur Prämedikation gehören in Abhängigkeit vom operativen Eingriff, der Narkoseart und -dauer u. a.:

– Tranquilizer oder Neuroleptika zur Dämpfung der psychischen Erregung und Angst,

– Analgetika,

– Antihistaminika gegen Brechreiz und Schockgefahr und ggf.

– Parasympatholytika (Atropin) zur Dämpfung parasympathischer Reflexe.

Auch durch diese Maßnahmen ist das Narkoserisiko heute auf ein Minimum reduziert.

3.6.1   Inhalationsnarkotika

Inhalationsnarkotika sind Gase oder Flüssigkeiten mit niedrigem Siedepunkt. Ihre Steuerbarkeit ist um so besser, je schneller das Narkotikum an- und abflutet.

3.6.1.1   Diethylether

Diethylether war das klassische Narkotikum, bis es durch neuere, nebenwirkungsärmere Stoffe ersetzt wurde.

Ether hat eine große Narkosebreite und eine gute muskelrelaxierende Wirkung: Seine auffälligste Nebenwirkung ist das postnarkotische Erbrechen.

$$C_2H_5-O-C_2H_5$$

3.6.1.2   Chloroform

Chloroform ist ein weiteres klassisches Narkotikum, das aber wegen seiner geringen Narkosebreite nicht mehr eingesetzt wird.

$$CHCl_3$$

3.6.1.3 Halothan

Halothan war früher das beliebteste Inhalationsnarkotikum. Es ist eine Flüssigkeit, die bei etwa 50 °C siedet. Vorteilhaft ist sein schnelles An- und Abfluten, wodurch die Narkose für die Patienten sehr angenehm wird. Das Wiedererwachen erfolgt rasch und in der Regel ohne Komplikationen. Halothan bildet kein explosives Gemisch mit Sauerstoff und reizt auch die Schleimhäute nicht. Nachteilig sind die relativ geringe Narkosebreite sowie die Leberschädigung.

Halothan wurde in der Regel in Kombination mit Lachgas eingesetzt.

$$CF_3 - CClBrH$$

3.6.1.4 Halogenierte Ether

Die halogenierten Ether Enfluran (*Ethrane®) und das isomere Isofluran (*Forene®) sind nicht brennbare, farblose, etherartig riechende Flüssigkeiten mit hohem Dampfdruck, die relativ schnell an- und abfluten. Weiterentwicklungen führten durch Ersatz von Chlor- durch Fluoratome zu den weniger wasserlöslichen Verbindungen Sevofluran (*Sevorane®) und Desfluran (*Suprane®). Beide sind ähnlich gut steuerbar wie Lachgas.

3.6.1.5 Lachgas (Distickstoffmonoxid)

Distickstoffmonoxid ist ein Gas mit schwach süßlichem Geruch, das gute analgetische Eigenschaften hat. Nachteilig ist jedoch, dass selbst mit hohen Konzentrationen keine tiefe Narkose erzielt werden kann. Dazu ist Lachgas nur in Kombination, meist mit halogenierten Ethern, wie Isofluran und Muskelrelaxantien, brauchbar. Als Nebenwirkung können heftige Halluzinationen erlebt werden. Lachgas ist nahezu untoxisch, solange auf ausreichende Sauerstoffzufuhr geachtet wird.

$$N_2O$$

3.6.2 Injektionsnarkosemittel

Injektionsnarkotika haben den Vorteil, dass ihre Wirkung quasi sofort nach intravenöser Injektion eintritt und sie damit die psychische Belastung des Patienten gering halten. Nachteile sind die geringe Steuerbarkeit und das damit verbundene erhöhte Narkoserisiko.

3.6.2.1 Barbiturate

In den Thiobarbituraten ist ein Sauerstoffatom des Barbituratmoleküls durch ein Schwefelatom ersetzt. Die Verbindungen sind als Natriumsalze in Trockenampullen im Handel. Handelspräparate:

*Trapanal®   (Thiopental)
*Brevimytal®   (Methohexital).

Thiobarbiturate

3.6.2.2 Fentanylderivate

Fentanyl (v*Fentanyl Janssen) ist ein Opioid, das zur Anästhesie eingesetzt wird. Wegen der starken Atemdepression muss künstlich beatmet werden. Andere Verbindungen aus dieser Gruppe sind Alfentanil (v*Rapifen®), Remifentanil (v*Ultiva®) und Sufentanil (v*Sufenta®).

3.6.2.3 Ketamin

Ketamin (*Ketanest® S) ist ein Injektionsnarkotikum mit ausgezeichneten analgetischen Eigenschaften, die auch noch nach dem Erwachen anhalten. Nebenwirkung ist ein starker Blutdruckanstieg zu Beginn der Narkose, sodass dieses Narkotikum u.a. nicht bei Hochdruckpatienten eingesetzt werden darf. In der Aufwachphase werden nicht selten unangenehme Träume oder Halluzinationen beschrieben. Merkwürdigerweise treten diese „bad trips" bei Kindern und alten Menschen nicht oder nur in abgeschwächter Form auf. Die Inzidenz kann durch gleichzeitige Gabe eines Benzodiazepins wie Midazolam (*Dormicum®) reduziert werden. Ketamin ist besonders bei sehr schmerzhaften Eingriffen (z.B. bei Verbrennungen) sowie in der Notfall- und Katastrophenmedizin indiziert.

3.6.2.4 Propofol

Ein wegen seiner kurzen Wirkdauer gut steuerbares Injektionsnarkotikum ist Propofol (*Disoprivan®). Die Wirkung tritt rasch ein, der Patient erwacht auch nach länger dauernder Narkose rasch zum klaren Bewusstsein.

3.6.2.5 Etomidat

Die narkotische Wirkung von Etomidat (*Hypnomidate®) tritt sehr rasch ein und dauert nur kurz. Wie die Barbiturate wirkt es nicht analgetisch; die therapeutische Breite ist größer.

3.7 Schlafmittel (Hypnotika)

Schlaf ist ein lebensnotwendiger aktiver Prozess, der Sauerstoffbedarf des Gehirns ist während des Schlafes genau so groß wie beim Wachsein. Man kann zwei Schlafarten unterscheiden, die sich regelmäßig abwechseln.

1. Normaler „orthodoxer" Schlaf
Er nimmt etwa 70 bis 80% des Gesamtschlafs ein. Man unterscheidet dabei vier Stadien der Schlaftiefe. Der tiefste Schlaf ist der in den ersten Stunden nach dem Einschlafen.

2. Tiefer „paradoxer" Schlaf
Der paradoxe Schlaf löst den normalen Schlaf alle 60 bis 90 Minuten für etwa 20 Minuten ab. Der Ausdruck „paradox" entstand durch die Beobachtung, dass im Elektroenzephalogramm (EEG) nahezu ein Wachzustand zu erkennen ist, der Schläfer aber sehr schwer aufzuwecken ist. Im Elektrookulogramm (EOG) können während der paradoxen Phasen schnelle Augenbewegungen beobachtet werden (**R**apid **E**ye **M**ovements), wes-

halb der paradoxe Schlaf auch REM-Phase genannt wird. In diesen REM-Phasen wird häufig geträumt. Wird der Schläfer in dieser Phase aufgeweckt, kann er sich an den Inhalt des Traumes erinnern. Die Unterdrückung der REM-Phasen führt zu psychischen Störungen wie Angst, Gereiztheit, Konzentrationsschwäche und Halluzinationen.

Der Schlafbedarf nimmt mit steigendem Alter ab, ebenso der prozentuale Anteil an REM-Phasen. Manche Arzneimittel (Barbiturate) und Alkohol unterdrücken die REM-Phasen und verhindern so einen erholsamen Schlaf.

Schlafmittel (Hypnotika) sollten grundsätzlich nur eingenommen werden, wenn eine kausale Therapie der Schlafstörung nicht möglich ist. Gründe für Ein- und Durchschlafstörungen sind u.a. Stress, Alkoholmissbrauch, falsche Schlafumgebung, zu spätes Abendessen, Reizüberflutungen, Arzneimittelnebenwirkungen sowie Beschwerden durch Krankheiten (z.B. Depression).

Je nach Wirkungseintritt und -dauer unterscheidet man Einschlaf- und Durchschlafmittel.

3.7.1 Chloralhydrat

Chloralhydrat kann als Ein- und Durchschlafmittel verwendet werden. Im *Chloraldurat 500/rot® wird der Wirkstoff schnell freigesetzt, es wirkt als Einschlafmittel. Im *Chloraldurat blau® dauert die Wirkung wegen der verzögerten Freigabe länger an. Chloralhydrat wird auch rektal (*Chloralhydrat Rectiole®) bei Erregungs- und Krampfzuständen von Kindern eingesetzt. Es wird im Körper erst in seine eigentlich hypnotisch aktive Form Trichlorethanol reduziert. Nebenwirkungen sind vor allem Magenschleimhautreizungen, weswegen Chloralhydrat in magensaftresistenten Kapseln appliziert werden sollte. Außerdem können Leber- und Nierenschäden auftreten.

3.7.2 Barbitursäure-Derivate

Barbitursäure selbst hat keine hypnotische Wirkung, weil sie die Blut-Hirn-Schranke nicht überwinden kann.

Viele ihrer Derivate wurden als Schlafmittel eingesetzt, wobei die Wirkungsdauer (ultrakurz, kurz, mittellang, lang) von der Art der Substituenten abhängt. Eine wichtige Nebenwirkung der Barbiturate ist die Induktion von Leberenzymen, die dazu führt, dass andere gleichzeitig gegebene Arzneimittel schneller als gewöhnlich abgebaut werden. Die Enzyminduktion ist auch für die Barbituratgewöhnung verantwortlich, die bei Daueranwendung zur Dosissteigerung führt, da der Abbau in der Leber immer schneller abläuft. Die Wirkung von Alkohol und Neuroleptika wird durch Barbiturate verstärkt.

Barbitursäure

Nachdem die Nutzen/Risiko-Bewertung der Barbiturate als Schlafmittel negativ ausfiel, sind diese Substanzen heute nur noch für das Anwendungsgebiet Epilepsie sowie zur Narkosevorbereitung in der Anästhesie zugelassen.
Handelsnamen:
Phenobarbital (*Luminal®)
Thiopental   (*Trapanal®).

3.7.3   Benzodiazepine

Benzodiazepine werden in erster Linie als Tranquilizer (s. Kap. 3.8.1) eingesetzt. Einige ihrer Derivate dienen aber auch als Hypnotika. Sie besitzen eine große therapeutische Breite und bewirken keine Enzyminduktion.
Bei längerer Einnahme, auch niedriger Dosen besteht das Risiko der Entwicklung einer Abhängigkeit.

Handelspräparate für Hypnotika sind u. a.:
*Dormicum®	(Midazolam)
*Halcion®	(Triazolam)
*Noctamid®	(Lormetazepam)
*Tranxilium® N	(Nordazepam)
*Sonin®	(Loprazolam)
*Lendormin®	(Brotizolam)
*Remestan®, *Planum®	(Temazepan)
*Radedorm®, *Eatan® N	(Nitrazepam)
*Rohypnol®	(Flunitrazepam)
*Dalmadorm®, *Staurodorm®	(Flurazepam).

3.7.4   Antihistaminika

Antihistaminika können wegen ihrer sedativen Wirkung auch als Schlafmittel eingesetzt werden. Die verbreitetste Substanz aus dieser Gruppe ist Diphenhydramin. Handelspräparate sind Dolestan®, Betadorm A®, Halbmond® und S 8®. Diphenhydramin wird schnell resorbiert, die Wirkung tritt nach 15 bis 30 Minuten ein und hält für etwa vier bis sechs Stunden an. Nebenwirkungen sind Schwindel, Koordinationsstörungen (kein Autofahren!), Übelkeit und Erbrechen. Mit Alkohol kommt es zu einer gegenseitigen Wirkungsverstärkung.
Ein anderes Antihistaminikum, das als Schlafmittel angeboten wird, ist Doxylamin (Hoggar N®, Sedaplus®).

3.7.5   Clomethiazol

Clomethiazol (*Distraneurin®) ist ein Hypnotikum, das ausschließlich stationär bei Alkoholikern im Delirium tremens zur Ruhigstellung eingesetzt wird bzw. werden sollte. Es ist kein spezifisches Alkoholentzugsmittel wie Disulfiram (*Antabus®).

Ein zur Unterstützung der Aufrechterhaltung der Abstinenz bei alkoholabhängigen Patienten zugelassener Wirkstoff ist Acamprosat (*Campral®). Eine erfolgreiche Entzugstherapie beruht allerdings auf einem umfassenden Therapiekonzept unter stationärer Betreuung.

3.7.6   L-Tryptophan

Die hochdosierte Gabe (0,5 bis 2 g) der essentiellen Aminosäure L-Tryptophan hat eine milde hypnotische und antidepressive Wirkung.
Mehrere Fälle des so genannten Eosinophilie-Myalgie-Syndroms führten zur Anordnung des Ruhens der Zulassung. Die Ursache für das Auftreten dieser schweren Nebenwirkung konnte einer Verunreinigung aus der biotechnischen Herstellung der Aminosäure zugeordnet werden. Nachdem dieser Qualitätsmangel beherrschbar ist, stehen die Produkte (Ardeydorm®, *Ardeytropin®, *Kalma®, L-Tryptophan® ratiopharm) wieder zur Verfügung.

3.7.7   Zopiclon

Zur Wirkstoffklasse der Cyclopyrrolone gehört Zopiclon (*Ximovan®). Es greift wie die Benzodiazepine am γ-Aminobuttersäure-(GABA)-System an, bindet jedoch an einer anderen Stelle. Aufgrund der Halbwertszeit (3 bis 6 Stunden) ist es als Ein- und Durchschlafmittel einzuordnen. Die Gefahr der Entwicklung von Toleranz und Abhängigkeit soll nach den bisherigen Untersuchungen eher gering sein.

3.7.8   Zolpidem

Das Imidazolpyridinderivat Zolpidem (*Bikalm®, *Stilnox®) vermittelt seine Wirkung durch Bindung an den Ω-1-Rezeptor, welcher Teil des Benzodiazepinrezeptors ist. Zolpidem verkürzt die Einschlafzeit und verlängert die Schlafdauer ohne wesentliche Veränderung des physiologischen Schlafmusters. Im Vergleich zu den klassischen Benzodiazepinen scheint das Nebenwirkungsprofil günstiger zu sein.

3.7.9   Zaleplon

Zaleplon (*Sonata®) ist ein ultrakurz wirkender (Halbwertszeit 1 Stunde) Benzodiazepin-Agonist mit guter Wirksamkeit bei Einschlafstörungen. Am nächsten Morgen sind praktisch keine Wirkungen mehr vorhanden.

3.7.10   Pflanzliche Präparate

Baldrian, Melisse, Hopfen etc. werden in der Phytotherapie zur Behandlung von Schlaflosigkeit seit langem eingesetzt. Ihre Wirksamkeit ist nicht hinreichend belegt.
Häufig verordnete Handelspräparate sind Sedonium®, Euvegal Balance, Baldrian-Dispert®, Kytta-Sedativum® f, Luvased® u. a.

3.8 Psychopharmaka

Arzneimittel, die auf die Psyche einwirken, haben in den letzten Jahren an Bedeutung stark zugenommen. Es hat lange gedauert, bis man erkannt und akzeptiert hat, dass psychische Krankheiten auch „richtige" Krankheiten sind und genauso einer Therapie bedürfen wie physische Leiden. Die Entwicklung neuer Psychopharmaka ist nicht ganz einfach, da sich Ergebnisse aus Tierversuchen nur unter großem Vorbehalt auf den Menschen übertragen lassen. Innerhalb der Gruppe der Psychopharmaka können wir Tranquilizer, Neuroleptika, Antidepressiva und Psychostimulantien unterscheiden.

3.8.1 Tranquillantien

Tranquillantien (Tranquilizer, Ataraktika), vor allem Benzodiazepine,

- wirken beruhigend (Sedierung),
- beseitigen Angst und Spannung (Anxiolyse),
- wirken antikonvulsiv (gegen Epilepsie) und
- muskelrelaxierend.

Tranquillantien werden u.a. eingesetzt bei Neurosen. Dies sind Störungen der Konfliktverarbeitung, die zur Ausbildung unbewusster Komplexe führen. Typische Neurosen sind z. B. Angstneurosen, Zwangsneurosen oder Sexualneurosen.

Weiterhin werden Tranquillantien bei jeder Art von Unruhe, Angst- und Spannungszuständen verordnet. Hier muss man feststellen, dass dies zum Teil zu unkritisch geschieht und sich die Probleme, die die psychische Erregung ausgelöst haben, nicht mit der Einnahme eines Beruhigungsmittels lösen lassen. Tranquillantien gehören zu den am meisten verordneten Arzneimitteln. Eine weitere Indikation für Tranquillantien sind psychosomatische Störungen sowie funktionelle Schlafstörungen, Muskelspasmen oder- Verspannungen und epileptische Erkrankungen. In Kombination mit Antidepressiva sind sie zur Initialbehandlung bei ängstlich-agitierter Depression indiziert.

Der genaue Wirkungsmechanismus der Tranquillantien ist noch unklar. Man weiß, dass ihr Angriffspunkt im limbischen System liegt. Im Gegensatz zu den Schlafmitteln wirken die Tranquillantien jedenfalls nicht generell dämpfend auf das Zentralnervensystem, sondern spezifisch auf das limbische System.

3.8.1.1 Benzodiazepine

Benzodiazepine stellen die wichtigste und größte Gruppe der Tranquillantien dar. Diazepam (*Diazepam-ratiopharm®, *Faustan®, *Tranquase®, *Valium®) ist eines der meistgebrauchten Arzneistoffe auf der ganzen Welt. Die wichtigsten Präparate aus dieser Gruppe sind:

*Valium®	(Diazepam)
*Librium®	(Chlordiazepoxid)
*Adumbran®,	
*Praxiten®	(Oxazepam)

*Demetrin®	(Prazepam)
*Lexotanil®, *Bromazanil®, *Normoc®	(Bromazepam)
*Tavor®	(Lorazepam)
*Frisium®	(Clobazam)
*Tranxilium®	(Dikaliumclorazepat)
*Rivotril®	(Clonazepam)
*Xanax®, *Tafil®, *Cassadan®	(Alprazolam)
*Rusedal®	(Medazepam)
*Tranxilium® N	(Nordazepam).

Indikationen sind Angst- und Spannungszustände, Neurosen, Epilepsie sowie Spasmen der Skelettmuskulatur. Das wichtigste Problem bei vielen Substanzen ist die relativ lange biologische Halbwertszeit (Diazepam mit Metaboliten bis zu 100 Stunden), so dass, vor allem bei älteren Patienten, lang dauernde Effekte zu erwarten sind. Auf der anderen Seite ist die therapeutische Breite sehr groß, sodass Überdosierungen bzw. schwerwiegende Intoxikationen (Vergiftungen) sehr selten sind. Das Reaktionsvermögen kann beeinträchtigt sein. Müdigkeit und Benommenheit sind weitere unerwünschte Begleiterscheinungen. Mit Alkohol wird die Wirkung stark potenziert.

Diazepam

Benzodiazepine können zur psychischen Abhängigkeit mit Entzugssyndrom führen: 3 bis 5 Tage nach dem Absetzen treten Unruhe, Kopfschmerzen, Übelkeit und Angst oder Schlaflosigkeit auf. Benzodiazepine sollten daher
a) nicht länger als 3 bis 4 Wochen eingesetzt werden und
b) eine längere Therapie muss langsam ausschleichend beendet werden.

Bei alten Menschen können nach Einnahme von Benzodiazepinen paradoxe Reaktionen (Halluzinationen, Überregbarkeit, erhöhte Ängstlichkeit) auftreten. U. a. wegen der muskelrelaxierenden Wirkung kann es, wiederum vorwiegend bei alten Patienten, zu schweren Stürzen mit Frakturen – vor allem Oberschenkelhalsbrüchen – kommen.
Ein Antagonist der Benzodiazepine ist Flumazenil (*Anexate®). Diese Substanz kommt vor allem in der Anästhesiologie zum Einsatz, wenn eine durch Benzodiazepine eingeleitete und aufrechterhaltene Narkose innerhalb von Sekunden beendet werden soll (Antidot).

3.8.2 Neuroleptika

Neuroleptika sind Arzneimittel, die u. a. zur Behandlung der Schizophrenie eingesetzt werden.

Schizophrenie ist eine sehr verbreitete psychische Krankheit. Die Erkrankungsrate der Bevölkerung wird auf etwa 1 % geschätzt. Man unterscheidet eine „Plus-Symptomatik" mit gesteigerter Erregung, Wahn, Störungen der Motorik und des Antriebs sowie Halluzination und eine „Minus-Symptomatik", Grundsymptomen mit Störungen des Denkens, der Sprache sowie der Affektivität mit Introvertiertheit, Abkehr von der Umwelt, Schaffung einer Eigenwelt bis hin zur Persönlichkeitsspaltung. Das Bewusstsein ist während des Auftretens der Krankheit meist ganz klar, sodass es zu einer verzweifelten Auseinandersetzung des Erkrankten mit dem Einbruch der Psychose in sein Leben kommt.

Bei manisch-depressiven Psychosen wechseln die zwei Phasen der Manie und der Depression. Bei der Manie ist die Stimmung unbegründet und übermäßig gehoben, die Patienten verspüren Rede- und Betätigungs- sowie Kaufdrang, manchmal mit Steigerung der psychomotorischen Aktivität bis zur Tobsucht. Während der depressiven Phasen herrschen Niedergeschlagenheit, Angst und Selbstmordgedanken vor. Von der manisch-depressiven Form, die den Depressionen zugeordnet ist, sind Frauen häufiger betroffen als Männer.

Die wichtigste Wirkung der Neuroleptika ist ihre antipsychotische Wirkung, die eine Distanzierung des Patienten von seiner bewusst erlebten Psychose bewirkt. Nach ihrer neuroleptischen Wirkungsstärke (Potenz) kann man die Neuroleptika einteilen. Dies ist häufig aber auch eine Frage der Dosis. So werden viele Neuroleptika wie Promethazin (*Atosil®), Fluspirilen, Melperon oder Chlorprothixen in niedriger Dosierung – häufig als Ersatz für Benzodiazepine – als Tranquillantien eingesetzt, da für Neuroleptika keine Abhängigkeit bekannt ist.

3.8.2.1 Schwach potente Neuroleptika

Diese Neuroleptika wirken schwach antipsychotisch und stark sedierend. Sie sind indiziert bei psychomotorischer Agitiertheit und Erregung.

Neuroleptika aus dieser Gruppe sind:

*Sinophenin®	(Promazin)
*Melleril®	(Thioridazin)
*Truxal®	(Chlorprothixen)
*Dogmatil®	(Sulpirid).

3.8.2.2 Mittelstark potente Neuroleptika

Sie wirken mittelstark neuroleptisch und mittelstark sedierend. Indikationen sind Halluzinationen, Paranoidie (Wahnvorstellungen), Präparat:

*Taxilan®   (Perazin).

3.8.2.3 Starke bzw. sehr stark potente Neuroleptika

Starke Neuroleptika haben eine starke antipsychotische und nur geringe sedierende Wirkung. Indikationen sind, in hoher Dosierung, Schizophrenien.

Handeslpräparate sind:

*Decentan®	(Perphenazin)
*Lyogen®, *Dapotum®,	
*Omca®	(Fluphenazin)
*Haldol®	(Haloperidol)
*Orap®	(Pimozid)
*Tesoprel®	(Bromperidol)
*Glianimon®	(Benperidol)
*Eunerpan®	(Melperon).

3.8.2.4 Langzeitneuroleptika

Da die Therapie mit Neuroleptika häufig eine Dauermedikation ist, wurde die Entwicklung von Langzeitpräparaten intensiv betrieben. Die bereits genannten Substanzen Perphenazin und Fluphenazin können als intramuskuläre Depotinjektionen gegeben werden, ebenso Fluspirilen (*Imap®, *Fluspi®). In ihren Nebenwirkungen gleichen sich alle Neuroleptika. Parallel zur neuroleptischen Potenz, d. h. zur antipsychotischen Wirkungsstärke, verläuft die Gefahr extrapyramidaler Nebenwirkungen. Es kommt zu Parkinson-Syndromen wie Tremor der Hände und des Kopfes und typischen Zungenbewegungen (die Zunge wird gespitzt durch die nach vorne gestülpten Lippen vorgeschoben). Biperiden (*Akineton®) mildert diese Nebenwirkungen, die oft sehr quälend für den Patienten sind und von ihm bewusst wahrgenommen werden. Weitere Nebenwirkungen sind vegetativer Art wie Mundtrockenheit, Akkomodationsstörungen, Obstipation und Miktionsstörungen (Störungen beim Wasserlassen). Auch endokrine Nebenwirkungen kommen vor wie Gynäkomastie, Galaktorrhoe und Potenzverlust. Leberschäden und Blutdrucksenkung sind möglich.

Der selektive Antagonist an Dopamin-D_2-Rezeptoren Sulpirid (*Dogmatil®) stellt eine Mischform zwischen Neuroleptikum und Antidepressivum dar. Sulpirid und die Nachfolgesubstanz Amisulprid (*Solian®) wirken antriebssteigernd und stimmungsaufhellend, aber nicht sedierend. Indikationen sind Depressionen, akute Schizophrenien, Antriebs- und Affektstörungen sowie Schwindel. Nebenwirkungen sind Amenorrhoe, Galaktorrhoe sowie verstärkte sexuelle Stimulation. Extrapyramidale Nebenwirkungen treten erst nach hohen Dosen auf.

Sulpirid ist kontraindiziert bei Prolaktin-abhängigen Tumoren sowie allen Brustkrebs-Arten.

3.8.2.5 Atypische Neuroleptika

Die neueren, atypischen Neuroleptika haben entweder keine oder nur noch sehr wenige unerwünschte extrapyramidal-motorische Nebenwirkungen. Bei (fast) allen Substanzen tritt hingegen eine erhebliche, häufig therapielimitierende Gewichtszunahme auf. Gefürchtete Nebenwirkung (> 1 %) von Clozapin ist die Agranulozytose.

Handelspräparate:

*Leponex®, *Elcrit®	(Clozapin)
*Zyprexa®	(Olanzapin)
*Risperdal®	(Risperidon)
*Zeldox®	(Ziprasidon)
*Nipolept®	(Zotepin)
*Seroquel®	(Quetiapin).

3.8.3 Antidepressiva

Antidepressiva werden vorwiegend zur Behandlung von Depressionen, aber auch bei Angst- und Panikstörungen, Schlafstörungen, als Adjuvans in der Schmerztherapie, zur Migräneprophylaxe sowie Ess-Störungen eingesetzt.

3.8.3.1 Tri- und tetracyclische Antidepressiva

Alle Thymoleptika wirken depressionslösend und stimmungsaufhellend, manchen kommt gleichzeitig noch eine antriebssteigernde Wirkung zu wie z. B. Desipramin (*Petylyl®) und Imipramin (*Tofranil®). Bei ihnen ist zu beachten, dass zu Beginn der Therapie die antriebssteigernde Wirkung zuerst einsetzt und bei gleichzeitiger bestehender Depression die Selbstmordgefahr sehr groß wird. Die Patienten sollten daher beaufsichtigt werden und zu Beginn der Therapie gleichzeitig mit Neuroleptika oder Tranquillantien behandelt werden. Andere Thymoleptika wirken auch sedierend wie Amitriptylin (*-neuraxpharm®, *Saroten®), Dosulepin (*idom®), Trimipramin (*Stangyl®) oder Doxepin (*Aponal®). Bei ihnen ist die Reaktionsfähigkeit stark eingeschränkt. Zwischen diesen beiden Gruppen steht das Thymoleptikum Maprotilin (*Ludiomil®). Weitere häufig eingesetzte tri- oder tetracyclische Antidepressiva sind Mirtazapin (*Remergil®), Opipramol (*Insidon®), Clomipramin (*Anafranil®), Amitriptylinoxid (*Equilibrin®) und Mianserin (*Tolvin*).

Die sedierende Wirkung tritt sofort, die stimmungsaufhellende Wirkung der Antidepressiva erst nach etwa 2- bis 4-wöchiger Einnahme ein. Nebenwirkungen sind neben der genannten Suizidgefahr und der Sedierung Tachykardie, trockener Mund und Akkomodationsstörungen, also vegetative Begleiterscheinungen. Die Kombination von Alkohol und Hypnotika bewirkt eine Verstärkung. Bei Überdosierung kommt es zu Atemdepression, Koma und kardialen Symptomen; Physostigmin wird als Antidot verwendet.

3.8.3.2 Lithium

Eine völlig andere Therapie manisch-depressiver Krankheitsbilder ist die Gabe von Lithiumsalzen. Lithium wirkt vor allem in der manischen Phase, hat aber auch eine prophylaktische Wirkung auf die depressive Phase. Die therapeutische Breite ist relativ gering, bei zu hoher Dosierung kommt es zu Tremor, Übelkeit und Koma. Bei Natriummangel (salzarme Kost) wird verstärkt Lithium in der Niere rückresorbiert und der Lithiumspiegel steigt. Bei der gleichzeitigen Gabe von Diuretika ist ebenfalls auf diese Interaktion zu achten. In der Schwangerschaft und Stillzeit sollte wegen der Gefahr von Missbildungen an Herz und Gefäßen kein Lithium gegeben werden.

*Hypnorex®, *Quilonum® retard   (Lithiumcarbonat)

*Quilonum®   (Lithiumacetat).

3.8.3.3   MAO-Hemmer

Hemmstoffe des Enzyms Monoaminooxidase A (MAO-A) bremsen die Metabolisierung der Neurotransmitter Noradrenalin und Serotonin. In der Folge verbessern sich Stimmung und Antrieb bei depressiven Patienten. Das strukturell mit dem Sulpirid (*Dogmatil®) verwandte Moclobemid (*Aurorix®) wirkt nicht sedierend und kaum cholinerg.

3.8.3.4   Selektive Wiederaufnahmehemmer

Ein weiterer therapeutischer Ansatz in der medikamentösen Behandlung von Depressionen basiert auf der Erhöhung der Serotonin- und/oder Noradrenalinkonzentration im synaptischen Spalt durch Blockade der Wiederaufnahme ins Axoplasma. Zu den so genannten selektiven Serotonin-Reuptake (Wiederaufnahme)-Hemmern (SSRI) zählen Fluoxetin (*Fluctin®), Paroxetin (*Seroxat®, *Tagonis®), Citalopram (*Cipramil®, *Sepram®), Sertralin (*Zoloft®) und Fluvoxamin (*Fevarin®). Zu den selektiven Noradrenalin-Wiederaufnahme-Hemmern zählt Reboxetin (*Edronax®). Diese Substanzen haben ein günstigeres Nutzen/Risiko-Profil als die älteren tri- oder tetracyclischen Antidepressiva und werden daher zunehmend häufiger eingesetzt.

3.8.3.5   Johanniskraut

Johanniskrautextrakt gehört heute bei leichten bis mittelschweren Depressionen zu den häufig verwendeten Antidepressiva. Bei schweren Depressionen ist die Wirksamkeit nicht belegt. Häufig verordnete Handelspräparate sind Jarsin®, Felis®, Laif®, Neuroplant®, Texx® und Remotiv®.

3.8.4   Psychostimulantien

Psychostimulantien wirken zentral erregend. Die Phenylaminopropane sind die potenteste Arzneimittelgruppe. Sie setzen Noradrenalin frei, sollen Müdigkeit überwinden und die Leistungs- und Konzentrationsfähigkeit erhöhen. Außerdem erhöhen sie den Blutdruck. Wegen ihrer euphorisierenden Wirkung besteht Suchtgefahr. Die Anwendung von Psychostimulantien ist nur in besonderen Ausnahmesituationen, z. B. bei hyperkinetischen Kindern oder Narkolepsie sinnvoll. Sie werden häufig missbraucht.

Ein häufig bei Kindern eingesetzes Präparat ist Methylphenidat (v*Ritalin®).

Auch Coffein hat eine psychostimulierende Wirkung, die aber sehr viel schwächer als die der Phenylaminopropane ist. Eine Verbindung, die aus Methamphetamin und Coffein besteht, ist das Fenetyllin (früher als v*Captagon® im Handel).

3.9 Antiparkinsonmittel

Die Parkinson-Krankheit hat ihren Namen nach einem englischen Arzt erhalten, der als erster die Krankheitszeichen exakt beschrieben hat. Es ist eine Krankheit des Alters und beruht auf einem gestörten Gleichgewicht der Neurotransmitter Dopamin und Acetylcholin im Gehirn: Im Verhältnis zu Dopamin ist zu viel Acetylcholin vorhanden. Symptome sind Rigor (Steifheit der Bewegungen durch zu hohen Muskeltonus) und Tremor (Zittern, das während einer willkürlichen Bewegung an Intensität abnimmt) sowie Akinese (Bewegungslosigkeit) und Verlangsamung seelischer Abläufe (Bradyphrenie). An psychovegetativen Symptomen treten Schwitzen, Schlafstörungen, Depressionen und starke Talgsekretion („Salbengesicht") auf.

Zur Therapie gibt es zwei prinzipielle Ansätze:

- ▧ Aktivierung des dopaminergen Systems,
- ▧ Dämpfung des cholinergen Systems.

3.9.1 Anticholinergika

Anticholinergika wirken dem überschüssigen Acetylcholin entgegen. Sie sind vor allem wirksam gegen Rigor, nicht aber gegen Akinese.

3.9.1.1 Tropan-Alkaloide

Parasympatholytika wie Atropin können zwar prinzipiell als Anticholinergika eingesetzt werden, zeigen aber ausgeprägte Nebenwirkungen.

3.9.1.2 Aminopropanol-Derivate

Aminopropanol-Derivate haben weniger ausgeprägte parasympatholytische Nebenwirkungen als die Tropan-Alkaloide. Sie passieren die Blut-Schranke leicht und wirken zentral anticholinerg. Nebenwirkungen sind Mundtrockenheit, Sehstörungen und Miktionsbeschwerden sowie Beeinträchtigung der Reaktionsfähigkeit. Die Kombination mit Alkohol sollte vermieden werden. Handelspräparate:

*Akineton®	(Biperiden)
*Artane®	(Trihexyphenidyl)
*Osnervan®	(Procyclidin).

3.9.1.3 Thioxanthen-Derivate

Metixen (Tremarit®) wirkt vor allem gut gegen Tremor, führt aber zur Toleranzentwicklung. Es wirkt ebenfalls zentral anticholinerg. Nebenwirkungen sind Mundtrockenheit und Sehstörungen.

3.9.1.4 Bornaprin

Ein weiteres Anticholinergikum ist Bornaprin (*Sormodren®).
Anticholinergika sind bei Parkinson insgesamt weniger effektiv als die Dopaminergika.

3.9.2   Dopamin-Stoffwechsel beeinflussende Antiparkinsonmittel

Dopamin selbst kann nicht zur Behebung des relativen Dopamin-Mangels gegeben werden, da es die Blut-Hirn-Schranke nicht überwinden kann. Dazu ist jedoch seine biologische Vorstufe, die Aminosäure L-Dopa (Levodopa), in der Lage:

L-Dopa (Levodopa) muss in relativ hohen Dosen (3 bis 4 g täglich) gegeben werden, um gute therapeutische Effekte zu erzielen, da der größte Teil bereits vor der Durchdringung der Blut-Hirn-Schranke zu Dopamin decarboxyliert wird. Dadurch verringert sich die zentrale Wirksamkeit, während die peripheren Nebenwirkungen verstärkt werden. Eine sinnvolle Arzneimittelkombination ist daher die gleichzeitige Gabe von Dopa mit einem peripheren Decarboxylase-Hemmstoff wie dem Benserazid (in *Madopar®, *Levopar®, *Restex®) oder Carbidopa (in *Nacom®, *Isicom®). Bei gleichen intrazerebralen Dopaminspiegeln kann die tägliche Dosis auf unter 1 g gesenkt werden, und die Nebenwirkungen werden erheblich geringer.

Der Wirkungseintritt einer Dopa-Therapie erfolgt erst nach 2 bis 3 Wochen, manchmal erst nach Monaten. Die Wirkung kann auch überraschend aufhören, sodass der Patient, der über lange Zeit beschwerdefrei war, plötzlich wieder eine Akinese bekommt („On/Off-Effekt"). In diesen Fällen muss auf andere Antiparkinsonmittel umgestellt werden. Motorische (Muskelzuckungen) und vegetative Nebenwirkungen (Übelkeit, Erbrechen) sind häufig. Dopa kann gelegentlich psychische Veränderungen (Schlaflosigkeit, Unruhe, Agitiertheit, Halluzinationen) auslösen. Insgesamt haben sich durch die Einführung von Levodopa Lebensqualität und Lebenserwartung der Parkisonpatienten erheblich verbessert.

Eine andere dopaminerge Verbindung ist das Amantadin (*PK-Merz®), das gut bei Bradyphrenie und Akinesie wirkt. Nebenwirkungen sind Hypotonie, örtliches Auftreten von Ödemen (Gesicht, Finger, Unterschenkel) und Magen-Darm-Beschwerden.

Auch das Lysergsäure-Derivat Bromocriptin (*Pravidel®) sowie das auch zur Migräneprophylaxe eingesetzte Lisurid (*Dopergin®) wirkten dopaminerg und zeigen in Kombination mit L-Dopa eine gute Wirksamkeit. Analoge Präparate sind Cabergolin (*Cabaseril®), Dihydroergocryptin (*Almirid®) und Pergolid (*Parkotil®). Ropinirol (*Requip®) ist der erste Vertreter der Nichtergolinderivate, es folgte Pramipexol (*Sifrol®). Hemmstoffe der Catechol-O-Methyltransferase (COMT) sind neue Antiparkinsonmittel. COMT-Hemmer vermindern bei der Co-Medikation mit Levodopapräparaten den Abbau von Levodopa zu 3-O-Methyldopa. Einziger Vertreter ist derzeit Entacapon (*Comtess®).

L-Dopa   Dopamin

3.10 Muskelrelaxantien

Muskelrelaxantien sind Arzneimittel, die den Muskeltonus herabsetzen oder den quergestreiften Muskel völlig lähmen. Je nach Angriffspunkt unterscheidet man zentrale und periphere Muskelrelaxantien.

3.10.1 Zentrale Muskelrelaxantien

Zentrale Muskelrelaxantien greifen im Hirnstamm und Rückenmark an. Die Skelettmuskulatur und die Muskulatur der Bauchdecken entspannen sich, die Atemmuskulatur wird nicht beeinflusst. In höheren Dosen wirken diese Arzneimittel sedierend.

Indikationen für zentrale Muskelrelaxantien sind spastische Zustände der Skelettmuskulatur, Muskelverspannungen, Hexenschuss oder Muskelschmerzen z.B. bei Bandscheibenschäden oder anderen Erkrankungen des Bewegungsapparates.

Viele Tranquilizer (Diazepam; Tetrazepam, *Musaril®) wirken zentral muskelrelaxierend. Andere Verbindungen sind:

3.10.1.1 Baclofen

Baclofen (*Lioresal) ist ein Derivat der γ-Aminobuttersäure (GABA), einem inhibitorisch wirkenden Neurotransmitter des ZNS. Es wird eingesetzt bei chronisch spastischen Zuständen. Nebenwirkungen sind Sedation, Beeinträchtigung der Fahrtüchtigkeit, Übelkeit, Erbrechen und Psychosen. Es darf nicht in den ersten drei Monaten der Schwangerschaft gegeben werden.

3.10.1.2 Tizanidin

Tizanidin (*Sirdalud®), das mit dem zentralen α_2-Agonisten Clonidin (*Catapresan®) strukturverwandt ist und ähnliche sedative und hypotensive (Neben-)Wirkungen hat, wird bei zentral und peripher bedingten Muskelspasmen eingesetzt.

3.10.1.3 Chininsulfat

Chininsulfat (*Limptar® N) wird zur Vermeidung nächtlicher Wadenkrämpfe angeboten. Vor dem Schlafengehen wird eine Tablette genommen. Nebenwirkungen, vor allem Ohrensausen, sind häufig.

3.10.1.4 Tolperison

Tolperison (*Mydocalm®) wird bei Muskelverspannungen und Spastik angewendet.

3.10.2 Periphere Muskelrelaxantien

Angriffspunkt der peripheren Muskelrelaxantien ist die Umschaltstelle, an der der Nervenreiz vom motorischen Nerven auf den gestreiften Muskel übertragen wird. Diese Umschaltstelle heißt motorische Endplatte. Neurotransmitter ist Acetylcholin, das an der

Muskelzellmembran eine Depolarisation bewirkt. Eine Beeinflussung der Muskelerregung kann mit Arzneimitteln auf zwei Wegen erzielt werden:

Stabilisierende Muskelrelaxantien lagern sich an den Acetylcholin-Rezeptor des Muskels und blockieren ihn, ohne selbst intrinsische Aktivität zu besitzen. Acetylcholin kann daher nicht wirken.

Depolarisierende Muskelrelaxantien lagern sich ebenfalls an diesen Rezeptor, besitzen aber intrinsic activity, sodass eine Depolarisation eintritt. Die depolarisierenden Muskelrelaxantien verbleiben dann am Rezeptor und halten die Membran für längere Zeit depolarisiert. Da eine Muskelkontraktion aber nur bei Eintritt einer Depolarisierung, nicht aber bei deren Bestehen stattfindet, ist der Rezeptor für Acetylcholin blockiert und der Muskel kann nicht kontrahiert werden.

Periphere Muskelrelaxantien setzen die motorische Aktivität der Skelettmuskulatur herab. Sie werden vor allem bei großen Operationen (Thorax- und Bauchchirurgie) eingesetzt, um die quergestreifte Muskulatur zu erschlaffen. Auch für die Intubation sind Muskelrelaxantien erforderlich. Da die Atemmuskulatur auch gelähmt ist, muss grundsätzlich künstlich beatmet werden. Weitere Anwendungen von Muskelrelaxantien sind Strychnin-Vergiftungen sowie Tetanus und Tollwut. Bei Überdosierung werden zur Erhöhung der Acetylcholin-Konzentration Cholinesterase-Hemmer gegeben (z. B. Prostigmin).

3.10.2.1 Stabilisierende Muskelrelaxantien

d-Tubocurarin wurde früher von den Indianern als Pfeilgift (Curare) benutzt. Es war für diesen Zweck sehr geeignet, da es nur nach parentaler Anwendung wirkt, nicht aber nach oraler Aufnahme (z. B. beim Verspeisen der zuvor vergifteten Jagdbeute). Wichtigste Nebenwirkung ist eine Histamin-Freisetzung mit Blutdruckabfall und seine Steigerung der Bronchialsekretion.

Andere stabilisierende Muskelrelaxantien sind

Alcuronium	(*Alloferin®)
Atracurium	(*Tracrium®)
Cisatracurium	(*Nimbex®)
Vecuromium	(*Norcuron®)
Rocuronium	(*Esmeron®)
Mivacurium	(*Mivacron®).

3.10.2.2 Depolarisierende Muskelrelaxantien

Depolarisierende Muskelrelaxantien halten den Muskel in depolarisiertem, nicht erregbarem Zustand. Wichtigstes Arzneimittel dieser Gruppe ist das Suxamethonium (*Lysthenon®, *Pantolax®). Es wirkt nur sehr kurz und wird von der Cholinesterase zu Succinat und Cholin abgebaut. Cholinesterasehemmer wie Neostigmin wirken bei Überdosierungen nicht als Antidot, sondern verstärken die Wirkung noch weiter.

Als Nebenwirkung wird am Tage nach der Anwendung von Suxamethonium häufig ein Muskelkater empfunden.

3.11 Antiepileptika

Epilepsie ist der Oberbegriff für verschiedene anfallartige Krankheiten. Sie beruhen alle auf einer Erniedrigung der Krampfschwelle im motorischen System.

Man unterscheidet generalisierte und fokale Anfälle. Generalisierte Anfälle werden in Epilepsia major (Grand mal, tonisch-klonische Anfälle) und Epilepsia minor (Petit mal) unterteilt. Beim Grand mal tritt zunächst ein Vorstadium (Aura) auf, das durch Unruhe, Angst und Halluzinationen gekennzeichnet ist. Ihm folgt der eigentliche Anfall (1 bis 2 Minuten) mit Schrei, Schaum vor dem Mund und der Gefahr des Zungenbisses, manchmal auch mit Urin- und Stuhlabgang. Dem Anfall folgt ein tiefer, kurzer Schlaf. Treten die Anfälle in kurzen Abständen auf, spricht man vom Status epilepticus. Beim Petit mal sind die Krampferscheinungen nicht so deutlich ausgeprägt (ruckartige Bewegungen, charakteristisches Überkreuzen der Arme, Schmatzen). Das Bewusstsein ist stark eingeschränkt (Absence). Ursachen können Hirntumor, Folgen einer Enzephalitis oder frühkindliche Hirnschäden sein. Im Elektroenzephalogramm (EEG) treten ganz typische Signale auf.

Da Antiepileptika zur Dauertherapie eingesetzt werden, müssen sie eine gute Verträglichkeit und eine große therapeutische Breite besitzen. Sie sollen die Krampfschwelle erhöhen, aber die normale motorische Erregbarkeit nicht beeinflussen.

3.11.1 Barbiturate

Das Barbiturat Phenobarbital (*Luminal) und das Desoxybarbiturat Primidon (*Mylepsinum®, *Liskantin®) werden zur Behandlung des Grand mal eingesetzt. Nebenwirkung ist ihr hypnotischer Effekt.

3.11.2 Hydantoine

Auch Hydantoine werden beim Grand mal verwendet. Die einzige derzeit im Handel befindliche Verbindung dieser Gruppe ist das Phenytoin (*Phenhydan®, *Epanutin®, *Zentropil®), das aber ebenfalls zentralnervöse Nebenwirkungen wie Dösigkeit, Sehstörungen, Kopfschmerzen und Depressionen aufweist. Interaktionen mit vielen anderen Arzneimitteln sind möglich.

Phenytoin ist ein Beispiel für einen Arzneistoff, bei dem die Pharmakokinetik eine wichtige Rolle spielt. Wegen einer möglichen Sättigung des Metabolismus kann es bei einer Dosiserhöhung von Phenytoin zu einem überproportional starken Anstieg des Blutspiegels kommen, sodass toxische Nebenwirkungen auftreten. Da diese Sättigungsgrenze von Patient zu Patient unterschiedlich ist, sollte die Dosis mittels Bestimmung der Phenytoin-Konzentration im Blutplasma individuell optimiert werden (Drug level monitoring, TDM).

3.11.3   Carbamazepin

Carbamazepin (*Tegretal®, *Timonil®) wird neben seiner Anwendung als Antiepileptikum (u. a. erste Wahl bei Grand mal, fokalen oder psychomotorischen Anfällen) u. a. auch bei chronischen Schmerzen wie Trigeminusneuralgie verwendet. Es ist das am häufigsten verordnete Antiepileptikum. Nebenwirkungen sind Appetitlosigkeit, Übelkeit und Schwindelgefühl. Weiterhin führt Carbamazepin zu einer Enzyminduktion (s. Kap. 1.2.4).

Ein Nachfolgepräparat mit weniger toxischen Nebenwirkungen ist Oxcarbazepin (*Trileptal®).

3.11.4   Succinimide

Auch die Succinimide werden gegen Petit mal verwendet. Handelspräparate sind *Petnidan® (Ethosuximid) und *Petinutin® (Mesuximid). Sie werden heute nur selten verordnet.

3.11.5   Weitere Antiepileptika

Valproinsäure (*Ergenyl®, *Orfiril®, *Convulex®, *Leptilan®) erhöht die Konzentration von γ-Aminobuttersäure (GABA) im Gehirn. Sie kann sowohl bei Grand mal als auch bei Petit mal eingesetzt werden.

Auch **Vigabatrin** (*Sabril®) erhöht die Konzentration von GABA im Gehirn. Durch seine GABA-ähnliche chemische Struktur blockiert es ein GABA-abbauendes Enzym, die GABA-Aminotransferase. Zugelassen ist es zur Kombinationsbehandlung epileptischer Anfälle, die mit konventioneller Therapie nicht ausreichend behandelbar sind.

Gabapentin (*Neurontin®) ist ein enger Strukturverwandter der GABA, der genaue antikonvulsive Wirkmechanismus ist noch unklar. Die Verträglichkeit gilt als gut, die kurze Halbwertszeit erfordert eine dreimal tägliche Einnahme.

Zur Zusatzbehandlung bei Epileptikern, die unter einer Standardtherapie nicht anfallsfrei werden oder unerwünschte Wirkungen aufweisen, wurde 1993 **Lamotrigin** (*Lamictal®) zugelassen. Die Substanz vermag die exzessive Freisetzung der Neurotransmitter Glutamat und Aspartat zu hemmen.

Clonazepam (*Rivotril®, *Antelepsin®) ist ein Benzodiazepin, das vor allem bei myoklomischen und atonischen Anfällen indiziert ist. Bei ungenügender Wirksamkeit von Diazepam und Phenytoin ist es auch zur Unterbrechung des Status epilepticus geeignet. Die Nebenwirkungen entsprechen denen der Tranquilizer.

3.12   Antidementiva

Demenzen, häufigste Form ist die Alzheimer-Demenz, sind Krankheitsbilder, die durch eine meist im höheren Lebensalter auftretende, häufig drastische Abnahme der Hirnleistung und durch beeinträchtigtes Sozialverhalten charakterisiert sind. Mit steigendem Lebensalter nimmt die Häufigkeit zu. Eingesetzt werden heute in der Regel entweder so genannte Nootropika wie Piracetam (*-ratiopharm®, *Normabrain®, *Nootrop®), Extrakte aus Ginkgo-biloba-Blättern (Tebonin®, Gingium®, Ginkobil®, rökan®, Kaveri®) oder, neuere, Acetylcholinesterasehemmer bzw. NMDA-Antagonisten wie Memantin (*Axura®, *Ebixa®). Das Ausmaß der klinischen Wirksamkeit ist bei den beiden erstgenannten Gruppen umstritten.

Handelspräparate für Acetylcholinesterasehemmer:

*Aricept®   (Donepezil)
*Exelon®   (Rivastigmin)
*Reminyl®   (Galantamin).

3. 13   Entwöhnungsmittel

Das starke Suchtgift Nikotin gilt als Ursache dafür, dass viele Versuche, das gesundheitsschädliche Rauchen aufzugeben, scheitern. Ein therapeutischer Ansatz zur Tabakentwöhnung besteht in der kontrollierten, ausschleichenden Gabe von Nikotin in Form von Kaugummis, als Lutschtabletten und Wirkstoffpflastern (Membranpflaster, Transdermale Therapeutische Systeme, TTS). Die Behandlung sollte, um die Erfolgsquote zu erhöhen, unter ärztlicher Betreuung oder im Rahmen eines Entwöhnungsprogramms erfolgen.

Handelsnamen:
Nicorette®, Nicotinell® Kaugummi
Nicorette® Membranpflaster, Nicotinell® 24 Stundenpflaster, Nikofrenon® Pflaster
Niquitin® Pflaster, *Niquitin® Lutschtabletten.

Zur Raucherentwöhnung wird ferner das im Ausland seit langem eingesetzte Antidepressivum Bupropion (Amfebutamon, *Zyban®) als Retardtablette eingesetzt.

Alkoholentwöhnungsmittel siehe Kap. 3.7.5.

Mittel zur Entwöhnung Rauschgiftsüchtiger, insbesondere **Substitutionstherapie** mit Methadon oder Levomethadon zur Entwöhnung von Opiaten, siehe Kap. 3.4.1.

4 Arzneimittel mit Wirkung auf das Auge

4.1   Anatomie und Physiologie des Auges

Das Auge wird anatomisch gegliedert in Augapfel, Sehnerv, Tränenorgane und Schutzorgane (Lider, Wimpern, Augenbrauen). Das Innere des Augapfels setzt sich aus drei lichtdurchlässigen Medien, dern Kammerwasser, der Linse und dem Glaskörper zusammen (Abb. 4.1). Das Kammerwasser befindet sich in den beiden Augenkammern und sorgt für die Aufrechterhaltung des Augeninnendruckes (10 bis 20 mmHg). Die Linse ist bikonvex gekrümmt, der Krümmungsgrad wird vom Ziliarmuskel reguliert. Der Glaskörper besteht aus einer elastischen Gallerte. Obwohl er den größten Teil des Augapfels einnimmt, hat er nur wenig Einfluss auf den Sehvorgang. Das Innere des Augapfels ist von einer dreischichtigen Wand umgeben.

- Die äußere Augenhaut besteht aus der derben, undurchsichtigen Sklera (Lederhaut) und der durchsichtigen Cornea (Hornhaut). An der Grenze der Sklera zur Cornea befinden sich die so genannten Schlemm'schen Kanäle, die den Abfluss des Kammerwassers ins Venensystem ermöglichen.

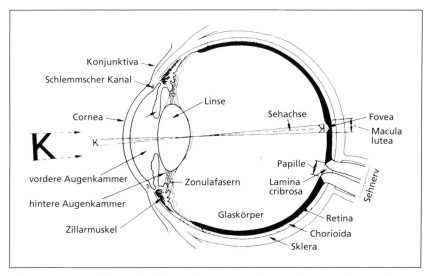

Abb. 4.1 Horizontalschnitt durch das rechte Auge in schematischer Darstellung nach Grüsser (aus Thews, Mutschler, Vaupel, Anatomie, Physiologie und Pathophysiologie des Menschen. Wissenschaftliche Verlagsgesellschaft Stuttgart)

- Die mittlere Schicht enthält die Iris (Regenbogenhaut), den Ziliarkörper und die Chorioidea (Aderhaut). Im Zentrum der Iris liegt das Sehloch, die Pupille. Die Iris enthält zwei glatte Muskeln zur reflektorischen Weitenänderung der Pupille bei unterschiedlichen Lichtverhältnissen. Eine Weitstellung der Pupille nennt man Mydriasis, eine Engstellung Miosis. Der Ziliarkörper enthält den Ziliarmuskel, mit dem das Auge den Krümmungsradius der Linse verändern und somit das Bild scharf einstellen kann. Die Chorioidea dient in erster Linie der Nährstoffzuführung.
- Die innere Schicht enthält die Retina (Netzhaut) mit ihren lichtempfindlichen Rezeptoren (Stäbchen und Zapfen). Die Stäbchen enthalten das Photopigment Rhodopsin, das aus einem Eiweißteil (Opsin) und dem Vitamin-A-Aldehyd Retinal besteht. Die Zapfen enthalten verschiedene andere Photopigmente. Von den Photorezeptoren aus wird der Lichtreiz über den Sehnerven ans Zentralnervensystem weitergeleitet. An der Austrittsstelle des Sehnerven aus der Retina (Papille) fehlen die Photorezeptoren, man spricht vom blinden Fleck. In der Mitte der Retina liegt der gelbe Fleck mit einer kleinen Grube, an der das Licht direkten Zutritt zu den Photorezeptoren hat und an der die Weitergabe des Lichtimpulses optimal ist.

Die Tränen- und Schutzorgane dienen der Erhaltung der Funktionsfähigkeit des Auges. Die Innenwand der Augenlider wird von der Konjunktiva (Augenbindehaut) ausgekleidet, die bis auf die Vorderfläche des Augapfels reicht. Sie schützt das Auge vor dem Eindringen von Fremdstoffen. Die Tränenflüssigkeit ist blutisohydrisch (gleicher pH-Wert) und blutisotonisch (gleicher osmotischer Druck) und dient der Reinigung, Befeuchtung und Ernährung der Hornhaut. Die Tränenflüssigkeit verdunstet oder fließt über die ableitenden Tränenwege in den hinteren Nasenraum ab.

4.2 Erkrankungen des Auges und deren Behandlung

4.2.1 Glaukom

Unter einem Glaukom (grüner Star) versteht man eine Erhöhung des Augeninnendruckes, bei dem das Kammerwasser nicht über die Schlemm'schen Kanäle abfließen kann. Zur Therapie werden Parasympathomimetika (s. Kap. 3.2.1) wie Pilocarpin eingesetzt, die durch Kontraktion des Muskels in der Iris den Abfluss des Kammerwassers erleichtern. Pilocarpin wird in wässriger (*Borocarpin® S, *Isopto-Pilocarpin®, *Pilomann®) oder öliger Lösung (*Pilocarpol®) angeboten. Ölige Augentropfen beeinträchtigen die Sicht und sind zur Anwendung in der Nacht bestimmt. Die Wirkungsdauer ist verlängert. Therapeutisch genutzt wird auch ein Pilocarpin-Depotpräparat, bei dem eine kleine Kunststoffmembran, ähnlich einer Kontaktlinse, unter das Augenlid eingesetzt wird, die den Wirkstoff über mehrere Tage gleichmäßig abgibt. Außer den Parasympathomimetika werden auch noch Clonidin (*Isoglaucon®, *Clonid Ophtal®, s. Kap. 7.9.7) sowie β-Blocker, wie z. B. Timolol (*Chibro-Timoptol®, *Tim Ophtal®, *Timolol CV®, *Timomann®), Levobunolol (*Vistagan®) oder Metipranolol (*Betamann®) bei Glaukom eingesetzt. Bei beiden Arzneistoffgruppen ist der genaue Wirkungsmechanismus noch unklar. Schließlich können auch noch Carboanhydrasehemmer wie Acetazolamid (*Diamox®, s. Kap. 8.3.1), Dorzolamid (*Trusopt®, in Kombination mit Timolol = *Cosopt®) oder Brinzolamid (*Azopt®) verwendet werden, die die Kammerwasserproduktion herabsetzen. Beim Vorliegen eines Glaukoms ist immer auf mögliche Kontraindikationen für andere, gleichzeitig applizierte Arzneimittel (z. B. Parasympatholytika, Sympathomimetika, Antiparkinsonmittel) zu achten.

4.2.2   Katarakt

Katarakt (grauer Star) ist eine Trübung der Linse, die meist im Alter auftritt und bisher medikamentös kaum erfolgreich behandelt werden kann.

Mittel der Wahl war früher die operative Entfernung der getrübten Linse und Ersatz durch Haftschalen oder Kunststofflinsen, heute die Laser-Op. Im frühen Stadium eingesetzt, kann eine Behandlung der Augen mit den nicht verschreibungspflichtigen Wirkstoffen Inosin (Antikataraktikum® N) und Pirenoxin (Clarvisor®) möglicherweise das Fortschreiten einer Linsentrübung verzögern.

4.2.3   Blepharospasmus

Zur Behandlung des Lidkrampfes (= Blepharospasmus) eignet sich eine Zubereitung aus dem Toxin von **Clostridium botulinum**, einem der stärksten bekannten Gifte. Die Anwendung der Injektionslösung (Handelsnamen: *Botox®, *Dysport®) ist Augenärzten mit entsprechender Erfahrung vorbehalten.

4.2.4   Hornhautentzündungen

Eine Hornhautentzündung (Keratitis) ist entweder bakteriell, durch Pilze oder durch eine Virus-Infektion (z. B. Herpes) bedingt. Im ersten Falle erfolgt die Behandlung mit verschiedenen Antibiotika, z. B. mit Chlortetracyclin (*Aureomycin-Augensalbe®). Beim Hornhaut-Herpes werden Virustatika (s. Kap. 10.5.2) eingesetzt wie Aciclovir (*Zovirax®).

4.2.5   Bindehautentzündungen

Eine Bindehautentzündung (Konjunktivitis) führt zu Rötung und Schwellung der Augen sowie häufig auch zu Juckreiz und Brennen. Man kann infektiöse und nicht infektiöse Formen unterscheiden.

▪ Infektiöse Konjunktivitis

  Bei der bakteriell verursachten Konjunktivitis kommt es zu verstärkter Schleimhautsekretion und zum Eitern. Die Behandlung erfolgt mit Antibiotika in Form von Augentropfen und Augensalben. Eingesetzt werden Aminoglykoside wie Kanamycin (*Kanamytrex®), Gentamicin (*Refobacin®) und Neomycin (*Nebacetin®), weiterhin Polypeptid-Antibiotika (Bacitracin, Gramicidin), Chloramphenicol, Tetracycline sowie Gyrasehemmer. Bei der viral verursachten Konjunktivitis werden Virustatika (s. Kap. 10.5.2) gegeben.

▪ Nicht infektiöse Konjunktivitis.

Eine Bindehautentzündung kann häufig auch durch mechanische Ursachen (Luftzug, Staub), Überanstrengung, Allergien oder bei Erkältungen auftreten. Zur Therapie werden in erster Linie Sympathomimetika (s. Kap. 3.3.1) eingesetzt wie Phenylephrin (Visadron®), Naphazolin (Proculin®), Tetryzolin (Yxin®, Ophtalmin® N, Berberil® N) oder Tramazolin (Biciron®). Diese Präparate kontrahieren die Gefäße und führen so zur Schleimhautabschwellung. In schweren Fällen können auch Corticosteroide verwendet werden wie Prednisolon (*Inflanefran®, *Predni-POS®, *Ultracortenol®), Dexamethason (*Totocortin®, *Dexa-sine®, *Spersadex®) und Hydrocortison (*Ficortril® AS). Auch adstringierend wirkende Augentropfen, die häufig Zinksalze enthalten, finden Verwendung. Bei allergisch bedingter Konjunktivitis (z. B. bei Heuschnupfen) können zusätzlich zur systemischen Antihistaminika-Therapie (s. Kap. 9.8.1) auch lokal antihistaminikahaltige Augentropfen eingesetzt werden, z. B. Levocabastin (Livocab® AT) oder Azelastin (*Loxin®). Sehr häufig wird Cromoglicin-Säure (DNCG) prophylaktisch bei allergischer Konjunktivitis eingesetzt (Cromohexal®, Vividrin®, Crom Ophtal®).

4.2.6   Gerstenkorn

Beim Gerstenkorn (Hordeolum) liegt eine bakteriell verursachte Entzündung der Talgdrüsen des Augenlides vor, die zu schmerzhafter Schwellung und Eiterung führt. Die Behandlung (Augenarzt!) erfolgt mit antibiotischen Augensalben.

5 Arzneimittel mit Wirkung auf die Atemwege

5.1 Anatomie und Physiologie des Respirationstrakts

5.1.1 Lunge und Atemwege

Die Lunge besteht aus zwei Lungenflügeln, von denen der rechte Flügel in drei und der linke in zwei Lungenlappen unterteilt ist. In der Lunge wird der Sauerstoff aus der Einatmungsluft ins Blut aufgenommen und das Kohlendioxid vom Blut in die Ausatmungsluft abgegeben. Dieser Stoffaustausch findet in den Alveolen (Lungenbläschen) statt. Die Luft gelangt dabei über die Trachea (Luftröhre) und die beiden Stammbronchien in die Lungenflügel. Die beiden großen Bronchien verzweigen sich in der Lunge zu kleineren Bronchien und noch kleineren Bronchiolen, die dann in die Alveolen münden. Die Innenwand der Luftröhre und der Bronchien ist mit einem Flimmerhaarepithel ausgekleidet. Diese Flimmerhaare können kleine Partikel, die in die Bronchien gelangt sind, wieder aus den Luftwegen herausbefördern.

5.1.2 Regulation der Atmung

Der Atemablauf wird vom Atemzentrum zentral gesteuert. In der Aortenwand befinden sich Chemorezeptoren, die kontinuierlich die Sauerstoffkonzentration im Blut messen und bei Sauerstoffmangel eine Steigerung der Atemfrequenz bewirken. Eine Zunahme der Kohlendioxidkonzentration im Blut bewirkt ebenfalls eine Atemfrequenzsteigerung.

5.1.3 Krankheiten des Respirationstrakts

5.1.3.1 Asthma bronchiale

Asthma bronchiale ist eine entzündliche Erkrankung der Atemwege, charakterisiert durch bronchiale Hyperreagibilität und variable Atemwegsobstruktion.
Typische Symptome sind Atemnot, häufig anfallsartig, auch nachts und am frühen Morgen, Husten, Giemen, und glasig-zähes Sputum (Auswurf). Unterschieden wird ein allergisches (exogenes) von dem nicht allergischen (endogenen) Asthma. Auch Mischformen kommen vor. Besonderheiten sind das Anstrengungsasthma (Anstrengung, Sport, verstärkt durch z. B. Kältereize) und das sog. Analgetika-Asthma welches durch Analgetika wie Acetylsalicylsäure oder nichtsteroidale Antirheumatika (NSAR) hervorgerufen wird.
Die Einteilung des Asthma in vier Stufen (Schweregrade) beruht auf der Häufigkeit und dem Schweregrad asthmatypischer Symptome und der Einschränkung der Lungenfunktion gemessen am Peak-flow-Wert (Atemstoß).

5.1.3.2   Chronische Bronchitis

Die chronische- bzw. chronisch-obstruktive Bronchitis ist eine Entzündung der Luftwege mit starker Schleimproduktion und chronischem Husten. Vor allem Raucher leiden häufig an chronischer Bronchitis, da bei ihnen das Flimmerepithel zerstört ist. Der Reinigungsmechanismus kann nicht stattfinden, Fremdkörper verbleiben in den Bronchien und führen zu Entzündungen und starker Schleimproduktion. Kausale Therapie ist das Einstellen des Rauchens. Häufig werden bei Verschlimmerungen (Exazerbationen) Antibiotika benötigt. Weitere Therapie siehe Kapitel 5.3 Antiasthmatika und Bronchospasmolytika.

5.1.3.3   Atemnotsyndrom Frühgeborener

Die Luftwege sind bis hin zu den Alveolen mit einem dünnen Film ausgekleidet, der die Lungenbläschen vor dem Austrocknen und Zusammenkleben schützt sowie den Schleimtransport erleichtert. Bei Frühgeborenen, die vor der 30. Schwangerschaftswoche geboren wurden oder ein Geburtsgewicht unter 1500 Gramm haben, besteht die Gefahr, dass sich auf Grund einer noch unzureichenden Bildung dieses als Surfactant bezeichneten Films ein lebensbedrohliches Atemnotsyndrom entwickelt. Die Einmalgabe von aus Rinderlungen (*Survanta®, *Alveofact®) oder Schweinelungen (*Curosurf®) extrahiertem Surfactant verbessert die Überlebenschancen der kleinen Patienten deutlich. *Exosurf® Neonatal enthält Colfoscerilpalmitat, einen Hauptbestandteil des menschlichen Surfactants.

5.2   Antitussiva und Expektorantien

Antitussiva sind Arzneimittel, die in der Regel das Hustenzentrum im Stammhirn blockieren. Husten ist ein Schutzreflex, der durch Reizung der Schleimhaut der Luftwege ausgelöst wird. Antitussiva dienen der Behandlung von trockenem Reizhusten. Bei Produktion größerer Sekretmengen sollten sie nicht eingesetzt werden, da das Abhusten des Sekrets behindert wird.
Expektorantien wirken genau umgekehrt, sie erleichtern das Abhusten und lösen das Sekret.

5.2.1   Antitussiva

Viele Antitussiva kommen aus der Gruppe der Morphinderivate, das Codein hat die größte Bedeutung. Die antitussive Wirkung ist ausgezeichnet, die analgetische und euphorisierende aber im Vergleich zu Morphin nur gering. Da Codein noch eine atemde-

Codein

pressive Wirkung aufweist, darf es an Säuglinge nicht verabreicht werden. Nebenwirkungen des Codeins sind sehr häufig Sedierung und Obstipation.

Andere Morphinderivate bzw. Opiode, die als Antitussiva eingesetzt werden, sind:

Dihydrocodein   (*Paracodin®, *Remedacen®)
Hydrocodon   (*Dicodid®)
Dextromethorphan   (in Wick Formel 44® Hustenstiller, Hustenstiller-ratiopharm®, Tuss®-
                  Hustenstiller)

Narcotin (Noscapin, *Capval®) ist ein weiteres Opiumalkaloid mit antitussiver Wirkung.

Weitere Antitussiva aus anderen Gruppen sind:

Clobutinol   (Silomat®)
Pentoxyverin   (Sedotussin®)

sowie einige pflanzliche Drogen wie Isländisches Moos (Isla Moos®) oder Eibischwurzel.

5.2.2   Expektorantien

Expektorantien sind Substanzen, die die Entfernung von Bronchialsekret aus den Bronchien und der Trachea erleichtern oder beschleunigen oder das zähe Bronchialsekret verflüssigen.

Zu diesem Zwecke werden zahlreiche pflanzliche Drogen eingesetzt, die entweder Saponine oder ätherische Öle (z. B. Myrtol im Gelomyrtol® oder Cineol in Soledum® Kapseln) enthalten. Synthetisch hergestellte Expektorantien sind Bromhexin (Bisolvon®), Ambroxol (Mucosolvan®, Stas® Hustenlöser), N-Acetylcystein (NAC/ACC, ACC® akut Hexal) und Guaifenesin (Wick Formel 44® Hustenlöser, in Wick Daymed®). Eine fixe Kombination von Antitussivum und Expektorans ist nicht sinnvoll, da der vom Expektorans gelöste Schleim nicht abgehustet werden kann, wenn das Antitussivum den Hustenreiz unterdrückt. Dennoch findet man einige Handelspräparate mit derartigen Kombinationen auf dem Markt.

Präparate, die ätherische Öle enthalten, werden auch äußerlich als Einreibemittel eingesetzt.

Häufig eingesetzte Präparate sind z. B.:

Bronchicum-
Elixir S®   (Thymian, Primelwurzel)
Melrosum®   (Thymian)
Prospan®   (Efeublätter)
Ipalat®   (Primelwurzel)
Soledum® Hustensaft/ -tropfen (Thymian).

Zur Verflüssigung zähen Bronchialsekrets kommen insbesondere synthetische Derivate der körpereigenen Aminosäure Cystein zum Einsatz, die Disulfidbrücken in Proteinen „sprengen" können. Durch Zerkleinerung der kompakten Schleimmassen werden diese abhustbar, die Viskosität des Schleims im Respirationstrakt nimmt ab.

Neben dem der Verschreibungspflicht unterliegenden Wirkstoff Carbocistein (*Mucopront®, *Sedotussin® muco, *Transbronchin®) kommt vor allem dem Acetylcystein

(ACC, *Fluimucil®) große Bedeutung zu. Für die orale Anwendung bei akuten Erkältungskrankheiten wurde ACC aus der Rezeptpflicht entlassen (ACC® akut).

Acetylcystein wird ferner als Kurzinfusion bei Paracetamol-Vergiftungen eingesetzt und zählt zu den Antidoten (*Fluimucil® Antidot).

5.3 Antiasthmatika und Bronchopasmolytika

Das allergisch bedingte Asthma kann kausal durch Meidung des/der Allergene oder mit einer Hyposensibilisierungstherapie (spezifische Immuntherapie) behandelt werden. Hierbei muss zunächst ermittelt werden, gegen welches Antigen die Allergie gerichtet ist. Dieses Allergen wird dann in Form einer „Impfung" in steigenden Dosen an den Asthmapatienten verabreicht, wodurch sich ein schützender Antikörperspiegel aufbaut.

In der medikamentösen Therapie des Asthma bronchiale wird zwischen Dauermedikation (Controller; regelmäßige Anwendung) und Bedarfsmedikation (Reliever) unterschieden. Zu der Dauermedikation gehören die antientzündlich wirkenden Arzneistoffe wie Glucocorticoide (in der Regel inhalativ, s. Kap. 5.3.2), Antileukotriene (Montelukast, *Singulair®), Cromoglicinsäure (DNCG, Intal®) und Nedocromil (*Tilade®) sowie die lang wirkenden atemwegserweiternden β_2-Agonisten Formoterol (*Foradil®, *Oxis®) und Salmeterol (*Serevent®, Aeromax®)) als auch das Theophyllin (s. Kap. 5.3.3) in retardierter Darreichungsform (*Bronchoretard®, *Euphylong®, *Theophyllin-ratiopharm®, *Uniphyllin®).

Bei schwerem Asthma (Stufe 4) bzw. bei Exazerbationen kann es notwendig werden, Glucocorticoide auch systemisch, d.h. oral (oder intravenös) einzusetzen. Für diese Anwendungen kommen primär Prednison (*Decortin®), Prednisolon (*Decortin® H) oder Methylprednisolon (*Urbason®, -solubile) in Frage.

5.3.1 Reliever

In der Gruppe der Bedarfsmedikamente sind die kurz wirkenden β_2-Agonisten, wie z.B. Fenoterol (*Berotec®), Salbutamol (*Sultanol®, *Apsomol®, *BronchoSpray®) oder Terbutalin (*Aerodur®), zur Inhaltion (meist als Dosieraerosol) bei weitem die wichtigsten. Parasympatholytika (Anticholinergika) wie Ipratropium (*Atrovent®) oder Oxitropium (*Ventilat®) werden, ggf. auch in fixer Kombination mit kurz wirkenden β_2-Agonisten (*Berodual®), sinnvollerweise bevorzugt bei der chronisch-obstruktiven Bronchitis bzw. bei älteren Asthma-Patienten eingesetzt.

Ein neues, lang wirkendes Anticholinergikum ist Tiotropium (*Spiriva®).

Zur Bedarfsmedikation im Anfall gehört auch Theophyllin in Lösung (Tropfen, Brausetablette, Trinkampulle).

5.3.2 Glucocorticoide

Das Grundprinzip der Therapie mit Glucocorticoiden besteht darin, durch Reduktion des Entzündungsprozesses im Bronchialsystem eine Optimierung der Lungenfunktion und eine klinische Stabilisierung zu erreichen.

Die regelmäßige Anwendung eines inhalativen Glucocorticoids, als Treibgas-(Dosier)-Aerosol, atemzugausgelöstes Dosieraerosol (z.B. Autohaler®) oder mittels Pulverinhalator (z.B. Diskus®, Turbohaler®), führt zu einer Suppression der Entzündung (antientzündliche Basistherapie) und auf diesem Weg zu einer Abschwächung und Abnahme der Häufigkeit von Asthma-Anfällen.

Grundsätzlich sollten nach jeder inhalativen Applikation eines Glucocorticoids der Mund mit lauwarmen Wasser gespült oder die Zähne geputzt werden; zusätzlich kann eine Inhalation vor dem Essen empfohlen werden. Bei manchen Patienten kann Heiserkeit (heisere Stimme), Trockenheitsgefühl im Mund oder ein Soor-Befall (Candidiasis der Mund- und Rachenschleimhaut) auftreten. Bei Soor-Befall empfiehlt sich die lokale Behandlung mit einem geeigneten Antimykotikum (z.B. Nystatin, *Candio Hermal®, *Moronal®). Um die Wirksamkeit zu erhöhen, die Anwendung zu vereinfachen und um unerwünschte Wirkungen noch weiter zu reduzieren, ist der Gebrauch eines Spacersystems (großvolumige Inhalationshilfe) in der Regel für jeden Patienten, der Glucocorticoide als Dosier-Aerosol anwendet, geeignet und empfehlenswert. Die Pulverinhalation ist eine sichere, bequeme Anwendungsform.

Handelspräparate:

Fluticasonpropionat	(*Flutide®, *Atemur®)
Budesonid	(*Pulmicort®, *Budesonid-ratiopharm®, *Budes®)
Beclometason	(*Sanasthmax®, *Aerobec®, *Ventolair®)
Mometason	(*Asmanex®).

In *Viani® bzw. *Atmadisc® wurde Fluticason fix mit dem lang wirkenden Salmeterol, in *Symbicort® Budesonid mit Formoterol kombiniert.

5.3.3 Theophyllin

Theophyllin wirkt vorwiegend bronchodilatatorisch, hat aber auch eine antiinflammatorische Komponente. Der Mechanismus der bronchodilatatorischen Wirkung von Theophyllin ist nicht geklärt. Augrund der relativ geringen therapeutischen Breite, großen Unterschieden in der Bioverfügbarkeit und interindividuellen Unterschieden in der Pharmakokinetik wird eine Bestimmung der Plasmakonzentration empfohlen, um die optimale Dosis zu finden.

5.4 Rhinologika

Die Luft gelangt beim Einatmen normalerweise zunächst in die Nase, wo sie erwärmt, befeuchtet und gereinigt wird. Die Nasenschleimhaut ist daher besonders leicht einer, meist viralen, Infektion mit Nasenschleimhautschwellung und Schnupfen ausgesetzt. Diese Rhinitis kann sich auf die Nebenhöhlen (Sinusitis) und das Mittelohr (Otitis media) ausbreiten. Zur Schleimhautabschwellung werden α-Sympathomimetika (s. Kap. 3.3.1) in Form von Tropfen, Sprays oder Salben eingesetzt. Als Nebenwirkung können bei Resorption Blutdrucksteigerung und Atemstörungen auftreten, die vor allem bei Säuglingen und Kleinkindern gefährlich sein können. Sie müssen daher eine niedrigere Dosis erhalten. Auch bei Patienten mit zu hohem Blutdruck oder einem Glaukom ist Vorsicht geboten.

Zur oralen Schnupfentherapie ist der Histamin-H_1-Rezeptorantagonist Diphenylpyralin (Arbid N®) erhältlich. Das ebenfalls oral einzunehmende Rhinopront® Kombi enthält neben dem Antihistaminikum Triprolidin noch Pseudoephedrin.

5.5 Arzneimittel bei Erkältung und Grippe

Die (echte) Grippe (Influenza) wird durch Viren verursacht. Die Übertragung erfolgt in der Regel durch Kontakte (Hände schütteln) und seltener durch Tröpfcheninfektion. Symptome sind ein Katarrh (seröse Entzündung) der oberen Luftwege mit Schnupfen, Husten, Heiserkeit, Fieber, Muskel- und Kopfschmerz. Der grippale Infekt („Erkältung") ist eine leichtere, in der Regel virale und nur selten bakterielle Infektion. Die Erkältung wird symptomatisch behandelt. Gegen die (echte) Grippe (Influenza) kann prophylaktisch eine Impfung durchgeführt werden (*Begrivac®, *Mutagrip®, *Influvac®, *Fluad®), deren Zusammensetzung in jedem Jahr wegen des ständigen Wechsels der Grippeerreger angepasst werden muss. Die Grippeimpfung ist allgemein zu empfehlen und ohne Frage wirksam. Ein Schutz vor Erkältungskrankheiten besteht aber nicht.

Relativ neue Substanzen zur Therapie (Zanamivir, *Relenza®) oder auch Prophylaxe (Oseltamivir, *Tamiflu®) der Influenza stammen aus der Gruppe der Neuraminidasehemmer. Relenza® muß inhaliert werden, Tamiflu® kann als Kapsel eingenommen werden.

Die Symptome der Erkältungskrankheit (grippaler Infekt) können gelindert werden durch

- Sympathomimetika (s. Kap. 3.3.1)
- Analgetika/Antipyretika (s. Kap. 3.4.2)
- Antitussiva und Expektorantien (s. Kap. 5.2) und ggf. sogenannte Immunstimulanzien (s. Kap. 6.6.6)
- Kombinationspräparate gegen Erkältungskrankheiten.

Zur symptomatischen Behandlung dieser Infekte werden u. a. folgende Kombinationspräparate angeboten:

Doregrippin®   Paracetamol, Phenylephrin

Wick MediNait®   Doxylamin (Antihistaminikum/Sedativum), Ephedrin, Dextromethorphan (Antitussivum), Paracetamol. Wick MediNait® darf nicht an Kinder unter 12 Jahren gegeben werden.

6 Arzneimittel mit Wirkung auf das Blut

6.1 Aufgaben und Bestandteile des Blutes

Das Blut erfüllt im Körper zahlreiche Aufgaben. Die wichtigsten sind:

- Transport von Sauerstoff von der Lunge in die Gewebe,
- Transport von Kohlendioxid von den Geweben in die Lunge,
- Transport von Nährstoffen, Hormonen und anorganischen Ionen,
- Aufrechterhaltung des physiologischen pH-Wertes mit verschiedenen Puffersystemen,
- Wärmeregulation des Körpers durch Abführen der gebildeten Wärmeenergie an die Körperoberfläche,
- Infektionsabwehr.

Die durchschnittliche Blutmenge des Menschen beträgt etwa 8% seines Körpergewichtes, beim Erwachsenen etwa 5 bis 6 Liter. Man kann die Bestandteile des Blutes unterteilen in Blutzellen und das Blutplasma, in dem die Blutzellen suspendiert sind. Trennt man vom Blutplasma den Blutgerinnungsfaktor Fibrinogen ab, erhält man das Blutserum. Der Anteil der Blutzellen beträgt beim Gesunden etwa 45% der Gesamtblutmenge. Dieser Blutzellanteil kann auch durch den so genannten Hämatokrit-Wert ausgedrückt werden:

$$\text{Hämatokrit} = \frac{\text{Volumen der Blutzellen}}{\text{Volumen des Blutes}}$$

Multipliziert man den Hämatokrit-Wert mit 100, erhält man den prozentualen Anteil der Blutzellen am Blutvolumen. Der Hämatokrit-Wert liegt normalerweise zwischen 0,41 und 0,48, bei Aufenthalten in großen Höhen kann er aber auch höhere Werte annehmen, weil dort eine größere Erythrozytenmenge notwendig ist, um das geringere Sauerstoffangebot auszunutzen.

Eine Übersicht über Blut und die Blutbestandteile zeigt Abbildung 6.1.

6.1.1 Blutzellen

Prinzipiell kann man drei Blutzellarten unterscheiden:

- Erythrozyten (rote Blutzellen),
- Leukozyten (weiße Blutzellen),
- Thrombozyten (Blutplättchen).

Die durchschnittliche Menge der einzelnen Blutzellarten im Blut sowie deren Größe kann Tabelle 6.1 entnommen werden:

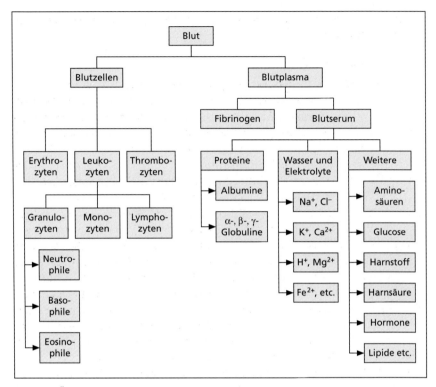

Abb. 6.1 Übersicht über Blut und Blutbestandteile

Tab. 6.1 Übersicht über die Blutzellen und deren Menge

Blutvolumen etwa 6 Liter		
	Zelluläre Bestandteile etwa 45 %	
Erythrozyten	~5 Mio	pro μl Blut
Leukozyten	~4 000–9 000	pro μl Blut
Davon:		
Granulozyten	~70 %	
Lymphozyten	~25 %	
Monozyten	~ 5 %	
Thrombozyten	~250000	pro μl Blut

Die Blutzellen sind im Blutplasma suspendiert und sedimentieren im Citratblut, d. h. im durch Zusatz von Citronensäure oder Natriumcitrat ungerinnbar gemachten Blut. Die Bestimmung dieser Blutkörperchensenkungsgeschwindigkeit ist ein leicht durchführbarer diagnostischer Test. Die normale Senkungsgeschwindigkeit liegt bei 3 bis 7 mm pro Stunde für Männer und 7 bis 11 mm pro Stunde für Frauen. Eine Erhöhung dieser Werte deutet auf eine Erkrankung im Körper (z. B. eine Entzündung) hin, nach der dann gezielt gesucht werden muss.

6.1.1.1 Erythrozyten

Erythrozyten stellen mit Abstand den Hauptanteil der Blutzellen. Sie sehen unter dem Mikroskop aus wie kleine Scheiben, die in der Mitte von beiden Seiten eingedellt sind. Hauptaufgabe der Erythrozyten ist der Transport des Sauerstoffs von der Lunge in die Gewebe. Weiterhin wirken sie noch mit beim Abtransport des Kohlendioxids aus den Geweben in die Lunge sowie bei der pH-Regulation des Blutes.

Die Erythrozyten werden im roten Knochenmark der platten Knochen und der Gelenkenden der Röhrenknochen gebildet. Diesen Vorgang nennt man Erythropoese. Erythrozyten enthalten keinen Zellkern und können sich durch Teilung nicht mehr weiter vermehren. Ihre Lebensdauer beträgt etwa 120 Tage, dann werden sie in Milz, Leber und Knochenmark phagozytiert (= von anderen Zellen aufgenommen). Durch die Erythropoese werden jede Minute etwa 160 Millionen neue Erythrozyten produziert. Die Regulation dieser Zellproduktion erfolgt über mehrere Stufen: Sinkt die Zahl der Erythrozyten im Körper, kommt es zu einer Beeinträchtigung der Sauerstoffversorgung, zur Hypoxie.

Als Reaktion darauf wird in der Niere eine Substanz, der so genannte **R**enale **E**rythropoetische **F**aktor (REF) freigesetzt, der im Blutplasma die Freisetzung des Glykoproteins Erythropoetin aus den Plasmaglobulinen bewirkt. Das Erythropoetin stimuliert dann im Knochenmark die Erythropoese, wodurch die Sauerstoffversorgung verbessert wird. Ein humanes, gentechnisch hergestelltes Erythropoetin-Präparat ist *Erypo® 4000.

Erythrozyten bestehen zu etwa 30 % aus dem Hämoglobin, das das für den Sauerstofftransport wichtige Häm enthält. Jedes Hämoglobinmolekül besteht aus vier Eiweiß-Ketten mit je einem Häm. Dieses ist der rote Farbstoff des Blutes, er enthält zweiwertiges Eisen (Fe^{2+}) als Zentralatom:

Häm

In den Lungen wird das Hämoglobin mit Sauerstoff beladen, wobei das Eisen zweiwertig bleibt. Dieses arterielle Blut mit dem Hämoglobin-Sauerstoff-Komplex (HbO_2) ist hellrot. In den Geweben der Peripherie wird der Sauerstoff an die Zellen für oxidative energieliefernde Prozesse abgegeben. Auch hierbei ändert sich die Wertigkeit des Eisens nicht. Die Farbe des nunmehr sauerstoffarmen, venösen Blutes ist dunkelrot. Aus den Geweben wird gleichzeitig mit der Abgabe des Sauerstoffs das Stoffwechselprodukt Kohlendioxid

(CO_2) aus den Zellen ins Blut aufgenommen und zu den Lungen transportiert, wo es ausgeatmet werden kann. Der Abtransport des CO_2 erfolgt aber nicht über eine Bindung ans Fe^{2+} des Hämoglobins analog zum Sauerstoff-Transport, sondern CO_2 wird mit Hilfe des Enzyms Carboanhydrase in den Erythrozyten zu Hydrogencarbonat (HCO_3^-) umgewandelt und dann im Austausch gegen Chlorid (Cl^-) ans Plasma abgegeben:

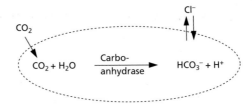

Ein Teil des CO_2 wird außerdem an Hämoglobin gebunden abtransportiert.

Die Funktion des Hämoglobins als Sauerstofftransporteur kann beeinträchtigt werden durch:

a) Kohlenmonoxid,

b) Methämoglobinbildner,

c) Hämolyse.

a) Kohlenmonoxid (CO)

Kohlenmonoxid hat eine 200-mal größere Affinität zum Fe^{2+} des Hämoglobins als Sauerstoff. Für einen Luftsauerstoffgehalt von 20 % bedeutet das, dass bei einer 200fach niedrigeren Konzentration, also 0,1 % CO, gleichviele Hämoglobinmoleküle mit O_2 wie mit CO besetzt sind. Die Sauerstoffversorgung ist in einem solchen Zustand lebensgefährlich eingeschränkt. Kohlenmonoxid entsteht bei unvollständigen Verbrennungen (schlechtziehende Öfen, Autoabgase) und ist im Tabakrauch reichlich vorhanden. So sind bei starken Rauchern ständig 5 % des Hämoglobins mit CO besetzt, bei tiefen Lungenzüngen bis zu 10 %.

b) Methämoglobinbildner

Methämoglobin ist Hämoglobin, dessen Eisen zu dreiwertigem Fe^{3+} oxidiert ist. Es ist nicht in der Lage, Sauerstoff zu transportieren. Der Organismus des Erwachsenen kann Methämoglobin mit Hilfe des Enzyms Methämoglobin-Reduktase in gewissem Umfang in Hämoglobin zurückverwandeln. Bei Säuglingen ist dieses Enzym jedoch noch nicht voll aktiv; aus diesem Grunde sollte die Gabe von Arzneimitteln, die selbst – oder deren Metaboliten – Methämoglobinbildner sein können, an Säuglinge vermieden werden. Gefährdungen bestehen heute noch durch nitrithaltiges Wasser, Sulfonamide und Chinin.

c) Hämolyse

Unter Hämolyse versteht man den Austritt von Hämoglobin aus den Erythrozyten. Einer Blutprobe kann man ansehen, ob sie hämolysiert ist: Während unhämolysiertes Blut undurchsichtig und deckfarben ist, ist das Blut nach vollständiger Hämolyse durchsichtig.

An der Oberfläche der Erythrozyten haften die Blutgruppenfakoren, die Antigen-Charakter haben.

Befinden sich auf den Erythrozyten Antigene A entspricht das der Blutgruppe A. Im Serum befinden sich dann Antikörper vom Typ Anti B.

6.1.1.2 Leukozyten

Leukozyten werden in drei Gruppen unterteilt und dienen im weitesten Sinne dem Abwehrvorgang:
a) Granulozyten,
   – neutrophile
   – eosinophile
   – basophile
b) Monozyten,
c) Lymphozyten.

a) Granulozyten

Die Granulozyten werden im Knochenmark gebildet, ihre Lebensdauer beträgt etwa drei Tage, von denen sie aber nur einige Stunden im Blut verbringen. Granulozyten tragen ihren Namen nach den vielen kleinen Granula (Körnchen), die in ihrem Zellleib sind. Je nach Anfärbbarkeit mit neutralen, basischen und sauren (z. B. Eosin) Farbstoffen werden sie in drei weitere Gruppen unterteilt.

■ **Neutrophile Granulozyten.** Neutrophile Granulozyten stellen mit etwa 60 % die größte Gruppe der Leukozyten dar. Sie enthalten viele proteolytische (eiweißspaltende) Enzyme, die sie in die Lage versetzen, artfremdes Eiweiß in die Zelle aufzunehmen und abzubauen (Phagozytose). Wegen dieser Eigenschaft werden sie auch als Mikrophagen bezeichnet. Mikrophagen können sich amöbenartig fortbewegen.

■ **Eosinophile Granulozyten** sind wichtig bei der Abwehr von Infektionen mit Würmen und Parasiten. Bei allergischen Reaktionen dienen sie dem Abbau von Antigen-Antikörperkomplexen. Sie sind zur Phagozytose befähigt.

■ **Basophile Granulozyten.** Basophile Granulozyten phagozytieren nicht. Sie enthalten viel Histamin, Heparin und Serotonin.

Heparin wirkt der Blutgerinnung entgegen.

b) Monozyten

Monozyten sind etwa doppelt so groß wie Granulozyten. Da sie genau wie die neutrophilen und eosinophilen Granulozyten phagozytieren können, werden sie im Gegensatz zu diesen Mikrophagen auch als Makrophagen (Riesenfresszellen) bezeichnet. Da sie größer sind, können sie auch mehr Substanz aufnehmen und sich z. B. ganze Zellen einverleiben und sie mit Hilfe ihrer Enzyme verdauen. Auch sie werden im Knochenmark gebildet und sind amöbial beweglich.

c) Lymphozyten

Lymphozyten können nicht phagozytieren und unterscheiden sich daher funktionell von Mikro- und Makrophagen. Bei Erwachsenen beträgt der Anteil der Lymphozyten an den

Leukozyten etwa 30%, bei Kindern ist es erheblich mehr. Lymphozyten werden außer im Knochenmark in den lymphatischen Geweben wie Milz, Thymus, Rachenmandeln und Lymphknoten gebildet. Ihre Hauptaufgabe ist die Antikörper-Produktion (s. Kap. 6.6.3). Unterschreitet die Gesamtzahl der Leukozyten 4000/μl, spricht man von einer Leukopenie, überschreitet sie 10000/μl, von einer Leukozytose.

Die Agranulozytose ist eine Überempfindlichkeitsreaktion, bei der die Zahl der Granulozyten herabgesetzt ist. Sie kann auch durch Arzneimittel (z. B. Pyrazolone) verursacht sein und tödlich enden. Unter Leukämie versteht man die unkontrollierte Bildung von Leukozyten. Es ist eine maligne Entartung und gehört daher zu den Krebserkrankungen (s. Kap. 13).

6.1.1.3 Thrombozyten

Die Aufgabe der Thrombozyten (Blutplättchen) ist es, eine Blutung zu stillen und die Blutgerinnung zu unterstützen. Zur Blutstillung ballen sich die Thrombozyten zusammen (Thrombozytenaggregation) und bilden einen ersten mechanischen Pfropf. Weiterhin setzen sie Serotonin frei, das eine Kontraktion der Gefäße an der Blutungsstelle bewirkt und so die Blutstillung unterstützt. Gleichzeitig wird die eigentliche Blutgerinnung eingeleitet, bei der durch Zusammenballung von Plasmaproteinen ein massiver Verschluss der Blutungsstelle erzeugt wird (s. Kap. 6.3.1). Thrombozyten sind erheblich kleiner als Erythrozyten. Ihre Lebensdauer beträgt etwa 1 bis 2 Wochen.

6.1.2 Blutplasma und Blutserum

Blutplasma ist Blut ohne seine zellulären Bestandteile. Es kann aus Citratblut (Zusatz einer 3,8 % Natriumcitratlösung → Verhinderung der Gerinnung) durch Abzentrifugieren der Blutzellen gewonnen werden.

Blutserum ist Blutplasma ohne Fibrinogen, ein Proteinbestandteil des Blutplasmas. Lässt man Blut gerinnen, so steht das gelblich-klare Serum über dem festen Bodensatz.

Das Blutplasma besteht zu mehr als 90% aus Wasser. Etwa 7 bis 8% des Plasmas nehmen die Plasmaproteine ein, der Rest sind Elektrolyte, Kohlenhydrate und viele andere Substanzen, die im Plasma gelöst an alle Stellen des Körpers transportiert werden können.

Die Plasmaproteine werden eingeteilt nach ihrem elektrophoretischen Verhalten. Bringt man eine Plasmaprobe auf ein Trägermaterial, das mit einer leitenden Flüssigkeit getränkt ist und legt eine elektrische Spannung an, so wandern die einzelnen Eiweißmoleküle je nach ihrer Ladung und ihrer Molekülgröße unterschiedlich schnell im elektrischen Feld und werden mit Hilfe dieses Prinzips getrennt (Elektrophorese, Abb. 6.2).

Der prozentuale Anteil der einzelnen Proteinarten am Gesamtplasmaprotein ist etwa:

Albumin	60%
α_1-Globulin	3%
α_2-Globulin	9%
β-Globulin	11%
γ-Globulin	17%.

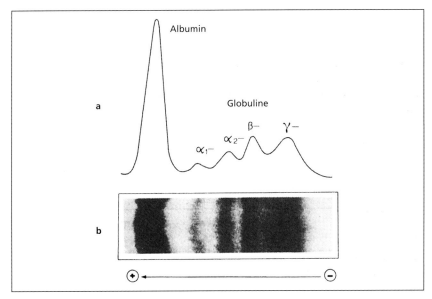

Abb. 6.2 Elektropherogramm der Plasmaproteine (aus Thews, Mutschler, Vaupel, Anatomie, Physiologie, Pathophysiologie des Menschen, Wissenschaftliche Verlagsgesellschaft Stuttgart)

Die Albumine sind relativ kleine Plasmaproteine. Ihre Hauptaufgabe ist die Regulierung des osmotischen Druckes im Blut. Da sie selbst die Kapillarwände der Gefäße nicht passieren können, üben sie einen kolloidosmotischen Druck aus und verhindern den Austritt großer Wassermengen aus den Gefäßen. Weiterhin spielen die Albumine als Transportproteine eine große Rolle, da sie in der Lage sind, bestimmte Substanzen (z. B. Arzneimittel) reversibel zu binden. Es stellt sich ein Gleichgewicht ein zwischen Arzneistoff am Protein und Arzneistoff, der frei im Plasmawasser gelöst ist. Dabei ist zu bedenken, dass immer nur der jeweils freie Arzneistoff pharmakologisch aktiv ist, metabolisiert und ausgeschieden werden kann (s. Kap. 1.2.3).

Auch Globuline können als Transportproteine fungieren. Hierzu gehören die Lipoproteine, die Fett durch das Plasma transportieren, das Transferrin, das Eisen transportiert, oder das Transcortin, welches das Nebennierenrindenhormon Cortisol trägt. Auch die für die Blutgerinnung wichtigen Proteine Prothrombin und Fibrinogen gehören zur Globulinfraktion. Die γ-Globuline werden auch als Immunglobuline bezeichnet, weil sie die Träger der Antikörper sind und wichtige Aufgaben bei der Infektabwehr haben (s. Kap. 6.6.3).

Neben der Transportaufgabe und der Aufrechterhaltung des osmotischen Druckes dienen die Plasmaproteine auch zur Konstanterhaltung des pH-Wertes des Blutes und zur Ernährung des Organismus.

6.1.3 Blutgruppen

Die Erythrozyten tragen an ihren Membranen Antigene, die als Hämagglutinogene bezeichnet werden. Die beiden stärksten Antigene tragen die Namen A- und B-Hämagglutinogen und ihr Auffinden im Blut führte zur Unterteilung in die unterschiedlichen Blutgruppen. So besitzt ein Mensch der Blutgruppe A Erythrozyten, die an ihrer Membran das Hämagglutinogen A haben. In seinem Blutplasma befindet sich gleichzeitig ein Antikörper, der gegen das Hämagglutinogen B gerichtet ist (Anti B). Umgekehrt sind die Verhältnisse bei einem Angehörigen der Blutgruppe B. Ein Vertreter der Blutgruppe 0 hat weder A- noch B-Antigen an den Erythrozyten und sowohl Anti A als auch Anti B im Plasma, Menschen der Blutgruppe AB tragen beide Antigene an den Erythrozyten und besitzen weder Anti A noch Anti B im Plasma. Eine Übersicht gibt Tabelle 6.2.

Beim Zusammentreffen von Blut unterschiedlicher Blutgruppen kommt es zu einer Reaktion zwischen den entsprechenden Antigenen und Antikörpern, Erythrozyten ballen sich zusammen (Agglutination) und hämolysieren. Aus diesem Grund darf einem Empfänger nie Blut einer anderen Blutgruppe transfundiert (übertragen) werden. Vor jeder Bluttransfusion wird die so genannte Kreuzprobe durchgeführt, bei der Erythrozyten und Plasma von Spender und Empfänger im Labor „kreuzweise" auf eventuelle Reaktionen vor der Übertragung getestet werden.

Neben diesem AB0-System gibt es noch zahlreiche andere Blutgruppen-Systeme, von denen noch das Rhesus-System wichtig ist. Besitzt ein Mensch das dominant vererbliche D-Antigen an den Erythrozyten, bezeichnet man sein Blut als Rh-positiv (auch Rh⊕ groß geschrieben), fehlt das D-Antigen, nennt man dies rh-negativ (auch rh⊖ klein geschrieben). Im Serum eines rh-negativen Menschen liegen als Unterschied zum AB0-System von vornherein keine D-Antikörper vor. Beispiel: Eine Mutter ist rh-negativ, der Fetus Rh-positiv. Häufig werden in dem späteren Stadium der Schwangerschaft die Zotten der Plazenta dünn und reißen gelegentlich. Dadurch gelangen einige rote Blutkörperchen in den Blutkreislauf der Mutter. Diese roten Blutkörperchen werden als fremd identifiziert und die Mutter bildet dagegen Antikörper aus. Da dieser Vorgang erst zum Ende der Schwangerschaft eintritt, besteht für das erstgeborene Kind kaum eine Gefahr. Während der Geburt gelangen verstärkt Erythrozyten des Kindes in den Blutkreislauf der Mutter, wodurch die Antikörperproduktion intensiviert abläuft. Bei der nächsten Geburt eines Rh-positiven Kindes kommt es dann zu schweren Zwischenfällen, die sich vor allem auf das erythropoetische System des Feten auswirken. Die einzige hilfreiche Therapie in einer

Tab. 6.2 Blutgruppen, Hämagglutinogene und Antikörper

Blutgruppe	Hämagglutinogen der Erythrozyten	Antikörper im Serum
A	A	Anti B
B	B	Anti A
AB	A und B	Keine
0	Keine	Anti A und Anti B

solchen Situation ist der vollständige Blutaustausch. Um einen solchen Zwischenfall zu vermeiden, gibt man rh-negativen Müttern nach der Geburt Rh-positiver Kinder Anti-D-Immunglobulin (*Rhesogam®, also Anti-D-Antikörper, die die körpereigene Ausbildung von Antikörpern (Sensibilisierung) unterdrücken.

Neben den genannten Blutgruppen gibt es noch zahlreiche weitere, die manchmal juristische Bedeutung haben können (z. B. bei Vaterschaftsprozessen).

6.2 Plasmaersatzmittel

Plasmaersatzmittel werden eingesetzt bei Volumenmangel im Gefäßsystem. Dieser Volumenmangel kann begründet sein durch erhebliche Blutverluste, gesteigerte Wassergabe nach starkem Erbrechen oder starkem Durchfall oder auch nach plötzlicher Weitstellung aller Kapillargefäße. Diesen Zustand nennt man Schock; der Blutdruck fällt dabei ab. Blutverluste bis zu 500 ml kann der Körper ohne große Schwierigkeiten verkraften. Gewebsflüssigkeit ersetzt das Plasma, die Regeneration der Blutzellen dauert aber etwa einen Monat.

Plasmaersatzflüssigkeiten füllen also nur das Volumen innerhalb der Gefäße auf und sind nicht mit Bluttransfusionen zu verwechseln, bei denen von einem Spender Blut mit allen Blutzellen übertragen wird. Eine Anforderung an eine Plasmaersatzflüssigkeit ist vor allem die Fähigkeit, lange genug im Gefäßsystem zu verweilen, d. h. die Moleküle müssen groß genug sein, um nicht gleich durch die Gefäßwände ins Gewebe zu diffundieren. Isotonische Kochsalzlösung ist daher keine geeignete Plasmaersatzflüssigkeit. Andererseits sollen die Plasmaersatzmittel aber auch nicht für immer im Blut verbleiben. Sie müssen daher nach einer gewissen Zeit abgebaut und ausgeschieden werden können.

6.2.1 Humanalbumin

Die ideale Plasmaersatzflüssigkeit ist eine Lösung menschlichen Albumins (*Humanalbin®). Sie enthält keine Blutgruppenantikörper und kann daher unabhängig von der jeweiligen Blutgruppe eingesetzt werden. Nachteil dieser Ersatzflüssigkeit ist ihr sehr hoher Preis, denn diese Lösung kann nur durch Aufarbeitung von Spenderblut hergestellt werden.

6.2.2 Dextran

Dextrane sind Polysaccharide, die enzymatisch schwer abbaubar sind. Durch entsprechende Bedingungen bei der Herstellung können Dextrane verschiedener Molekulargewichtsfraktionen hergestellt werden. Größere Moleküle verbleiben länger im Plasma als kleinere. So sind nach 24 Stunden von dem Präparat Macrodex® (MG 60000) etwa 40 % ausgeschieden, von Rheomacrodex® (MG 40000) zur selben Zeit bereits 70 %. Rheomacrodex® wird auch zur Verbesserung der Mikrozirkulation durch Auflösung von Erythrozyten- und Thrombozytenaggregaten verwendet. An Nebenwirkungen können allergische Reaktionen (anaphylaktische Reaktionen) auftreten.

6.2.3   Gelatine-Derivate

Gelatine, ein Protein, ist selbst nicht so gut als Plasmaersatzmittel geeignet. Baut man das Proteingerüst der Gelatine teilweise zu Polypeptiden ab, die dann erneut mit Harnstoff vernetzt werden, kommt man zu einem geeigneteren Derivat, das als Haemaccel® im Handel ist. Die biologische Halbwertszeit beträgt etwa vier Stunden. Ein Gelatine-Derivat, das zum gleichen Zweck eingesetzt wird, ist Oxypolygelatine (Gelifundol®).

6.2.4   Hydroxyethylstärke

Diese wird häufig zur Hämodilution (Blutverdünnung) (*HAES®) eingesetzt. Im Zusammenhang mit durchblutungsfördernden Substanzen auch beim Hörsturz.

6.3   Arzneimittel mit Wirkung auf die Blutgerinnung

6.3.1   Mechanismus von Blutstillung und Blutgerinnung

Bei der Verletzung eines Blutgefäßes tritt Blut in den extravasalen Raum aus (aus dem Gefäß in das umliegende Gewebe). Als erste Gegenmaßnahme verschließen die Thrombozyten mechanisch die Austrittsstelle und führen so zur Blutstillung. Die Thrombozyten verschmelzen miteinander (Thrombozytenaggregation) und setzen Serotonin frei, das durch Gefäßkontraktion die Blutzufuhr zur Blutungsstelle drosselt. Dieser Thrombozytenpfropf ist aber kein dauerhafter Verschluss, sondern nur eine „erste Hilfe". Zur Stabilisierung des Verschlusses wird gleichzeitig das Blutgerinnungssystem aktiviert, bei dem aus dem Plasmaprotein Fibrinogen das Fibrin gebildet wird. Viele Fibrinmoleküle lagern sich zu einem Fibrinpolymer zusammen, das das Leck dauerhaft verschließt.

Die Gerinnungsreaktion kann auf zwei unterschiedlichen Wegen aktiviert werden, die man als endogen und exogen bezeichnet. Im exogenen System setzen die Gewebezellen, die unmittelbar außerhalb der Blutgefäße liegen (perivaskulär), bei ihrer Zerstörung bestimmte Gewebefaktoren frei, die über das sog. Extrinsic System eine Kaskade von Aktivierungsreaktionen in Gang setzen (Abb. 6.3), die schließlich zur Aktivierung des so genannten Faktor X führen. Im endogenen System (Intrinsic System) wird die Verletzung durch die Veränderung der Gefäßoberfläche „erkannt" und als Reaktion eine ähnliche Kaskade wie im exogenen System in Gang gesetzt, die ebenfalls mit der Freisetzung des Faktors X endet. Faktor X ist nun seinerseits wieder in der Lage, in Gegenwart des Faktors V und von Calciumionen das inaktive Prothrombin zum Thrombin zu aktivieren. Thrombin schließlich bewirkt die Umwandlung von Fibrinogen in unlösliches Fibrin.

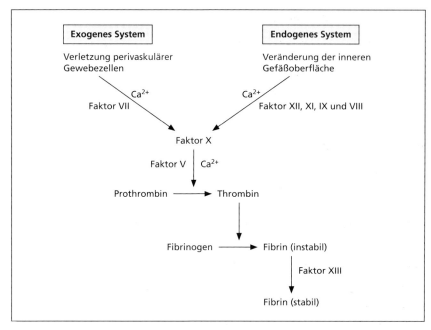

Abb. 6.3 Schematischer Ablauf der Blutgerinnung

6.3.2   Blutgerinnungsfördernde Stoffe

Bei Störungen der Blutgerinnung ist die Blutungsneigung erhöht, die Blutung dauert länger. Ursachen von Blutgerinnungsstörungen können sein:

6.3.2.1   Mangel an Faktor VIII (Hämophilie A)

Faktor VIII (antihämophiles Globulin) wirkt im endogenen System auf den Blutgerinnungsvorgang ein (Abb. 6.3). Ein Mangel an diesem Gerinnungsfaktor ist genetisch bedingt und führt zu erhöhter Blutungsneigung. Diese Hämophilie A (Bluterkrankheit) tritt nur bei Männern auf. Zur Behandlung steht antihämophiles Globulin zur Verfügung, das aber nur bei schwereren Blutungen eingesetzt werden sollte, weil eine Allergisierungsgefahr besteht. Bei kleineren Blutungen wird die Blutstillung mit Drucktamponaden oder Thrombinpräparaten erzielt.

6.3.2.2   Mangel an Faktor IX (Hämophilie B)

Analog zur Hämophilie A ist die Hämophilie B auf einen Mangel an einem Gerinnungsfaktor, dem Faktor IX (Christmas Faktor) zurückzuführen. Zur Behandlung von Blutungen wird hier antihämophiler Prothrombinkomplex (*PTC®), ein Gemisch verschiedener Gerinnungsfaktoren, eingesetzt.

6.3.2.3 Mangel an Vitamin K

Vitamin K ist das Koagulationsvitamin, es ist nötig zur Synthese zahlreicher Blutgerinnungsfaktoren in der Leber. Vitamin K gehört zu den fettlöslichen Vitaminen, seine Resorption im Darm ist daher von einer ausreichenden Menge an Gallenflüssigkeit abhängig. Vitamin K kann in gewissem Umfang von den Colibakterien des Darms synthetisiert werden, die somit auch zur Vitamin-K-Versorgung des Organismus beitragen. Nach Anwendung von Breitbandantibiotika kann es durch Abtötung der Darmbakterien indirekt zu einem Vitamin-K-Mangel kommen. Ein Handelspräparat mit Vitamin K ist das Konakion MM®. Es wird als Gegenmittel bei Überdosierungen von Antikoagulantien eingesetzt. Dabei muss jedoch eine Karenzzeit bis zum Wirkungseintritt eingerechnet werden, da die entsprechenden Gerinnungsfaktoren in der Leber erst synthetisiert werden müssen.

Zur Stillung von Blutungen können weiterhin Thrombinpräparate eingesetzt werden (*Tissucoll®), die aber wegen Emboliegefahr nicht injiziert werden dürfen. Sie eignen sich zur lokalen Blutstillung sowie als Schluckthrombin bei Blutungen im Magen-Darm-Kanal.

Thrombinpräparate sind wirkungslos, wenn Fibrinogenmangel vorliegt. In diesem Fall muss Humanfibrinogen zur Substitution genommen werden.

6.3.3 Blutgerinnungshemmende Stoffe

Arzneimittel, die die Blutgerinnung hemmen, nennt man Antikoagulantien. Sie werden in erster Linie zur Prophylaxe von Embolien eingesetzt.

6.3.3.1 Cumarin-Derivate

Die blutgerinnungshemmende Wirkung der Cumarine wurde entdeckt, nachdem man beobachtet hatte, dass Tiere nach dem Fressen bestimmter Kleesorten starke Blutungsneigung zeigten und häufig daran starben. Ursache dieser gerinnungshemmenden Wirkung sind Cumarin-Derivate, die sich beim Zersetzen der Pflanzen bilden.

Heute werden synthetische Cumarin-Derivate in großem Umfang eingesetzt, um die Gerinnungsfähigkeit des Blutes von Patienten herabzusetzen, bei denen erhöhte Thrombosegefahr besteht. Ein Thrombus ist ein Blutgerinnsel, das aus Fibrin, Thrombozyten und eingelagerten Erythrozyten besteht. Wird ein solcher Thrombus vom Ort seiner Entstehung durch den Blutstrom fortgerissen und setzt sich dann in einer Endarterie fest, nennt man dies eine Embolie. Das Gebiet hinter dem festsitzenden Thrombus wird nicht mehr durchblutet, es kommt zu Sauerstoffmangel (Ischämie) und schließlich zum Absterben dieses Gewebes (Nekrose). Besonders häufig und gefährlich sind solche Embolien im Herzen (Herzinfarkt), im Gehirn (Apoplexie, Schlaganfall) und in der Lunge (Lungenembolie).

Cumarin-Derivate hemmen die Blutgerinnung, indem sie die Wirkung des Vitamin K aufheben. Es werden keine Gerinnungsfaktoren mehr in der Leber gebildet, und die Gerinnung kann nicht mehr ordnungsgemäß ablaufen. Aus diesem Mechanismus geht hervor, dass bis zum Wirkungseintritt einige Zeit vergeht, da zunächst noch Gerinnungsfaktoren vorhanden sind, die erst abgebaut sein müssen, bevor der Mangel auftritt. Mit Vitamin K ist die Wirkung aufhebbar (s. Kap. 12.1.1).

Die Dosierung der Cumarin-Derivate hat individuell zu erfolgen, wobei die Gerinnungsfähigkeit des Blutes regelmäßig kontrolliert wird (Quick-Wert). Cumarin-Derivate zeigen wegen ihrer hohen Plasmaproteinbindung zahlreiche Interaktionen mit anderen Arzneimitteln, so dass grundsätzlich zu kontrollieren ist, ob Wechselwirkungen mit gleichzeitig verabreichten anderen Arzneimitteln eintreten können. Patienten, die Antikoagulantien einnehmen, sollten darauf hingewiesen werden, dass sie nicht eigenmächtig die Dosis verändern oder andere Arzneimittel einnehmen dürfen, ohne vorher sichergestellt zu haben, dass keine Interaktion auftreten kann. In Schwangerschaft und Stillzeit dürfen Cumarin-Derivate nicht gegeben werden, da sie die Plazentaschranke überwinden bzw. in die Muttermilch übertreten können und so die Gerinnungsfähigkeit des Blutes beim Säugling beeinträchtigen.

Handelspräparate:

*Marcumar® (Phenprocoumon)

*Coumadin® (Warfarin).

6.3.3.2 Heparin

Heparin ist ein körpereigener, physiologischer Hemmstoff der Blutgerinnung. Chemisch handelt es sich dabei um ein Gemisch verschiedener Schwefelsäure-Ester eines Polysaccharids aus Glucuronsäure und Glucosaminen. Heparin ist eine der stärksten Säuren, die im Organismus vorkommen. Sein genauer Wirkungsmechanismus ist bisher noch unbekannt. Heparin wirkt im Gegensatz zu den Cumarin-Derivaten sofort nach der Applikation. Indikationen für Heparin sind Prophylaxe und Therapie von Gefäßverschlüssen durch Thromben (Embolien, Thrombosen, Arteriosklerose). Der Nutzen der lokalen Anwendung von Heparin in Salben und Gelen bei Blutergüssen oder Prellungen ist sehr umstritten.

Die Heparin-Präparate des Handels (Hepathrombin®, Thrombareduct®, Thrombophob®) werden aus tierischen Lungen oder Lebern hergestellt. Antidot bei Überdosierung ist das basische Polykation Protamin, das das Polyanion Heparin binden kann.

Niedermolekulares Heparin

Zur Verhütung thromboembolischer Prozesse nach Operationen (z.B. nach Hüftoperationen) gewinnen zunehmend Injektionen von Heparinfraktionen mit einer mittleren Molekülmasse von 4000–6000 an Bedeutung. Auf Grund des selektiveren Eingriffes in das Gerinnungsgeschehen ist die therapeutische Breite größer als beim unfraktionierten Heparin. Handelspräparate sind *Fragmin®, *Clexane®, *Fraxiparin® und *Embolex®.

6.3.3.3 Heparinoide

Heparinoide sind synthetische stickstofffreie Heparin-Analoga, sie besitzen keinen Vorteil gegenüber Heparin. Heparinoide werden häufig zur lokalen Behandlung von Blutergüssen, Prellungen und Thrombosen angeboten, die Resorbierbarkeit der Wirkstoffe ist aber schlecht, sodass ihre Wirksamkeit umstritten ist. Die derzeitigen Befunde rechtfertigen jedenfalls nicht die euphorischen Wirkungsversprechungen, die manchmal in der Werbung für diese Präparate geäußert werden. Bei der Abgabe in der Apotheke sollten sie daher nur mit Zurückhaltung empfohlen werden. Handelspräparate sind u. a. Hirudoid®, Lasonil® und Mobilat® Salbe.

6.3.3.4 Acetylsalicylsäure

Acetylsalicylsäure hat keine unmittelbare Wirkung auf die Blutgerinnung selbst. Sie wird aber wegen ihrer Eigenschaft, die Aggregation der Blutplättchen zu hemmen, zur Thromboseprophylaxe eingesetzt (HerzASS-ratiopharm®, Aspirin protect 100®, Godamed 100 TAH®, ASS 100 ratiopharm®). Zur Blutplättchen-Aggregation sind folgende Reaktionsschritte notwendig. Das Enzym Cyclooxygenase fördert die Synthese von Prostaglandinen, aus denen dann in den Blutplättchen Thomboxan A_2 entsteht. Thromboxan A_2 beschleunigt das Zusammenballen der Thrombozyten. Wird die Cyclooxygenase gehemmt, kommt es so zu der erwünschten Thrombozytenaggregationshemmung. Die Cycloxygenase kommt in zwei Varianten vor, als COX 1 und als COX 2. Während COX 1 immer vorhanden ist, wird COX 2 verstärkt bei Entzündungsprozessen, Gewebegeschädigungen und bei Schmerzreaktionen gebildet. Die Wirkung von Acetylsalicylsäure beruht auf der Inaktivierung der COX 1 durch Acetylierung. In der letzten Zeit hat sich gezeigt, dass für die Hemmung der Thrombozytenaggregation relativ niedrige Dosierungen an ASS von 30 bis 100 mg pro Tag ausreichend sind. Der Effekt hält auch nach Absetzen des Präparates noch mehrere Tage an. Bei der Abgabe acetylsalicylsäurehaltiger Präparate (schwache Analgetika) ist daher immer sicherzustellen, dass der Patient nicht gleichzeitig Antikoagulantien einnimmt, weil dadurch eine unkontrollierbare Wirkungsverstärkung ausgelöst werden kann.

6.3.3.5 ADP-Hemmstoffe

Clopidogrel (*Iscover®, *Plavix®) ist chemisch mit dem seit längerer Zeit bekannten Ticlopidin (*Tiklyd®) verwandt. Dieser Wirkstoff hemmt die Thrombozytenaggregation auf eine andere Art, nämlich indem die Bindung von Adenosindiphosphat (ADP) an den Plättchenrezeptor der Thrombozyten gehemmt wird. Die Thrombozyten besitzen neben dem ADP-Rezeptor an ihrer Oberfläche noch weitere Rezeptoren, unter anderem auch den so genannten GP-II-b/III-a-Rezeptor, der für die Quervernetzung zwischen den Thrombozyten verantwortlich ist (Bindung von Fibrinogen zwischen den Rezeptoren). Die Vernetzung der Thrombozyten über diesen GP-II-b/III-a-Rezeptorkomplex erfolgt erst nach Aktivierung durch ADP. Somit unterbleibt bei einer Blockade der ADP-Rezeptoren auch die Thrombozytenaggregation.

Die Dosierung von Clopidogrel liegt bei 75 mg, die von Ticlopidin bei 250 bis 500 mg pro Tag. Nach dem Absetzen hält diese Wirkung von etwa sieben Tage an, was ungefähr der Lebensdauer der Thrombozyten entspricht.

Als Nebenwirkungen treten vermehrt Blutungen auf. Veränderungen des Blutbildes (Leukopenie, Thrombopenie) werden bei Ticlopidin häufiger beobachtet als bei Clopidogrel.

Angewandt werden diese Arzneimittel und zur Vermeidung von Restenosen (Wiederverengung) nach Stent-Implantationen. Als Stent bezeichnet man eine kleine Gefäßstütze, die mit Hilfe eines Katheters z. B. in eine Koronararterie eingepflanzt wird und im Körper verbleibt.

6.3.3.6 GP-II-b/III-a-Hemmer

Die Substanzen dieser Gruppe blockieren die Glykoprotein-Rezeptoren GP II-b/IIa, von denen etwa 40 000 auf der Zelloberfläche der Thrombozyten vorhanden sind und somit den Endpunkt der die Thromozytenaggregation bewirkenden Prozesse darstellen. Durch aktivierende Substanzen wie z. B. ADP, Thrombin etc. ändert der Rezeptor normalerweise seine Konformation, wodurch Fibrinogen zwischen den Rezeptoren verschiedener Thrombozyten eingelagert werden kann. Dadurch entsteht ein Thrombus. Werden diese Rezeptoren blockiert, ist diese „Brückenbildung" nicht mehr möglich und die Aggregation wird verhindert.

Abciximab (*ReoPro®) ist ein Fab-Fragment eines monoklonalen chimären Antikörpers, das diesen Rezeptor blockiert. Dringt ein Bakterium in den menschlichen Körper ein, produzieren verschiedene Immunzellen Antikörper, die nun an verschiedenen Stellen das Bakterium angreifen. Diese Mischung von Antikörpern nennt man polyklonal, weil die Antikörper von verschiedenen Zellen gebildet wurden und unterschiedliche Strukturen aufweisen. Kann man nun aus dieser Mischung einen Antikörper isolieren, spricht man von einem monoklonalen Antikörper. Da diese, produktionstechnisch, Bereiche aus Maus- und menschlichen Antikörpern aufweisen, spricht man, je nach Anteil, von chimären oder humanisierten Antikörpern. (Chimäre = 1. aus verschiedenen Zellen aufgebauter Organismus. 2. Griech. Ungeheuer, gleichzeitig bestehend aus Löwe, Ziege und Schlange).

Besteht dieser Antikörper nur noch aus seinen leichten Ketten, spricht man von einem Fab-Fragment. Abciximab bindet sich irreversibel an den Rezeptor und verhindert somit die Thrombozytenaggregation. *ReoPro® ist ausschließlich parenteral einsetzbar bei chirurgischen Eingriffen. Eine Kombination mit ASS und Heparin bei ischämischen Komplikationen ist angezeigt. Ähnliche Wirkungen zeigen Eptifibatid (*Integrilin®) und Tirofiban (*Aggrastat®).

6.3.3.7 Dipyridamol

Dipyridamol wird meist in Kombination mit ASS eingesetzt. Es hemmt die Thrombozytenaggregation und wirkt gefäßerweiternd. Der Monotherapie mit ASS ist die Kombination weit überlegen und das Schlaganfallrisiko soll um bis zu 37 % gesenkt werden.

6.3.3.8 Fibrinolytika

Antikoagulantien sind nicht in der Lage, einmal gebildete Thromben wieder aufzulösen. Die physiologische Substanz des Organismus, die Fibringerinnsel auflösen kann (Fibrinolytikum), ist das Plasmin, das im Plasma in der inaktiven Vorstufe des Plasminogens vorliegt. Durch Gabe der aus Streptokokken gewonnenen Streptokinase (*Streptase®) kann medikamentös die Umwandlung von Plasminogen in aktives Plasmin hervorgerufen werden. Der Einsatz von Streptokinase darf aber nur in der Klinik unter entsprechender Beaufsichtigung durchgeführt werden. Antidot bei Überdosierung von Streptokinase ist Tranexamsäure (*Anvitoff®). Ein Komplex von Streptokinase mit Human-Lys-Plasminogen (APSAC = Anistreplase) ist unter den Namen *Eminase® im Handel.

Eine andere, körpereigene Verbindung mit fibrinolytischer Wirkung ist der Gewebeplasminogen-Aktivator (Tissue Plasminogen Activator, TPA, Alteplase). TPA ist unter dem Namen *Actilyse® im Handel und repräsentiert das erste Arzneimittel, das mittels Gentechnologie hergestellt wurde. TPA unterscheidet sich von Streptokinase durch seine Fibrinspezifität. Während Streptokinase unabhängig vom Vorhandensein eines Fibringerinnsels zur Freisetzung von Plasmin führt, bildet TPA einen Komplex mit Fibrin und Plasminogen und aktiviert damit nur Fibrin-gebundenes Plasminogen. Vor allem die Anwendung unmittelbar nach einem Herzinfarkt führt häufig zu einer Wiederöffnung der im Infarkt verschlossenen Koronararterien. Auch die Anwendung von TPA bei Venenthrombosen, arteriellen Verschlusserkrankungen und Lungenembolien wird derzeit untersucht.

6.4 Antianämika

Unter einer Anämie versteht man einen Mangel an Erythrozyten oder Hämoglobin. Dadurch wird das Gewebe nicht mehr ausreichend mit Sauerstoff versorgt. Symptome von Anämien sind blasse Haut, Zunahme der Herzfrequenz, Ohrensausen, Atemnot, Schwindel und Schwarzwerden vor den Augen als Folge der unzureichenden Sauerstoffversorgung des Gehirns. Ursachen für eine Anämie sind entweder eine gestörte Hämoglobin- oder Erythrozytensynthese oder aber ein beschleunigter Abbau von Erythrozyten sowie starke Blutungen.

6.4.1 Eisenmangelanämie (hypochrome Anämie)

Eisenmangelanämien stellen die häufigste Anämieform dar. Sie liegt vor, wenn die Hämoglobinmenge stärker reduziert ist als die Zahl der Erythrozyten. Der tägliche Eisenbedarf liegt bei etwa 2 mg. Gründe für Eisenmangelanämien können sein.

- Blutverluste (z. B. starke Menstruationsblutungen),
- erhöhter Eisenbedarf in Wachstum und Schwangerschaft,
- Eisenresorptionsstörungen,
- unzureichende Eisenzufuhr mit der Nahrung,
- Störungen beim Einbau von Fe^{2+} in Hämoglobin.

Die Substitution von Eisen ist die wichtigste therapeutische Maßnahme. Für eine orale Therapie sind nur zweiwertige Eisenpräparate sinnvoll (Fe^{2+}, Ferro wie in zwo), weil dreiwertige Eisenverbindungen (Fe^{3+}, Ferri wie in drei) adstringierend und ätzend auf die Schleimhaut wirken und darüber hinaus nur sehr schlecht resorbiert werden. Auch zweiwertige Präparate reizen die Schleimhaut. Trotzdem sollten Eisenpräparate zur besseren

Resorption nach Möglichkeit immer vor den Mahlzeiten auf nüchternen Magen eingenommen werden. Zur Vermeidung der Oxidation des zweiwertigen Eisens ist vielen Präparaten noch Ascorbinsäure als Reduktionsmittel beigegeben.

Im Darm wird normalerweise nur so viel Eisen resorbiert wie nötig ist, um den täglichen Verlust auszugleichen. Dies geschieht mit Hilfe des in der Darmschleimhaut lokalisierten Apoferritins, das Eisen bindet. Bei Bedarf wird das Eisen dann ans Serum abgegeben und dort an das β-Globulin Transferrin gebunden. Bei Einnahme großer Eisenmengen sowie bei parenteraler Eisentherapie sind Überdosierungen möglich. Sie führen zu Übelkeit, Kopfschmerzen und Eisenablagerungen (Hämosiderosen). Antidot ist Deferoxamin (*Desferal®), das die Eisenausscheidung erhöht, ohne aber das Eisen des Hämoglobins zu beeinträchtigen.

Handelspräparate, die Eisen enthalten, sind:

Ce-Ferro100®

Lösferron®

ferro sanol®

Kendural C®

Eryfer® 100

Ferrlecit® 2 Dragees.

6.4.2 Perniziöse Anämie

Die perniziöse Anämie ist eine Anämieform, die auf einen Mangel an Vitamin B_{12} zurückzuführen ist. Vitamin B_{12} ist notwendig, um die Erythrozyten-Vorstufen zu vollwertigen Blutzellen reifen zu lassen. Sein Mangel führt zur Ausbildung von Megalozyten, übergroßen Erythrozyten, die ihre Funktionen nicht erfüllen können. Der Grund für einen Vitamin-B_{12}-Mangel kann zum einen eine unzureichende Zufuhr von Vitamin B_{12} mit der Nahrung sein (z. B. bei strengen Vegetariern). Zum anderen ist zur Resorption dieses Vitamins im Darm die Anwesenheit des in der Magenschleimhaut gebildeten intrinsische Faktor (s. Kap. 2.1.3) notwendig. Fehlt der intrinsische Faktor, so ist auch eine orale Gabe von Vitamin B_{12} nutzlos. Sinnvoll ist hier nur die gleichzeitige Applikation von Vitamin B_{12} und intrinsische Faktor oder die parenterale Applikation (i. m.) mit B_{12}-Depot-Präparaten. Die Therapie muss zeitlebens durchgeführt werden. Handelspräparat ist u. a. Cytobion®.

6.4.3 Folsäuremangelanämie

Die Folsäure ist ebenfalls ein Vitamin, das im Körper benötigt wird, um Biosynthesereaktionen zu katalysieren. Die reduzierte Form der Folsäure, Tetrahydrofolsäure, ist Coenzym in Reaktionen, in denen im Körper Hydroxymethylgruppen oder Formylgruppen übertragen werden. Ein Mangel an Folsäure äußert sich vor allem in einer Störung der Zellteilung, von der auch die Erythropoese betroffen ist. Wie bei der perniziösen Anämie entstehen auch bei der Folsäuremangelanämie Megalozyten. Beide Anämieformen werden daher auch als makrozytäre Anämien zusammengefasst. Folsäuremangel tritt bei unausgeglichener Ernährung auf (z. B. bei Alkoholikern). Folsäure ist sehr thermolabil, sodass sie in gekochten Speisen kaum zu finden ist.

Präparate, die Folsäure enthalten, sind Kendural-Fol® (in Kombination mit Eisen), Folsan® und Lafol®.

6.5 Lipidsenker

Lipide sind wasserunlöslich und müssen daher zum Transport im Blut an Proteine gebunden werden. Diese Lipid-Protein-Verbindungen nennt man Lipoproteine. Die in ihnen enthaltenen Fette sind Neutralfette (Triglyceride), Cholesterol, Cholesterolester und Phospholipide. Durch die unterschiedlichen Anteile dieser Komponenten unterscheiden sich die einzelnen Lipoproteine voneinander. Man kann die Lipoproteine nach zweierlei Kriterien unterteilen:

a) Verhalten in der Elektrophorese

Nach ihrem Verhalten bei der Elektrophorese (s. Band 4 dieser Reihe) teilt man die Lipoproteine ein in:

- Chylomikronen (bleiben am Start hängen),
- prä-β-Lipoproteine (laufen vor den β-Globulinen),
- β-Lipoproteine (laufen mit den β-Globulinen),
- α-Lipoproteine (laufen mit den α-Globulinen).

b) Unterschiedliche Dichte

Mit Hilfe einer Ultrazentrifuge können die Lipoproteine auf Grund ihrer unterschiedlichen Dichte aufgeteilt werden in die

- **v**ery **l**ow **d**ensity **l**ipoproteins (VLDL) mit sehr geringer Dichte,
- **i**ntermediate-**d**ensity **l**ipoproting (IDL) mit dazwischen liegender Dichte,
- **l**ow **d**ensity **l**ipoproteins (LDL) mit geringer Dichte,
- **h**igh **d**ensity **l**ipoproteins (HDL) mit hoher Dichte.
- **Chylomikronen** (von Chylus = Milchsaft) sind sehr große Partikel mit einem Durchmesser bis zu 1 μm und können mit dem Mikroskop im Blut beobachtet werden. Sie entstehen bei der Fettresorption in der Darmwand, gelangen dann über die Lymphe ins Blut und transportieren Fett, das mit der Nahrung aufgenommen worden ist. Durch die Lipoproteinlipase, die die Triglyceride in Glycerin und Fettsäuren spaltet, werden sie aus dem Blut entfernt (Klärung des Plasmas, das nach fettreichen Mahlzeiten durch die Chylomikronen getrübt ist).
- **β-Lipoproteine** (LDL-Proteine) enthalten viel Cholesterol. Sie entstehen durch den Abbau der Prä-β-Lipoproteine (VLDL-Proteine) unter Einbau von Cholesterol. Bei Erhöhung dieser Lipoproteinfraktion besteht ein erhöhtes Risiko für eine Atherosklerose (Arteriosklerose). Hierbei lagern sich Lipide an den Arterieninnenwänden ab und verengen so die Gefäße. Die LDL-Proteine werden deshalb auch manchmal als „böses Cholesterin" bezeichnet und stellen den Hauptrisikofaktor für Herzinfarkte dar.

▓ α-**Lipoproteine** (HDL-Proteine) enthalten viel Protein. Sie werden in der Leber gebildet und sind in der Lage, Cholesterol auf der Gefäßwand wieder abzutransportieren. Ein hoher Anteil an HDL-Proteinen erniedrigt daher ein Atherossklerose-Risiko.

Insgesamt ist festzuhalten, dass je höher der Cholesterolgehalt der einzelnen Lipoproteine ist, desto höher ist auch der Risikofaktor für eine Atherosklerose. Am höchsten bei einer LDL und IDL, geringer bei einer VLDL und am geringsten bei einer Chylomikronenzunahme.

Eine Erhöhung der Blutfettwerte nennt man Hyperlipoproteinämie, wobei eine oder mehrere Lipoproteinfraktionen erhöht sein können.

Nach Ursachen unterscheidet man:

▓ primäre (genetisch bedingt)

▓ sekundäre (durch Grunderkrankung wie Diabetes, Übergewicht, Alkoholabusus verursachte) Hyperlipoproteinämie. Je nach Erhöhung einer Lipoproteinart differenziert man noch in fünf Typen.

6.5.1   Clofibrinsäure und Clofibrat-Analoga

Clofibrat war die erste Substanz, die gegen Hyperlipoproteinämie eingesetzt wurde. Im Organismus wird sie schnell zu Clofibrinsäure, der eigentlichen Wirkform, abgebaut. Diese senkt einen erhöhten Triglyceridblutspiegel um ca. 30 %. Weiterhin wird durch eine Steigerung der Lipoproteinlipaseaktivität besonders die Fraktion der VLDL gesenkt. Wegen einer erhöhten Gesamtmortalität (Lebertumoren) und der Bildung von Gallensteinen ist die Substanz schon längere Zeit nicht mehr im Handel. Im Augenblick sind nur noch Clofibrinsäure-Derivate im Handel, wozu Etofibrat (*Lipo-Merz®) und Etofyllinclofibrat (*Duolip®) gehören. Beide Substanzen sind Ester der Clofibrinsäure und werden niedriger dosiert als das Clofibrat.

Zu den Clofibrat-Analoga zählen Bezafibrat (*Cedur®), Fenofibrat (*Lipanthyl®, Normalip®) und Gemfibrozil (*Gevilon®).

Sie senken den LDL-Blutspiegel, erhöhen den HDL-Blutspiegel effektiver als Clofibrat.

Die Nebenwirkungen sind ähnlich dem Clofibrat. Gastrointestinale Störungen, wie Erbrechen, Übelkeit und Völlegefühl, myotoxische Erscheinungen, wie Muskelkrämpfe und -schwäche sowie Leberfunktionsstörungen können auftreten.

Kontraindikation besteht bei Lebererkrankungen und bei Niereninsuffizienz. Insgesamt sind die Fibrate den CSE-Hemmern bezüglich der Senkung des Cholesterinspiegels deutlich unterlegen.

6.5.2   Nicotinsäure und Nicotinsäureanaloga

Hohe Dosen von Nicotinsäure vermindern die Synthese der Lipoproteine. Nebenwirkungen sind Magen-Darm-Beschwerden, Juckreiz und Leberschäden. Eingesetzt wird das Xantinolnicotinat mit der Arzneispezialität Complamin® spezial.

Etofibrat (*Lipo-Merz®) stellt den Glykoldiester von Clofibrinsäure und Nicotinsäure dar. Strukturverwandt mit der Nicotinsäure ist Acipimox (*Olbemox®).

6.5.3 Colestyramin

Colestyramin (*Quantalan®) ist ein basischer Ionenaustauscher, der im Darm Gallensäuren bindet. Diese an das Austauscherharz gebundenen Gallensäuren werden dann mit den Fäzes ausgeschieden. Gallensäuren sind aber auch die Voraussetzung, dass Nahrungsfette emulgiert werden. Deshalb kann kein exogenes, mit der Nahrung aufgenommenes Cholesterol resorbiert werden. Da weiterhin der Organismus den durch die erhöhte Ausscheidung entstandenen Gallensäurenbedarf durch Synthese von Gallensäuren aus Cholesterol deckt, sinkt der Cholesterolspiegel. Nebenwirkungen sind vor allem Fettresorptionsstörungen, die zu Avitaminosen der fettlöslichen Vitaminen A, D, E, K und Steatorrhoe (Fettstuhl) führen. Auch ist an Resorptionsstörungen gleichzeitig verabreichter Arzneimittel zu denken. Ein entsprechend wirkendes Präparat ist das *Colestid® (Colestipol).

6.5.4 CSE-Hemmer

Sie stellen die heute am häufigsten eingesetzte Gruppe dar. Verschiedene Wirkstoffe vermögen durch Blockade eines Schlüsselenzyms direkt in die Biosynthese des Cholesterols einzugreifen, man bezeichnet sie daher als CSE-Hemmer (= **C**holesterol**s**ynthese**e**nzym-Hemmer) oder – spezifischer – als HMG-CoA-Reduktase-Hemmer. Das Enzym Hydroxymethylglutaryl-Coenzym-A-Reduktase (HMG-CoA-Reduktase) ist das Schlüsselenzym der Cholesterolbiosynthese. Durch Hemmung dieses Enzyms sinkt die Cholesterolkonzentration im Plasma. Die Synthese anderer Steroide, die über die gleichen Syntheseschritte laufen, soll durch die spezifischen Enzymblocker nicht beeinflusst werden.
Handelsnamen:
Lovastatin   (*Mevinacor®)
Simvastatin   (*Denan®, *Zocor®)
Pravastatin   (*Liprevil®, *Pravasin®)
Fluvastatin   (*Cranoc®, *Locol®)
Atorvastatin (*Sortis®).

6.6 Abwehrfunktionen des Blutes

Zur Abwehr körperfremder Stoffe (Erreger wie Viren, Bakterien, aber auch Tumorzellen u. a.) gibt es im Organismus spezifische und unspezifische Mechanismen. Unspezifische Mechanismen können fremde Substanzen ohne vorherigen Kontakt unschädlich machen, während bei spezifischen Mechanismen ein vorausgegangener Erstkontakt nötig ist. Je nachdem, ob der Abwehrmechanismus an bestimmte Zellen gebunden ist oder nicht, unterscheidet man weiterhin zelluläre und humorale Abwehrmechanismen.

6.6.1 Unspezifische humorale Abwehr

6.6.1.1 Komplementsystem

Das Komplementsystem (komplement, lat. = Ergänzung) besteht aus einer Reihe von Enzymen, die in einer bestimmten Reihenfolge miteinander reagieren und beim Ablauf von Entzündungen, bei der Abwehr von Erregern und bei Antigen-Antikörper-Reaktionen eine Rolle spielen. Wirkungen des Komplementsystems sind z. B. Histamin-Freisetzung aus Mastzellen und basophilen Granulozyten, Serotonin-Freisetzung aus Thrombozyten, Steigerung der Gefäßpermeabilität und Enzym-Freisetzung aus Granulozyten.

6.6.1.2 Interferone

Interferone werden als Folge einer Wechselwirkung zwischen Viren und Körperzellen freigesetzt. Sie verleihen anderen Zellen einen unspezifischen Schutz gegen Viren (s. Kap. 10.5). Bei verschiedenen virusbedingten Krebserkrankungen kommt Interferon-β zum Einsatz (*Fiblaferon®), bei schubweise verlaufender Multipler Sklerose rekombinantes Interferon-β-1b (*Betaferon®) sowie Interferon-β-1a (*Avonex®). Interferon-α2 (*Referon®-A) ist zugelassen für verschiedene Leukämieformen, malignes Melanom, Hepatitis B und C u. a., ebenso wie das Interferon-α-2b (*IntronA®), das für eine ähnliche Indikation eingesetzt wird. Als Zusatztherapie zur Verringerung der Häufigkeit von schweren Infektionen bei Patienten mit chronischer Granulomatose (geschwulstartige Bindegewebswucherungen) wurde Interferon-γ-1b zugelassen (*Imukin®).

6.6.1.3 Lysozym

Lysozym wird beim Zerfall phagozytierender Zellen frei und kann die Wände grampositiver Bakterien hydrolytisch spalten.

6.6.2 Unspezifische zelluläre Abwehr

Die Phagozytose ist die Form der unspezifischen zellulären Abwehr und wird von Mikrophagen (neutrophile und eosinophile Granulozyten) und Makrophagen (Monozyten) durchgeführt. Die Fremdstoffe werden hierbei dem Zytoplasma „einverleibt" und dadurch unschädlich gemacht.

6.6.3 Spezifische humorale Abwehr

Eine spezifische Abwehrreaktion des Organismus gegenüber fremden Substanzen stellen Antigen-Antikörper-Reaktionen dar. Unter Antigenen versteht man hierbei körperfremde Substanzen, die im Blut und im Gewebe immunologische Abwehrmaßnahmen hervorrufen und die Bildung von spezifischen Antikörpern stimulieren. Diese entstehen also erst nach Kontakt des Antigens mit den Zellen, die Antikörper produzieren. Außerdem werden so genannte „Gedächtniszellen" gebildet, die ein Antigen dann auch noch nach Jahren wieder erkennen. Die für die Antikörperproduktion wichtige Blutzellgruppe sind die B-Lymphozyten.

Antikörper sind Globuline, die auch als Immunglobuline (Ig) bezeichnet werden. Man unterscheidet fünf Gruppen von Immunglobulinen (Ig G, Ig A, Ig D, Ig M, Ig E). Merke: MAGDE. Mengenmäßig überwiegt der Anteil an Ig G. *Beriglobin® wird aus der γ-Globulinfraktion des menschlichen Serums gewonnen und enthält die Antikörper, die normalerweise im Serum des Erwachsenen vorkommen. Es wird zur Prophylaxe bei Virusinfektionen, besonders zur Hepatitisprophylaxe eingesetzt; der Schutz hält etwa vier Wochen an.

6.6.4   Spezifische zelluläre Abwehr

Die spezifische zelluläre Abwehr, zu deren Aktivierung ebenfalls ein Erstkontakt nötig ist, wird von den T-Lymphozyten übernommen (Killer-T-Zellen). Die T-Lymphozyten können darüber hinaus Stoffe freisetzen (Lymphokine), die wiederum andere phagozytierende Zellen (Makrophagen, Mikrophagen) aktivieren.

6.6.5   Immunsuppressiva

Verschiedene medizinische Indikationen erfordern eine Unterdrückung des körpereigenen Abwehrsystems. Die ersten therapeutisch nutzbaren Wirkstoffe fanden sich bei den Ciclosporinen, einer Gruppe biologisch aktiver Stoffwechselprodukte von Bodenpilzen *(Tolypocladium inflatum)*. Ciclosporin A (*Sandimmun®; *Cicloral®) ist zugelassen zur Vermeidung von Abstoßungsreaktionen nach Herz-, Lungen- und Nierentransplantationen sowie zur Behandlung einer Reihe von Autoimmunerkrankungen.

Ein weiteres zugelassenes Immunsuppressivum für den Einsatz nach Nierentransplantationen ist Muromonab-CD 3 (*Orthoclone® OKT 3), das aus Mauszellen entwickelte monoklonale Antikörper gegen menschliche T-Lymphozyten enthält. In Kombination mit Ciclosporin und eventuell Glucocorticoiden kommt der aus Penicilliumarten gewonnene Wirkstoff Mycophenolatmofetil (*CellCept®) nach Nierentransplantationen zum Einsatz. Ganz neu auf dem Markt ist Tacrolimus (*Prograf®), ein aus einer Streptomycesart isoliertes Makrolid. In Kombination mit Corticosteroiden soll es zur Prophylaxe und Behandlung der Abstoßungsreaktion nach Leber- und Nierentransplantationen dienen. Dem Tacrolimus strukturell ähnlich ist Sirolimus (*Rapamune®), das ebenfalls zur Vorbeugung der Organabstoßung bei Nierentransplantationen zugelassen ist.

6.6.6   Immunstimulantien

Zur Steigerung der unspezifischen körpereigenen Abwehr, insbesondere zur Vorbeugung häufig rezidivierender Infekte der Atem- oder der Harnwege, werden im Bereich der Selbstmedikation verschiedene Pflanzenextrakte eingesetzt. Hierher gehören vor allem Fertigarzneimittel, die u. a. Extrakte verschiedener Echinacea-Arten enthalten. Die Aufbereitungskommission kam jedoch zu dem Ergebnis, dass die Wirksamkeit von Zubereitungen aus Echinaceae purpureae radix (= Wurzel des Purpursonnenhutes) und

E. angustifoliae radix (= Wurzel des schmalblättrigen Sonnenhutes) bei den beanspruchten Anwendungsgebieten nicht belegt ist und die therapeutische Anwendung nicht empfohlen werden kann.

Für E. pallidae radix nennt die Aufbereitungsmonographie die Indikation „Unterstützende Therapie grippeartiger Infekte", für E. purpureae herba „Innerlich zur unterstützenden Behandlung rezidivierender Infekte im Bereich der Atemwege und der ableitenden Harnwege; äußerlich bei schlecht heilenden, oberflächlichen Wunden."

Als Nebenwirkungen sind allergische Reaktionen vom Soforttyp möglich.

Beispiele Echinacea-haltiger Handelspräparate zur oralen Anwendung sind:

Echinacin® (E. purpureae herba)

Esberitox® mono (E. purpureae herba)

Pascotox® mono (E. pallidae radix)

Echinacea-ratiopharm liquid (E. purpurae herba).

7 Arzneimittel mit Wirkung auf Herz und Blutgefäße

7.1 Anatomie und Physiologie des Herzens

Die Aufgabe des Herzens ist es, das Blut durch den Körper zu pumpen. Das menschliche Herz wiegt ca. 300 g und hat etwa die Größe einer geballten Faust. Man unterteilt das Herz in eine linke und rechte Hälfte. Beide Teile bestehen jeweils aus einem Vorhof (Atrium) und einer Kammer (Ventrikel). Das venöse Blut, das aus der Körperperipherie zum Herzen kommt, tritt über die Hohlvene (Vena cava) in den rechten Vorhof ein und wird von der rechten Kammer über die Lungenschlagader (Truncus pulmonalis) zur Lunge gepumpt. Dort findet dann beim Atmen der Gasaustausch CO_2 gegen O_2 statt. Über die Lungenvenen (Venae pulmonales) fließt das arterielle Blut zum linken Vorhof und wird von der linken Kammer über die Aorta wieder in den peripheren Blutkreislauf gepumpt. Abbildung 7.1 zeigt die Gliederung von Körper- und Lungenkreislauf.

Das Herz wird zum Schutz von einem Herzbeutel (Perikard) umgeben, dessen äußere Schicht aus Bindegewebe besteht und mit dem Zwerchfell verwachsen ist. Die Herzwand besteht aus drei Schichten

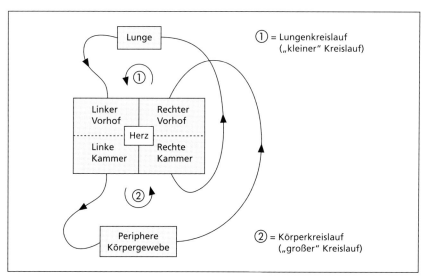

Abb. 7.1 Lungen- und Körperkreislauf des Herzens

a) Endokard (Herzinnenhaut)
b) Myokard (Herzmuskel)
c) Epikard (Herzaußenhaut).

Das Myokard ist die eigentliche Herzmuskulatur. Es besteht aus einer Sonderform quergestreifter Muskulatur. Im Inneren des Herzens sorgen die vier Herzklappen dafür, dass das Blut nur in eine Richtung fließen kann.

Das Herz zeichnet sich durch ein eigenes autonomes Erregungsbildungs- und Erregungsleitungssystem aus. Das Erregungsbildungszentrum ist der Sinusknoten an der Eintrittsstelle der Vena cava superior in den rechten Vorhof. Von dort läuft die Erregung zum **atrio**ventrikulären Knoten (AV-Knoten) an der Kontaktstelle Vorhof/Kammer und von dort über die Hisschen Bündel, Kammerschenkel in die Purkinje-Fasern, sodass alle Herzmuskelfasern mit der Erregungsleitung verbunden sind. Der Sinusknoten sorgt für die rhythmische Kontraktion des Herzens. Die Kontraktionsphase bezeichnet man als Systole, die Erschlaffungsphase als Diastole. Die normale Reizfrequenz des Sinusknotens liegt bei etwa 70 Reizen pro Minute (Pulsfrequenz). Fällt der Sinusknoten aus, übernimmt der AV-Knoten mit einer Frequenz von 40 bis 60 Reizen pro Minute die Erregungsbildung oder bei dessen Ausfall springen tertiäre Zentren mit noch langsamerer Frequenz ein. Neben dieser autonomen Reizbildung im Herzen greifen Sympathikus und Parasympathikus regulierend in die Erregungsvorgänge ein, ohne sie jedoch primär auszulösen.

Die Ausbildung eines Aktionspotentials im Herzen unterscheidet sich von der einer normalen Nervenfaser (S. Kap. 3.1.2). Die Summe aller Potentialverläufe während eines Herzschlages sind leicht messbar, können als Elektrokardiogramm (EKG) aufgezeichnet und zur Diagnose von Herzerkrankungen ausgewertet werden.

Die Blutversorgung des Herzmuskels erfolgt von „außen" über die Koronararterien. Sie entspringen aus der Aorta kurz nach deren Austrittsstelle aus dem Herzen.

7.2   Erkrankungen des Herzens

7.2.1   Herzrhythmusstörungen

Eine Erhöhung der Herzschlagfrequenz über 100 pro Minute nennt man Tachykardie, eine Erniedrigung unter 60 pro Minute Bradykardie. Bei Arrhythmie schlägt das Herz nicht mehr gleichmäßig. Zusätzliche Herzschläge außer der Reihe werden als Extrasystolen bezeichnet. Erregungsbildungsstörungen unterteilt man in nomotop, wenn sie im Sinusknoten auftreten, und heterotop, wenn sie von anderen Zentralen ausgehen.

7.2.1.1   Nomotope Herzrhythmusstörungen

Sinustachykardien kommen vor bei Aufregung, Belastung, Herzinsuffizienz sowie nach Schock und Herzinfarkt. Sinusbradykardien findet man im Ruhezustand bei Leistungssportlern sowie bei Schilddrüsenunterfunktion.

7.2.1.2 Heterotope Herzrhythmusstörungen

Heterotope Rhythmusstörungen werden noch einmal unterteilt in supraventrikuläre und ventrikuläre Formen. Die supraventrikuläre (oberhalb des Ventrikels) paroxysmale (anfallsartige) Tachykardie (Herzjagen) kann psychisch bedingt sein, aber auch organische Gründe haben (Herzinfarkt, Hypokaliämie). Unter Vorhofflattern versteht man Vorhofkontraktionen mit Frequenzen von 200 bis 300 pro Minute, schnelleres Flattern bis zu 600 pro Minute nennt man Vorhofflimmern.

Ventrikuläre Extrasystolen können ebenfalls psychisch oder organisch bedingt sein. Sie treten auf bei Schädigungen des Myokards (Herzmuskels) und bei Koronarsklerose.

Ventrikuläre Tachykardien wie Kammerflattern und Kammerflimmern sind lebensbedrohend und können zum Herzstillstand führen, da das Herz seine Pumpfunktion nicht mehr wahrnehmen kann. Als Gründe kommen Myokardschädigungen, ungenügende Sauerstoffversorgung (Ischämie), Unterkühlung oder ein Unfall mit elektrischem Strom in Frage.

Auch die Erregungsleitung kann gestört sein. Man unterscheidet drei Fälle von Erregungsleitungsstörungen:

- Die Erregungsleitung ist verzögert.
- Die Erregungsleitung ist teilweise blockiert (partieller Block).
- Die Erregungsleitung ist vollständig blockiert (totaler Block).

Ist der atrioventrikuläre Knoten blockiert (AV-Block), so dauert es eine Weile, bis ein anderes Zentrum die Erregungsbildung übernimmt. Die Folge sind Mangeldurchblutung im Gehirn und Ohnmacht durch Sauerstoffmangel (Adams-Stokes-Anfall).

7.2.2 Herzinsuffizienz

Bei einer Herzinsuffizienz (Herzleistungsschwäche) kann das Herz die von der Peripherie verlangte Pumpleistung nicht mehr erfüllen. Daraus entsteht ein Missverhältnis aus dem Blutbedarf des Körpers und der Blutmenge, die das Herz bereitstellen kann. Die allgemeine Leistungsfähigkeit nimmt ab. Die Gründe dafür können sein:

7.2.2.1 Mechanische Faktoren

- Langdauernde Überbelastung des Herzens wegen erhöhten Widerstands (z. B. Hypertonie),
- Herzklappenfehler,
- Ausfall von Herzmuskelfasern (nach Herzinfarkt),
- Herzrhythmusstörungen,
- Behinderung der Herztätigkeit durch Verengung des Perikards.

7.2.2.2 Biochemische Faktoren

- Ungenügende Koronardurchblutung (Koronarinsuffizienz),
- Unzureichende Umwandlung von chemischer in mechanische Energie.

Die Herzinsuffizienz kann entweder den rechten, den linken oder beide Teile des Herzens betreffen. Bei einer Rechtsinsuffizienz kommt es zu einer Stauung im großen Kreislauf, der Druck in den Venen ist erhöht, sodass Plasmawasser aus den Gefäßen austritt. Die Folge sind Ödeme, vor allem in den Beinen und in der Bauchhöhle (Aszites). Bei der Linksinsuffizienz tritt der Stau im Lungenkreislauf auf, es entsteht ein erhöhter Lungenvenendruck. Die Folge sind Atemnot, Dyspnoe und Lungenödem (Merke: **L**inksherzinsuffizienz = **L**ungenödem). Man spricht von Asthma cardiale. Allgemeine Symptome einer Herzinsuffizienz sind Herzvergrößerung (zur Kompensation der verringerten Leistung), häufig auch nächtlicher Harndrang und eine geringere Belastungsfähigkeit des Herzens. Der Organismus versucht die Insuffizienz durch verschiedene Maßnahmen zu kompensieren:

- Schnellere Schlagfrequenz und Verstärkung des Myokards,
- Verengung der Gefäße zur Erhöhung des Blutdruckes,
- Na^+- und Wasserretention zur Erhöhung des Blutvolumens.

7.2.3 Koronare Herzerkrankungen

Koronare Herzerkrankungen sind die häufigste Todesursache in den Industrieländern. Zu diesen Erkrankungen zählen:

a) Angina pectoris
b) Herzinfarkt.

Sie werden den ischämischen Herzerkrankungen (IHK) zugerechnet. Risikofaktoren sind Rauchen, Übergewicht, Hypertonie, Hyperlipoproteinämie und Diabetes mellitus. Bei Vorliegen von drei dieser Risikofaktoren ist die Lebenserwartung bereits erheblich verringert.

Eine Beeinträchtigung der Versorgung des Herzmuskels mit Blut beginnt mit dem Auftreten einer Atherosklerose in den Koronargefäßen (Koronarsklerose). Die Sauerstoff-Versorgung ist beeinträchtigt, es kommt zu einem Missverhältnis zwischen Sauerstoff-Angebot und Sauerstoff-Verbrauch. Diesen Zustand nennt man Angina pectoris. Bei körperlicher Belastung des Patienten, bei fortgeschrittener Erkrankung auch im Ruhezustand oder im Stresszustand kann der Sauerstoffbedarf des Myokards nicht mehr gedeckt werden, es kommt zum Angina-pectoris-Anfall mit Todesängsten und starken Schmerzen im Brustraum, die charakteristisch in den linken Arm ausstrahlen. Ist die Blutzufuhr durch eine Koronararterie dann völlig unterbunden, stirbt der nicht mehr versorgte Teil des Myokards wegen der mangelnden Sauerstoffzufuhr ab (Nekrose) und vernarbt. Das abgestorbene Muskelgewebe wird durch unspezifisches Bindegewebe ersetzt, das allerdings selbst keine Kontraktionskraft mehr besitzt. Dieses Krankheitsbild nennt man Herzinfarkt. Ist das abgestorbene Gebiet nur klein, kann der Infarkt unbemerkt überlebt werden, ist es groß, besteht Lebensgefahr oder es tritt der sofortige Tod ein.

Symptome eines Herzinfarkts sind:

- Vernichtungsschmerz hinter dem Brustbein,
- Ausstrahlung des Schmerzes in Hals, Schulter und Arme,

– Todesangst
– kalter Schweiß,
– meist Absinken des Blutdrucks.

7.2.4 Wirkungen von Arzneimitteln am Herzen

Die Wirkungen von Arzneimitteln am Herzen werden mit der folgenden Nomenklatur ausgedrückt:

- Beeinflussung der Herzfrequenz:
  chronotrope Wirkung
- Beeinflussung der Kontraktionskraft:
  inotrope Wirkung
- Beeinflussung der Erregungsbildung:
  bathmotrope Wirkung
- Beeinflussung der Erregungsleitung:
  dromotrope Wirkung.

Die Beeinflussung kann dabei verstärkend (positiv) oder vermindernd (negativ) sein. Beispiel: Erhöht ein Arzneimittel die Pulsfrequenz, so wirkt es positiv chronotrop.

7.3 Anatomie und Physiologie der Blutgefäße

7.3.1 Aufbau des Blutgefäßsystems

Das Blutgefäßsystem dient dem Transport des Blutes vom Herzen in die Lunge (kleiner Kreislauf oder Lungenkreislauf), wo das Hämoglobin mit Sauerstoff beladen wird. Nach dem Rücktransport zum Herzen wird dieses arterielle Blut vom Herzen in alle anderen Körperteile (großer Kreislauf oder Körperkreislauf) gepumpt, um die Gewebe mit Blut zu versorgen. Während nahezu 100 % des Blutes im kleinen Kreislauf durch die Lungen fließen, findet im großen Kreislauf eine Verteilung des Blutstromes statt. Abbildung 7.2 zeigt dieses schematisch für den Ruhezustand.

Die Blutgefäße werden in zwei große Gruppen unterteilt. Blutgefäße, die Blut vom Herzen weg leiten, heißen Arterien; solche, die Blut zum Herzen hinleiten, nennt man Venen. Im Körperkreislauf ist arterielles Blut mit Sauerstoff beladen und hellrot, venöses Blut dagegen sauerstoffarm und dunkelrot. Im Lungenkreislauf ist es genau umgekehrt, hier ist das arterielle Blut, das von der rechten Herzhälfte zur Lunge fließt, dunkelrot und das venöse, frisch mit Sauerstoff beladene Blut hellrot. Die größte Arterie des Körpers ist die Aorta, die das Blut, das die linke Herzhälfte in den Körperkreislauf pumpt, auffängt. Die Aorta verzweigt sich dann in kleinere Arterien und noch kleinere Arteriolen und schließlich in die arteriellen Kapillaren (Durchmesser 5 bis 15 µm), aus denen der Stoffaustausch mit den Gewebezellen stattfinden kann. Im Kapillargebiet tritt eine große Menge des Plasmawassers mit den in ihm gelösten Stoffen aus dem Gefäßsystem aus. Die Gewebezellen werden so mit Nährstoffen versorgt, gleichzeitig können sie „Abfall-

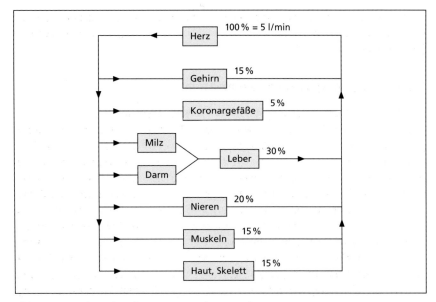

Abb. 7.2 Verteilung des Blutstroms im Ruhezustand

stoffe" (Stoffwechselprodukte) abgeben. Der größte Teil des Plasmawassers wird dann von den venösen Kapillaren wieder aufgenommen und abtransportiert. Die venösen Kapillaren vereinigen sich zu größeren Venolen und schließlich zu den Venen, die zum Herzen zurückführen. Die Venen besitzen im Beinbereich so genannte Venenklappen, die den Blutfluss nur in eine Richtung ermöglichen.

Unter „Shunt-Gefäßen" versteht man arterio-venöse Kurzschlüsse, die das Kapillargebiet von der Blutzirkulation ausschließen.

7.3.2 Regulation des Kreislaufsystems

Der Körper ist in der Lage, sein Kreislaufsystem so zu verändern, dass es den jeweiligen Bedürfnissen möglichst optimal angepasst ist. Wird z. B. in einem Organ kurzfristig viel Blut benötigt, kann durch Weitstellung der Blutgefäße in diesem Organ die Durchblutung erhöht werden, während andere, in diesem Augenblick nicht so wichtige Organe weniger stark durchblutet werden. Weiterhin kann auch die Geschwindigkeit, mit der das Blut fließt (Herzzeitvolumen), den jeweiligen Bedürfnissen angepasst werden. Zur Selbstregulation der Durchblutungsintensität einzelner Organe gibt es wiederum mehrere Wege. Beim Anfall großer Mengen an Stoffwechselprodukten (z. B. CO_2) werden die Blutgefäße weitgestellt (Vasodilatation) und das Organ besser durchblutet. Außerdem können auch gefäßaktive Substanzen freigesetzt werden, die die Blutgefäße verengen (Angiotensin) oder erweitern können (Histamin, Kinine). Die zentrale Kontrolle des Herz-Kreislauf-Systems obliegt dem Vasomotorenzentrum in der Medulla oblongata, weitere

Regulationszentren sitzen im Hypothalamus und im Cortex: Die Beeinflussung der Gefäßtätigkeit kann entweder nerval (Sympathikus, Parasympathikus) oder hormonal (Adrenalin) erfolgen.

7.3.3 Der Blutdruck

Der Blutdruck ist der Druck mit dem das Blut durch die Arterien fließt.

Das linke Herz pumpt das Blut in den großen Körperkreislauf. Dieser Pumpvorgang geschieht durch rhythmische Kontraktionen der linken Herzkammer. Die Kontraktionsphase wird als Systole, die Dilatationsphase zum Füllen der linken Herzkammer als Diastole bezeichnet. Trotz dieses rhythmischen Pumpens fließt das Blut nicht in Schüben durch die Gefäße, da die Arterien in der Lage sind, mit Hilfe ihrer elastischen Gefäßwände die Pumpschübe abzufangen. In den peripheren Arterien kann man noch eine rhythmische Veränderung des Druckes registrieren, mit dem das Blut vorwärts getrieben wird. Der von der Systole herrührende Druck wird als systolischer, der von der Diastole ausgehende als diastolischer Blutdruck bezeichnet. Für die Armarterie (Arteria brachialis), bei der der Blutdruck am einfachsten zu messen ist, liegt der normale systolische Blutdruck für einen jungen Menschen bei 120 mmHg, der diastolische Blutdruck liegt bei etwa 80 mmHg. Mit zunehmendem Alter steigt vor allem der systolische Druck. Der Blutdruck kann darüber hinaus auch aus vielen Gründen schwanken. Tagsüber ist er normalerweise höher als in der Nacht. Physische Einflüsse (Aufregung beim Blutdruckmessen) erhöhen systolischen und diastolischen Wert, körperliche Belastung vor allem den systolischen Druck.

Der Blutdruck ist eine einfach zu bestimmende Größe, die jeder Mensch zur Vorsorge von Herz-Kreislauf-Erkrankungen regelmäßig kontrollieren sollte. Hierzu ist kein Arztbesuch nötig. In den Apotheken werden Messgeräte zur Blutdruckmessung angeboten, deren Preis wohl bald bei größerer Verbreitung nicht mehr viel über dem einer Badezimmerwaage liegen wird. Außerdem bieten viele Apotheken die Möglichkeit der Blutdruckmessung an. Dieses ist ein Beispiel, wie die Apotheken zur Entlastung der Ärzte und Dämpfung der Kosten beitragen können. Außerdem kann das als zusätzliche Vorsorgemaßnahme angesehen werden.

Zur Messung des Blutdrucks wird das indirekte Verfahren nach Riva-Rocci (Arzt aus Pavia, 1863 bis 1937) angewandt. Dazu wird eine Druckmanschette um den Oberarm gelegt und mit einem Ball so aufgepumpt, dass der angezeigte Druck höher als der erwartete systolische Wert liegt. Die Oberarmarterie ist abgebunden, das arterielle Blut kann nicht fließen. Das Ventil der Armmanschette wird nun langsam geöffnet, der Druck sinkt. Unterschreitet der Manschettendruck den systolischen Blutdruck, beginnt das Blut stoßartig zu fließen. Diesen Blutfluß kann man mit einem Stethoskop hören (Korotkoff-Geräusch). Manche Blutdruckgeräte wandeln diesen Ton auch in ein optisches Signal um, was vor allem älteren Menschen die Messung erleichtert. Der Manschettendruck wird nun weiter gesenkt. Unterschreitet er den diastolischen Wert, kann das Blut nun ungehindert fließen, das Geräusch verschwindet wieder. Werden bei der Blutdruckmessung in der Apotheke oder zu Hause Werte gefunden, die über den jeweiligen Normwerten liegen, dann muss unverzüglich ein Arzt zur Abklärung der Ursachen aufgesucht werden.

Daneben werden in Apotheken noch Blutdruckmessgeräte für das Handgelenk angeboten (s. Medizinproduktekunde).

7.3.4 Der Flüssigkeitsaustausch im Kapillargebiet

Im Kapillargebiet sind die dünnen Gefäßwände für das Plasmawasser und die in ihm gelösten Substanzen durchlässig, während große Moleküle (z. B. Proteine) diese Barriere nicht überwinden können. Der vom Herzen stammende hydrostatische Blutdruck beträgt in den arteriellen Kapillaren etwa 40 bis 45 mmHg. Bei diesem Druck würde das Plasmawasser durch die Kapillarwand in den Interstitialraum (Zellzwischenraum) abgepresst, wenn sich nur Plasmawasser in den Gefäßen befinden würde. Das Plasmaeiweiß kann aber nicht durch die Kapillarwände durchtreten. Es hält Plasmawasser in den Gefäßen zurück und übt somit einen onkotischen (kolloidosmotischen) Druck von 25 bis 30 mmHg aus, der dem hydrostatischen Druck entgegengerichtet ist. Als Summe dieser beiden Effekte resultiert ein Druck von etwa 10 bis 20 mmHg, der Plasmawasser aus dem Gefäß ins Gewebe abpresst (Gewebsdruck = hydrostatischer Druck außerhalb der Kapillare). In den venösen Kapillaren ist der hydrostatische Blutdruck auf 10 bis 15 mmHg abgefallen. Da der kolloidosmotische Druck des Plasmaeiweißes mit 25 bis 30 mm Hg-Säule höher ist als der hydrostatische Blutdruck in den Venen, bewirkt das einen Sog. So werden ca. 90 % des Flüssigkeitsvolumens (nach Abgabe von Sauerstoff und Nährstoffen) wieder in die venösen Kapillaren aufgenommen (Abb. 7.3). Ein kleiner Teil (ca.

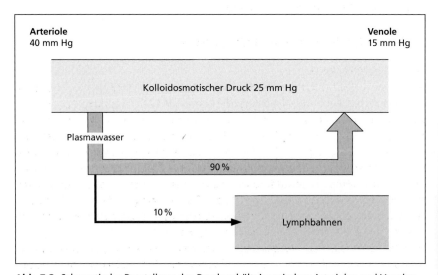

Abb. 7.3 Schematische Darstellung des Druckverhältnis zwischen Arteriolen und Venolen

10 %) des Plasmawassers und kleinere Proteine, die in der Lage sind, die Kapillarwand zu passieren, werden zusätzlich über die so genannten Lymphgefäße abtransportiert. Die Lymphgefäße ähneln den Venen und haben auch Klappen. Die Lymphe aus der unteren Körperhälfte, die außerdem noch die aus der Fettresorption stammenden Chylomikronen enthält, sammelt sich in einem großen Lymphgefäß (Ductus thoracicus), das in die großen Venen mündet. Auch die Lymphbahnen des Kopf-, Hals- und Armbereiches enden hier. In die Lymphbahnen sind in Abständen die Lymphknoten wie Filter eingebaut. Sie reinigen die Lymphe durch Phagozytose und bilden die Lymphozyten. Eine Schwellung oder Vergrößerung eines Lymphknotens ist ein diagnostischer Hinweis für eine im Körper vorliegende Krankheit (z. B. Entzündungen, Krebs). Ist dieses Flüssigkeitsaustauschsystem gestört und tritt vermehrt Plasmawasser in den Interstitialraum aus, so spricht man von einem Ödem. Es gibt vielfältige Ursachen für das Auftreten eines Ödems:

- Kardiales Ödem:
  Beim Vorliegen einer Herzinsuffizienz staut sich das Blut in den Venen und erhöht so den hydrostatischen Druck („Venendruck"). Ist dieser Druck genau so groß wie der onkotische Druck, kann das Plasmawasser nicht mehr zurück in das Blutgefäßsystem gesogen werden und verbleibt im Interstitialraum.
- Hepatisches Ödem:
  Die Leber synthetisiert Serumalbumin. Albumin ist dasjenige Protein, das in erster Linie zum onkotischen Druck beiträgt. Bei einer Reduktion der Albuminmenge kommt es also zum Abfall des onkotischen Druckes und zur Verminderung des Sogeffektes. Auch bei einer portalen Hypertonie, einem Blutstau in der Pfortader vor der Leber, kann es zu Ödemen im Bauchraum (Aszites) kommen.
- Hungerödem:
  Bei Eiweißmangel in der Nahrung kommt es auf Dauer ebenfalls zu Ödemen, da der onkotische Druck erniedrigt ist (Kwashiorkor).

7.3.5   Krankheiten des Gefäßsystems

7.3.5.1   Hypertonie

Hypertonie ist eine krankhafte Erhöhung des Blutdruckes. Von einem Bluthochdruck spricht man heute schon bei einem Blutdruck von $\geq$ 140/90 mm Hg. Bei diesem Wert ist die Indikation zur Behandlung bereits gegeben. Eine Übersicht über die Hypertoniestadien gibt Tabelle 7.1. In etwa 80 % der Fälle ist die Ursache der Hypertonie unbekannt, man spricht von einer „essentiellen" (primären oder genuinen) Hypertonie. Die häufigste Form der Hypertonie mit bekannter Ursache (sekundäre Hypertonie) ist die renale Hypertonie, bei der die Niere vermehrt Renin produziert, was eine Freisetzung von Angiotensin nach sich zieht (s. Kap. 9.8.5). Dieses wirkt gefäßkontrahierend und dadurch blutdruckerhöhend. Außerdem besteht ein sicherer Zusammenhang zwischen der erhöhten Aufnahme von Kochsalz und dem Auftreten von Hypertonien.

Hochdruckpatienten haben eine deutlich verminderte Lebenserwartung. Eine Hypertonie gilt als absoluter Risikofaktor bei der Atherosklerose (Arteriosklerose), beim Herzinfarkt und beim Schlaganfall (Apoplexie).

Tab. 7.1 Übersicht über Hypertoniestadien

Klassifikation	Systolisch (mm Hg)	diastolisch (mm Hg)
Optimal	< 120	< 80
Normal	< 130	< 85
Hochnormal	130–139	85–89
Schweregrad 1	140–159	90–99
Schweregrad 2	160–179	100–109
Schweregrad 3	≥ 180	≥ 110

7.3.5.2 Hypotonie

Eine Hypotonie liegt bei einem systolischen Blutdruck unter 100 mm Hg und einem diastolischen Wert unter 60 mm Hg vor. Die Lebenserwartung von Hypotonikern ist im Vergleich zu Normotonikern erhöht. Eine therapeutische Behandlung ist nur dann notwendig, wenn Symptome wie Schwindelgefühle, Schwarzwerden vor den Augen, Schweißausbrüche und Schwächegefühle den Patienten beeinträchtigen. Eine Hypotonie tritt häufig bei plötzlichem Lagewechsel (schnelles Aufstehen am Morgen) auf. Man bezeichnet diese Form als orthostatische Hypotonie (auch kurz Orthostase oder orthostatische Dysregulation).

7.3.5.3 Schock

Beim Schock wird durch Weitstellung der Blutgefäße oder große Blutvolumenverluste der Blutdruck stark verringert, sodass die Durchblutung lebenswichtiger Organe nicht mehr ausreicht.

7.3.5.4 Periphere Durchblutungsstörungen

Störungen der peripheren Durchblutung können nervös bedingt sein (Angioneuropathien) oder durch Gefäßverschluss entstehen (z. B. Atherosklerose). Bei der Arteriosklerose bildet sich zunächst im Inneren des Gefäßes ein Ödem der Gefäßwand aus, in das sich Lipide des Blutes einlagern. Die Durchblutung der nachfolgenden Gewebe ist dadurch stark beeinträchtigt. Ein wichtiger Risikofaktor für das Auftreten arterieller Durchblutungsstörungen und Gefäßverschlüsse ist das Rauchen. Besonders betroffen sind die Beinarterien. Als Folge der Mangeldurchblutung kommt es zunächst zu Schmerzen in den Beinen und dann zum Absterben mangelversorgter Gewebe (Nekrose, Raucherbein).

Eine weitere periphere Gefäßerkrankung sind Varizen (Krampfadern). Die Venen sind erweitert, sodass die Venenklappen nicht mehr schließen können. Der Bluttransport des venösen Blutes in Richtung Herz ist somit beeinträchtigt, das Blut kann auch in umgekehrter Richtung fließen. Varizen finden sich besonders häufig an den Beinen und im Analbereich (Hämorrhoiden).

7.4 Positiv inotrope Arzneimittel

Positiv inotrope Arzneimittel erhöhen die Herzschlagkraft. Sie sind indiziert bei Herzinsuffizienz.

7.4.1 Herzglykoside

Die positiv inotrope Wirksamkeit bestimmter Pflanzenextrakte ist schon seit 200 Jahren bekannt. Folia Digitalis, Semen Strophanthi und Bulbus Scillae enthalten Substanzen, die aus einem Nichtzuckeranteil = Aglykon (oder bei Herzglykosiden genin) und einem Zuckeranteil bestehen und wegen ihrer spezifischen pharmakologischen Wirksamkeit allgemein als Herzglykoside bezeichnet werden. Diese Substanzen werden auch heute noch häufig bei Herzinsuffizienz eingesetzt.

Die Wirkung der Herzglykoside kann wie folgt beschrieben werden:
- positiv inotrop (die Herzschlagkraft ist erhöht),
- negativ chronotrop (die Schlagfrequenz ist vermindert, die Diastole ist verlängert, das Herz wird besser gefüllt),
- negativ dromotrop (die Reizleitung ist vermindert),
- positiv bathmotrop (die Reizbildung ist erhöht).

Die Ausbildung von heterotopen Erregungen (also von anderen Zentren als dem Sinusknoten ausgehend) ist begünstigt, es kann zu Extrasystolen und Kammerflimmern kommen. Dieses ist die gefährlichste Nebenwirkung der Herzglykoside. Herzglykoside haben eine geringe therapeutische Breite. Die Dosierung der Präparate muss daher individuell erfolgen, eine dauernde Blutspiegelkontrolle während der Glykosidtherapie ist sinnvoll. In der Apotheke muss bei der Abgabe dieser Präparate darauf hingewiesen werden, dass die Dosierungsvorschriften exakt eingehalten werden müssen. Da es sich bei den Patienten meist um ältere Menschen handelt, muss sichergestellt sein, dass die Patienten wissen, wie sie ihre Präparate einzunehmen haben. Neben der mündlichen Aufklärung sollte zusätzlich immer eine schriftliche Dosierungsanweisung mitgegeben werden. Der Patient muss informiert sein, dass es sich bei den Herzglykosiden um hochwirksame Arzneimittel handelt, die ihm nur dann optimale Hilfe bringen, wenn er sie sachgerecht anwendet. Ihm muss weiterhin klar sein, dass er sich in Lebensgefahr begibt, wenn er eigenmächtig von den Dosierungsrichtlinien abweicht.

Bei Unterdosierung mit Herzglykosiden wird die Herzinsuffizienz nicht ausreichend kompensiert, es treten Ödeme in den Beinen oder Atembeschwerden auf.

Bei Überdosierung sind erste Symptome Übelkeit und Appetitlosigkeit, weiterhin typische Sehstörungen. Am Herzen treten Herzrhythmusstörungen (Extrasystolen, Kammerflimmern) auf.

Der Wirkungsmechanismus der Herzglykoside ist noch nicht vollständig geklärt. Herzglykoside hemmen die Kalium-Natrium-Pumpe, die aktiv Kalium-Ionen im Austausch gegen Natrium in die Herzmuskelzelle pumpt. Die Kalium-Konzentration in der Zelle sinkt. Als Folge wird in der Muskelzelle Calcium freigesetzt, das die Herzmuskelfaser zur Kontraktion bringt (Merke: viel Calcium – große Kontraktionskraft). Die Herzglykosid-Wirkung kann also durch Gabe von Kaliumsalzen oder die Blockade des freigesetzten Calciums abgeschwächt werden. Bei Überdosierung können daher Kalium-Salze intravenös eingesetzt oder zur Verringerung der Calcium-Konzentration EDTA oder Citrat gegeben werden. Als Gegenmittel gegen die durch Herzglykoside hervorgerufenen Arrhythmien hat sich Phenytoin bewährt. Weiterhin lässt sich der enterohepatische Kreislauf der Digitalisglykoside durch Colestyramin (*Quantalan®) unterbrechen, das die Glykoside an seiner Oberfläche bindet.

Die verschiedenen Herzglykoside wirken alle qualitativ gleich, unterscheiden sich aber erheblich in ihren pharmakokinetischen Eigenschaften.

7.4.1.1 Digitalisglykoside

Digitalisglykoside stammen aus den beiden Pflanzen Digitalis purpurea und Digitalis lanata. Die drei Aglyka in den natürlichen Glykosiden sind Digitoxigenin, Gitoxigenin und Digoxigenin. An Zuckern kommen vor Digitoxose, Acetyldigitoxose und Glucose. Die wichtigsten natürlichen Glykoside sind in Tabelle 7.2 angeführt.

Von den genannten Glykosiden haben Digitoxin (*Digimerck®) und Digoxin (*Lanicor®) therapeutische Bedeutung. Aus Digoxin wurden partialsynthetisch Metildigoxin (*Lanitop®) und Acetyldigoxin (*Novodigal®) hergestellt, die heute die am häufigsten verwendeten Digitalispräparate sind. Sie unterscheiden sich in ihren pharmakokinetischen Eigenschaften (Zeit bis Wirkungseintritt, Wirkungsdauer, täglicher Wirkungsverlust und Bioverfügbarkeit). Die Latenzzeit bis zum Wirkungseintritt ist dann von Bedeutung,

Tab. 7.2 Übersicht über die wichtigsten natürlichen Glykoside

Purpureaglykosid A	**DIGI –**	Dig – Dig – Dig – Glu
Digitoxin	**DIGI –**	Dig – Dig – Dig
Purpureaglykosid B	**GITO –**	Dig – Dig – Dig – Glu
Gitoxin	**GITO –**	Dig – Dig – Dig
Lanatosid A	**DIGI –**	Dig – Dig – Acedig – Glu
Lanatosid B	**GITO –**	Dig – Dig – Acedig – Glu
Lanatosid C	**DIGO –**	Dig – Dig – Acedig – Glu
Digoxin	**DIGO –**	Dig – Dig – Dig
Aglyka	**DIGI**	Digitoxigenin
	GITO	Gitoxigenin
	DIGO	Digoxigenin
Zucker	Dig	Digitoxose
	Acedig	Acetyldigitoxose
	Glu	Glucose

wenn die Herzglykoside intravenös verabreicht werden. Nach i.-v.-gabe von Digitoxin tritt die Wirkung erheblich langsamer (starke Plasmaeiweißbindung) ein als nach Gabe von Digoxin und seinen Derivaten. Andererseits ist die Abklingquote von Digoxin und seinen Derivaten schneller als die von Digitoxin. Die Halbwertszeit von Digoxin liegt bei etwa 1,5 bis 2 Tagen. Bei Niereninsuffizienz ist sie verlängert und kann bis zu einer Woche betragen, während die Elimination von Digitoxin nicht wesentlich vermindert ist. Bei der oralen Anwendung bestimmt die Bioverfügbarkeit, wie viel der verabreichten Dosis zur Wirkung kommt. Digoxin und seine Derivate haben allgemein eine geringere Bioverfügbarkeit als Digitoxin. Weiterhin spielt die galenische Qualität der Arzneiform eine entscheidende Rolle. Für alle Herzglykoside gilt, dass eine Vielzahl von Interaktionen mit anderen, gleichzeitig verabreichten Arzneimitteln auftreten können. So kann die Digitalisresorption durch gleichzeitige Einnahme von Antazida, Aktivkohle oder Abführmitteln verringert werden oder die Toxizität durch kaliumausscheidende Diuretika oder die Gabe von Ca-Salzen erhöht werden. Eine Aufzählung aller Interaktionen ist an dieser Stelle nicht möglich, es sollte aber Routine werden, bei der Abgabe eines Arzneimittels an einen digitalisierten Patienten mögliche Interaktionen zu kontrollieren und auszuschließen.

7.4.1.2 Scillaglykoside

Das aus Scillaglykosiden gewonnene Proscillaridin (*Talusin®) wird oral nur zu ca. 25 % resorbiert. Es wirkt rasch, wobei die Kumulationsgefahr gering ist. Es wird nur noch selten eingesetzt.

7.4.2 Phosphodiesterase-Hemmer

Das Imidazolderivat Enoximon (*Perfan®) sowie Amrinon (*Wincoram®) und Milrinon (*Corotrop®) wirken am Herzen positiv inotrop und an den Gefäßen vasodilatatorisch (daher der Name Inodilatatoren aus **ino**trop + Vaso**dilatator**). Diese Wirkungen beruhen auf einer selektiven Hemmung des Enzyms Phosphodiesterase und der damit verbundenen erhöhten Freisetzung von Calciumionen aus den intrazellulären Speichern. Indikation ist Kurzzeitbehandlung schwerer Herzinsuffizienz, wenn andere Mittel nicht wirksam sind. Für den Apothekenalltag sind sie nicht von Bedeutung.
Ein weiterer neuer Phosphodiesterase-Hemmer mit der Indikation „ischämische Herzkrankheit" ist Trapidil (*Rocornal®).

7.5 Antiarrhythmika

Antiarrhythmika sind Arzneimittel, die gegen Herzrhythmusstörungen eingesetzt werden. Sie setzen die Erregungsbildung und Erregungsleitung im Reizleitungssystem des Herzens herab. Sie wirken negativ bathmotrop und negativ dromotrop.
Entsprechend der Auswirkungen, die sie auf Abläufe in den Herzmuskelzellen haben, werden sie unterteilt. Die Begriffe Aktionspotential und Refraktärzeit spielen hier eine Rolle. Das Aktionspotential besteht aus Depolarisation und Repolarisation.

Ausgelöst wird ein Aktionspotential durch die Verschiebung von Elektrolyten nach einem Impuls. Danach strömen Natrium-Ionen und Calcium-Ionen in die Herzmuskelzelle ein und Kalium-Ionen treten aus der Herzmuskelzelle aus (Depolarisation). Dadurch erfolgt eine Kontraktion der Herzmuskelzellen. Während dieser Zeit und auch noch kurz danach kann die Zelle keine weiteren Reize aufnehmen (Refraktärzeit). Das bedeutet, sie ist unempfänglich für einen zu diesem Zeitpunkt ankommenden Reiz. Erst wenn der alte Zustand der Ionenverteilung erreicht ist (Repolarisation), kann sie wieder reagieren. Je nach Auswirkung auf das Aktionspotential und Refraktärzeit werden die Antiarrhythmika in vier Klassen unterteilt.

7.5.1 Membranstabilisierende Antiarrhythmika der Klasse I

Diese hemmen den Einstrom von Natrium-Ionen in die Zellen, sie werden deshalb auch als membranstabilisierende Antiarrhythmika bezeichnet und verringern die Reizleitungsgeschwindigkeit (negativ dromotrop). Man unterteilt sie in die Klassen Ia–Ic.

7.5.1.1 Klasse Ia

Sie blockieren den Natrium-Einstrom und hemmen den Kalium-Ausstrom.
Dadurch wird die Dauer des Aktionspotentials verlängert. Zu den Wirkstoffen dieser Gruppe gehören Chinidin, Disopyramid, Ajmalin und Prajmalium.

Chinidin

Chinidin ist ein Diastereomeres des Chinins und kann durch chemische Umwandlung aus Chinin gewonnen werden. Es vermindert die Überleitungsgeschwindigkeit, senkt die Herzfrequenz und bewirkt eine periphere Gefäßdilatation, die das Herz entlastet. Nebenwirkungen sind Übelkeit und Erbrechen sowie Überempfindlichkeitsreaktionen wie Agranulozytose. Bei Patienten mit Herzinsuffizienz ist zu beachten, dass Chinidin weiterhin eine negativ inotrope Wirkung besitzt, sodass schwere Myokardschäden auftreten können. Die Bioverfügbarkeit von Chinidin und ebenso seine Eliminationsgeschwindigkeit schwanken sehr stark. Ein Handelspräparat ist *Chinidin-Duriles®.

Disopyramid

Disopyramid (*Rythmodul®, *Diso-Duriles®) wirkt ähnlich wie Chinidin, es hat die gleichen Indikationen. Die Nebenwirkungen im Gastrointestinalbereich sind geringer und in erster Linie parasympatholytisch (Mundtrockenheit, Harnverhalten).

Ajmalin

Ajmalin sollte wegen seiner schlechten Resorbierbarkeit nach oraler Gabe nur parenteral angewandt werden. Prajmalium, ein Derivat des Ajmalins, wird besser resorbiert (*Neo-Gilurytmal®). Nebenwirkungen sind Leberschäden sowie Leitungsstörungen bis hin zum totalen Block.

7.5.1.2 Klasse Ib

Sie hemmen den Einstrom von Natrium-Ionen, erhöhen den Ausstrom von Kalium-Ionen. Dadurch ist die Dauer des Aktionspotentials verkürzt.

Lidocain

Lidocain (*Xylocain®), ursprünglich ein Lokalanästhetikum, ist das Mittel der Wahl bei ventrikulären Extrasystolen und ventrikulären Tachykardien. Es hemmt die Reizleitung in den Purkinje-Fasern. Wegen seines großen First-pass-Effektes – bei der ersten Leberpassage wird der größte Teil bereits metabolisiert – kann Lidocain nur parenteral angewendet werden. Vorteilhaft ist, dass der Blutdruck nur wenig gesenkt wird. Nebenwirkungen bei zu schneller Infusion sind Schwindel und Krämpfe. Verwandte Substanzen mit ähnlicher Wirkung sind Tocainid (*Xylotocan®) und Mexiletin (*Mexitil®).

Phenytoin

Das Antiepileptikum Phenytoin wird vor allem bei Arrhythmien eingesetzt, die als Folge von Digitalis-Überdosierungen auftreten. Nebenwirkungen sind Schwindel und Benommenheit. Handelspräparate sind *Epanutin® und *Phenhydan®.

7.5.1.3 Klasse Ic

Sie nehmen eine Zwischenstellung zwischen den oben angeführten Gruppen ein. Das Aktionspotential ist kaum verändert, die Refraktärzeit ein wenig verlängert. Die bekanntesten Wirkstoffe sind das Flecainid und das Propafenon.

Flecainid

Flecainid (*Tambocor®) wird oral rasch resorbiert. Es hat eine gute Bioverfügbarkeit. Als Nebenwirkungen treten Schwindel, Übelkeit, Doppeltsehen und Kopfschmerz auf.

Propafenon

Propafenon (*Rytmonorm®, *Rytmo-Puren®) besitzt einen ausgeprägten First-pass-Effekt, die Bioverfügbarkeit beträgt nur ca. 50 %.
Nebenwirkungen sind Schwindel, Augenflimmern, Übelkeit, Mundtrockenheit, Potenzstörungen, Cholestase.

7.5.2 Antiarrhythmika der Klasse II (β-Sympatholytika, β-Blocker)

Sie wirken negativ dromotrop und negativ bathmotrop. Dadurch ist der Herzschlag verlangsamt.
Propranolol (*Dociton®)
Atenolol (*Tenormin®)
Metoprolol (*Beloc Zok®)
Andere siehe Kapitel Kap. 3.3.3.

7.5.3 Antiarrhythmika der Klasse III

Sie hemmen den Ausstrom von Kalium-Ionen aus den Zellen. Dadurch wird die Dauer des Aktionspotentials verlängert. Zu dieser Gruppe gehören die Wirkstoffe Amiodaron, Sotalol.

7.5.3.1 Amiodaron

Amiodaron (*Cordarex®) ist ein jodhaltiges Antiarrhythmikum, das bei supraventrikulären und ventrikulären Rhythmusstörungen eingesetzt wird. Da Nebenwirkungen häufig sind (Hornhautverfärbung, Lichtempfindlichkeit, Schilddrüsenfunktionsstörungen), sollte es nur eingesetzt werden, wenn andere Substanzen wirkungslos sind.

7.5.3.2 Sotalol

Sotalol ist ein β-Blocker, mit Amiodaron ähnlicher Wirkung. Als Fertigarzneimittel steht das *Sota-Puren® zur Vefügung.

7.5.4 Antiarrhythmika der Klasse IV (Verapamil, Diltiazem, Gallopamil)

Calcium-Antagonisten verlangsamen den Einstrom von Calcium-Ionen in die Zelle. Dadurch vermindert sich die Erregungsbildung und die -ausbreitung. Sie wirken negativ bathmotrop und negativ dromotrop. Der Herzschlag ist verlangsamt (s. Kap. 7.9.3).

Verapamil (*Isoptin®) wird zur Behandlung supraventrikulärer Tachykardien und Extrasystolen eingesetzt. Wegen des großen First-pass-Effektes müssen bei der oralen Therapie viel höhere Dosen gegeben werden als bei parenteraler Anwendung. Bei zu schneller Injektion kann es zu Blutdruckabfall kommen.

Gallopamil (*Procorum®), ein Analogon des Verapamils und Diltiazem (*Dilzem®) sind weitere Substanzen mit gleicher Wirkung.

7.5.5 Andere Antiarrhythmika

7.5.5.1 Digitalis (Herzglykosid)

Herzglykoside wirken negativ dromotrop und sind das Mittel der Wahl bei Vorhofflattern und Vorhofflimmern. Sie sind weiterhin geeignet zur Therapie der paroxysmalen supraventrikulären Tachykardie (s. Kap. 7.4.1) bei älteren Menschen. Bei ventrikulären Arrhythmien sind Herzglykoside wegen der Gefahr des Kammerflimmerns kontraindiziert.

7.5.5.2 Adenosin

Adenosin (*Adrekar®) wird in erster Linie in der Klinik eingesetzt. Es eignet sich zur Behandlung supraventrikulärer paroxysmaler Tachykardien, vor allem, wenn andere Antiarrhythmika (z. B. Verapamil) nicht angezeigt sind. Es besitzt eine sehr geringe Halbwertszeit von < 10 s und wird als Bolus-Injektion (Bolus = Klumpen) i. v. verabreicht (Initialdosis ca. 3 mg innerhalb von 2 Sekunden). Die Wirkung tritt sehr rasch innerhalb von 60 Sekunden ein.

Weiterhin: Adrenalin beim Herzstillstand, PSL wie Atropin zur Anhebung der Herzfrequenz.

7.6 Arzneimittel gegen ischämische Herzerkrankungen

Bei ischämischen Herzerkrankungen ist der Herzmuskel nur unzureichend mit Sauerstoff versorgt. Als Folge entstehen Angina pectoris und Herzinfarkt (s. Kap. 7.2.3). Um dieses Missverhältnis zwischen Sauerstoffangebot und Sauerstoffbedarf zu beheben, kann prinzipiell zweierlei geschehen: Die Sauerstoffzufuhr kann verbessert werden oder der Sauerstoffbedarf des Myokards kann durch Entlastung gesenkt werden.

7.6.1 Salpetersäure-Ester

Ester der Salpetersäure wie das Nitroglycerin gehören zu den wirksamsten Arzneimitteln im akuten Angina-pectoris-Anfall. Die Bezeichnung „Nitrate" für diese Stoffgruppe ist ebenso falsch wie die Bezeichnung „Koronardilatatoren". Im Angina-pectoris-Anfall sind die Koronararterien bereits maximal erweitert, sodass sie durch Nitroglycerin nicht noch weiter geöffnet werden können. Die Wirkung scheint eher in einer Erweiterung peripherer Gefäße zu bestehen, wodurch der venöse Rückstrom zum Herzen sinkt und das Herz entlastet wird. Der Sauerstoff-Bedarf des Myokards wird also herabgesetzt und der Angina-pectoris-Anfall durchbrochen. Nitroglycerin (*Nitrolingual®, *Corangin®) wird im Angina-pectoris-Anfall perlingual in Form von Zerbeißkapseln oder als Spray eingesetzt. Ist der Angina-pectoris-Patient nicht mehr in der Lage, die Kapsel selbst zu zerbeißen, kann man als erste Hilfe den Kapselinhalt auf die Mundschleimhaut ausgießen. Gefährdete Patienten sollten grundsätzlich immer Nitroglycerinkapseln mit sich führen.

Als Nebenwirkungen treten nach der Anwendung von Nitroglycerin häufig heftige Kopfschmerzen auf, die auf die Gefäßdilatation zurückzuführen sind.

Wegen seiner kurzen Wirkdauer ist Nitroglycerin ein Arzneimittel, das vor allem für die Anwendung im Anfall gedacht ist. Zur Prophylaxe eignen sich Depot-Präparate, die den Wirkstoff kontinuierlich so freisetzen, dass ein ausreichend hoher Nitroglycerin-Spiegel über längere Zeit aufrechterhalten wird. Hier ist vor allem die transdermale Applikation mittels eines Membranpflasters (*Nitroderm TTS®) zu nennen. Zur Prophylaxe von Angina-pectoris-Anfällen sind auch andere Salpetersäure-Ester geeignet wie Isosorbiddinitrat (*Isoket®, *duranitrat®, *ISDN Hexal®), Isosorbidmononitrat (*Coleb-Duriles®, *Conpin®, *IS 5 mono-Ratiopharm®, *Monit-Puren®) und Pentaerythrityltetranitrat (*Dilcoran 80®).

7.6.1.1 Molsidomin

Molsidomin weist einen ähnlichen Wirkungsmechanismus wie die Nitrate auf. Es senkt die Vorlast effektiver, jedoch ist der Wirkungseintritt langsamer. Daher kann es nur zur Prophylaxe, nicht zur Anfallskupierung eingesetzt werden.

Bei Molsidomin handelt es sich um eine Prodrug. Die Wirksubstanz NO wird erst über mehrere Stufen im Körper gebildet. *Corvaton® ist ein gängiges Präparat in der Apotheke.

7.6.2 Calcium-Antagonisten

Calcium-Antagonisten oder Calcium-Kanalblocker hemmen den Einstrom von Calcium in die Zelle. Die Kontraktilität der Myokardfasern ist dadurch herabgesetzt, der Sauerstoff-Bedarf ist gesenkt. Außerdem wird der periphere Gefäßwiderstand durch Erweiterung der Arterien herabgesetzt. An den Koronararterien können sie Koronarspasmen lösen. Calcium-Antagonisten werden bei Bluthochdruck, Herzrhythmusstörungen und Angina pectoris eingesetzt.

7.6.2.1 Dihydropyridine

Nifedipin (*Adalat®) und seine Strukturverwandten Nitrendipin (*Bayotensin®), Nimodipin (*Nimotop®), Nicardipin (*Antagonil®), Isradipin (*Lomir®, *Vascal®), Felodipin (*Modip®, *Munobal®), Nisoldipin (*Baymycard®) und Nilvadipin (*Nivadil®), Amlodipin (*Norvasc®) Lacidipin (*Motens®), Lercanidipin (*Corifeo®, *Carmen®) wirken hauptsächlich gefäßerweiternd. Ihre negativ inotrope Wirkung am Herzen wird kompensiert durch eine reflektorische Sympathikusaktivierung, die zu einer Pulsbeschleunigung führt. Nebenwirkungen sind zu starker Blutdruckabfall, Kopfschmerzen und Schwindelgefühl. Nifedipin sollte nicht während der Schwangerschaft verabreicht werden.

7.6.2.2 Verapamil

Verapamil (*Isoptin®) und sein Analogon Gallopamil (*Procorum®) wirken im Gegensatz zu Nifedipin negativ chronotrop und negativ bathmotrop. Es sollte daher nicht bei Bradykardie eingesetzt werden. Indikationen sind Hypertonie, Angina pectoris und Tachyarrhythmien.

7.6.2.3 Diltiazem

Diltiazem (*Dilzem®) gleicht in seiner Wirkungsweise dem Verapamil. Auch Diltiazem ist während einer Schwangerschaft kontraindiziert.

7.6.3 β-Sympatholytika

β-Sympatholytika (s. Kap. 3.3.3) werden zur Prophylaxe des Angina pectoris-Anfalls eingesetzt. Sie verringern den Sauerstoffbedarf des Herzens durch Verlangsamung der Herzfrequenz und Reduktion der Kontraktilität und sind besonders effektiv bei erhöhter körperlicher oder emotionaler Belastung.

7.6.4 Andere Koronartherapeutika

Dipyridamol (*Curantyl®) bewirkt am gesunden Herzen eine Dilatation der Koronargefäße. Da aber im Angina pectoris-Anfall die Koronargefäße bereits maximal erweitert sind, wirken diese Präparate im akuten Anfall nicht. Im Gegenteil scheint ihre Anwendung den Anfall noch verstärken zu können, da auch die Myokardgefäße, die nicht von der Ischämie betroffen sind, dilatiert werden und so der ohnehin schon sauerstoffarmen

Region Blut entziehen (Steal-effect). In Kombination mit Acetylsalicylsäure wird es immer noch als Thrombozytenaggregationshemmer eingesetzt (*Aggrenox®). Indikation ist die Vorbeugung von thrombotisch bedingten Schlaganfällen.

7.7 Arzneimittel gegen Durchblutungsstörungen

Bei Arzneimitteln, die gegen Durchblutungsstörungen eingesetzt werden, kann unterschieden werden zwischen solchen, die am sympathischen Nervensystem angreifen und anderen, die ihren Angriffspunkt direkt an der glatten Gefäßmuskulatur besitzen.

7.7.1 Am Sympathikus angreifende Substanzen

Diese Arzneimittelgruppe wird ausführlich im Kapitel Nervensystem (s. Kap. 3.3) besprochen. Zur Behandlung von Durchblutungsstörungen werden eingesetzt:
a) Direkte β-Sympathomimetika (Buphenin),
b) Indirekte Sympatholytika (Reserpin, α-Methyldopa).

7.7.2 Xanthin-Derivate

Pentifyllin (Cosaldon® retard mono) ist ein dem Coffein ähnliches Xanthin-Derivat. Sein Metabolit, das Pentoxifyllin (*Trental®), findet ebenfalls bei peripheren Durchblutungsstörungen Einsatz. Diese Mittel sind aber nur bei Gefäßspasmen sinnvoll, nicht bei obstruktiven Gefäßerkrankungen, wenn die Gefäße verstopft sind.

7.7.3 Zerebrale Vasodilatatoren

In den letzten Jahren sind eine Reihe neuer Arzneimittel entwickelt worden, die zur Verbesserung der Gehirndurchblutung und des Hirnstoffwechsels angeboten werden. Die Wirksamkeit dieser Präparate ist sehr umstritten. Viele Patienten erhoffen sich Hilfe gegen Vergesslichkeit, ältere Menschen Ausbleiben von Senilität und manche Eltern gar bessere Schulleistungen ihrer Kinder. Leider werben einige Hersteller solcher Präparate sogar mit derartigen Versprechungen, sodass dann in der Apotheke häufig nach solchen „Wundermitteln" gefragt wird. Es gibt keine „Hirn-Anabolika", Prüfungen müssen durch Lernen bestanden werden, und Möglichkeiten, trotz zunehmenden Alters geistig jung zu bleiben, gibt es viele – sicherlich aber nicht in Form von regelmäßiger Einnahme solcher Arzneimittel, deren Wirksamkeit noch nicht eindeutig nachgewiesen ist. Als Vasodilatatoren werden neben den genannten Präparaten aus den Gruppen der Sympathikus-beeinflussenden Arzneimittel und der Xanthin-Derivate weiterhin folgende Mittel verwendet:

*Sibelium®   (Flunarizin)
*Ophdilvas®   (Vincamin)

Helfergin®	(Meclofenoxat)
*Normabrain®	(Piracetam)
*Nootrop®	(Piracetam)
Ginkgo 405®	(Ginkgoextrakte)
Tebonin forte®	(Ginkgoextrakte).

Insgesamt positiver beurteilt werden:

*Bufedil®	(Buflomedil)
*Defluina®	(Buflomedil)
*Dusodril®	(Naftidrofuryl)
*Naftilong®	(Naftidrofuryl).

Indikationen sind zentrale und periphere Durchblutungsstörungen.

7.7.4 Prostaglandin E$_1$

Alprostadil (Prostaglandin E$_1$) ist als *Minprog® 500 im Handel und wird bei Neugeborenen mit bestimmten Herzanomalien, so genannten „blue babies", zum Offenhalten des Ductus arteriosus Botalli eingesetzt. Eine galenische Weiterentwicklung des Alprostadil zu einer stabileren Cyclodextrin-Komplexverbindung ist unter dem Handelsnamen *Prostavasin® zur Behandlung der chronisch arteriellen Verschlusskrankheit im Stadium III und IV zugelassen.

7.7.5 Prostacyclin-Analoga

Prostacycline (s. auch Kap. 9.8.3) hemmen die Aggregation, Adhäsion und Freisetzungsreaktionen der Thrombozyten. Sie erweitern Arteriolen und Venolen. Iloprost (*Ilomedin®) ist das erste Prostacyclin-Analogon, das für die Behandlung schwerer Durchblutungsstörungen zugelassen wurde. Da es infundiert werden muss, ist es für eine Dauertherapie wenig geeignet.

7.8 Venenmittel

7.8.1 Mittel gegen Krampfadern

Krampfadern (Varizen), (Krampfaderbildung = Varikosis) entstehen meist auf Grund einer Bindegewebsschwäche. Die oberflächlichen Beinvenen sind erweitert und treten hervor. Die Venenklappen schließen nicht mehr richtig, es kommt zu einem venösen Blutstau mit den Folgen einer Ödembildung, Venenentzündung (Thrombophlebitis) und Unterschenkelgeschwüren (Ulcus cruris varicosum). Das Gesamtkrankheitsbild heißt variköser Symptomenkomplex. Zur Therapie von Krampfadern eignen sich neben der operativen Entfernung der Venen oder deren Verödung allgemeine Maßnahmen wie Gewichtsreduktion, Radfahren, Schwimmen, Beingymnastik sowie das Tragen von Stützstrümpfen. Die Wirksamkeit einer medikamentösen Therapie ist umstritten. Zur oralen Behandlung werden Präparate verwendet, die Aescin (Essaven®, Venostasin®) oder Flavonderivate wie Rutosid (Venoruton®) enthalten. Daneben werden Arzneimittel mit Trokkenextrakt aus rotem Weinlaub eingesetzt (Antistax®). Sie sollen die Permeabilität der Kapillaren herabsetzen und den venösen Rückstrom verbessern. Sowohl Aescin als auch Weinlaubextrakte werden äußerlich in Form von Salben oder Gelen eingesetzt (Opino N®, Reparil®, Antistax®). Weitere Präparate, die zur Behandlung des varikösen Symptomenkomplexes eingesetzt werden, sind Bencyclan (*Fludilat®) und Calciumdobesilat (*Dexium®).

Bei einer Venenentzündung (Thrombophlebitis) sind die Gefäßwände entzündet. Dadurch besteht die Gefahr einer Thrombusbildung. Löst sich solch ein Thrombus, besteht die Gefahr einer Lungenembolie oder eines Schlaganfalls (Apoplexie). Die Therapie besteht in Ruhigstellung des Beines, kühlenden Umschlägen (Rivanollösung), Gelen, der Gabe von Antikoagulantien (ASS 100®). Die Thrombophlebitis gehört auf alle Fälle in ärztliche Behandlung.

7.8.2 Mittel gegen Hämorrhoiden

Hämorrhoiden sind Erweiterungen analer Venen. Sie entstehen häufig als Folge chronischer Verstopfung. Die Symptome sind abhängig vom Entwicklungsstadium der Hämorrhoiden:

- Im Stadium I treten Juckreiz und Blutungen auf.
- Im Stadium II treten die Hämorrhoiden beim Absetzen des Stuhles nach außen, ziehen sich aber spontan wieder zurück.
- Im Stadium III ziehen sie sich nach dem Stuhlgang nicht mehr in den Enddarm zurück, können aber manuell zurückgeschoben werden.
- Im Stadium IV können sie nicht mehr in den Enddarm zurückgeschoben werden.

Die Diagnose Hämorrhoidalleiden kann immer erst nach ärztlicher Untersuchung gestellt werden, da ähnliche Symptome auch bei Rektumkarzinomen auftreten können. Zur Therapie der Hämorrhoiden eigenen sich, genau wie bei den Krampfadern, mehr Bewegung sowie operative Maßnahmen. Die Hämorrhoiden können durch Abbinden (Ligatur) oder Vereisen mit flüssigem Stickstoff entfernt werden. Auch eine Verödung (Sklerosierung) mit Polidocanol (*Aethoxysklerol®) ist möglich. Zur symptomatischen Therapie werden zahlreiche Salben, Zäpfchen und Analtampons angeboten. Diese enthalten:

- Lokalanästhetika (Kap. 3.5, Cinchocain, Polidocanol, Lidocain), die die Schmerzen lindern und dadurch auch Spasmen des Schließmuskels lösen, wodurch die Durchblutung verbessert wird. Als Nebenwirkung können bei den Anästhetika aus der Gruppe der p-Aminobenzoesäure-Derivate (s. Kap. 3.5.1) Kontaktallergien auftreten.
- Corticosteroide (Posterisan® forte, die antiphlogistisch wirken, aber wegen ihrer Nebenwirkungen (s. Kap. 9.6.1) nur kurzfristig eingesetzt werden sollen.
- Metallsalze (Zink, Aluminium, Titandioxid, Bismut), die adstringierend wirken und dadurch eine Schrumpfung des Schleimhautepithels herbeiführen.

■ Bufexamac ist ein nicht-steroidales Antiphlogistikum mit guter Wirkung.

■ Phytopharmaka wie Hamamelisextrakte, die eine mäßige antiphlogistische Wirkung besitzen.

Als Arzneiform eignet sich die Salbe generell besser als das Zäpfchen, da dieses den Analkanal zu schnell passiert und seine Wirkstoffe in erster Linie im Rektum freisetzt.

Als besondere Arzneiform gibt es so genannte Hämotamps. Hier wird das Zäpfchen bei der Herstellung mit einer Mulleinlage verbunden, die das Zäpfchen an der Stelle fixiert, an der es sich auflösen soll (*Dolo Posterine®). Weitere gängige Präparate sind Faktu akut® (Bufexamac), Hexamon®, Eulatin®.

7.9   Antihypertonika

Die Behandlung des hohen Blutdrucks ist eine symptomatische Maßnahme, die die Ursache der Blutdruckerhöhung unberücksichtigt lässt. Die medikamentöse Blutdrucksenkung ist aber eine effektive, heute sehr häufig durchgeführte Therapie für Hochdruckpatienten, die Begleitsymptome bessert und die Lebenserwartung vergrößert. Natürlich ist neben der arzneilichen Therapie eine vernünftige Lebensführung für einen optimalen Erfolg unerlässlich. Dazu gehören absolutes Rauchverbot, normales Gewicht, Vermeidung von Stress, regelmäßige (aber nicht übertriebene) körperliche Betätigung sowie Einschränkungen der Kochsalzzufuhr.

Vor allem dem Rauchen kommt eine große Bedeutung zu. Der Pharmazeut kann dabei helfen, auf die Gefahren des Rauchens hinzuweisen. Dieser Beitrag zur Erhaltung der Gesundheit ist mindestens ebenso wichtig wie die Abgabe von Arzneimitteln. Bei der Abgabe von Bluthochdruckpräparaten an einen Patienten, der beim Betreten der Apotheke noch schnell einen letzten Lungenzug macht und dann den Stummel austritt, **muss** ein Hinweis auf das Risiko des Rauchens in der für den jeweiligen Patienten am erfolgversprechendsten Form erteilt werden. Die kommentarlose Abgabe des Antihypertonikums mit dem Hintergedanken „Ob der raucht, ist seine Sache" ist verantwortungslos und degradiert die Tätigkeit in der Apotheke aufs Merkantile. Sie ist vergleichbar mit der Abgabe von Kopfschmerztabletten an jemanden, der sich ständig mit einem Hammer vor die Stirn schlägt. Begleitmaßnahmen neben der medikamentösen Behandlung spielen also hier eine sehr große Rolle.

Als Antihypertonika werden eingesetzt:

■ Diuretika,

■ β-Sympatholytika (β-Blocker),

■ Calcium-Antagonisten,

■ ACE-Hemmer,

■ AT_1-Rezeptorenblocker,

■ α_1-Rezeptorenblocker,

■ indirekte Sympatholytika,

■ Vasodilatatoren.

7.9.1   Diuretika

Diuretika sind Arzneimittel, die die Harnausscheidung erhöhen. Ihr genauer Mechanismus wird im nächsten Kapitel *(s. S. 165)* behandelt. Durch Erniedrigung der Natrium-Konzentration sinkt der periphere Gefäßwiderstand und die Gefäßmuskulatur wird unempfindlicher gegenüber sympathischen Reizen. Diuretika zur Behandlung des hohen Blutdrucks werden meist in Kombinationspräparaten eingesetzt. Ein neuerer Wirkstoff aus der Gruppe der Furopyridine ist Cicletanin (*Justar®). Wie andere Diuretika, z. B. Furosemid, vermag es die Prostacyclinsynthese zu steigern und wirkt dadurch blutdrucksenkend.

7.9.2   β-Sympatholytika (β-Blocker)

β-Sympatholytika sind in Kap. 3.3.3 ausführlich besprochen. Sie sind besonders geeignet bei Hochdruckformen, die auf hohe psychische oder körperliche Belastung zurückzuführen sind. Die Blutdrucksenkung setzt bei oraler Therapie verzögert ein und erreicht erst nach 2 bis 3 Wochen ihr volles Ausmaß. Die Wirkstoffe weisen die Endung-olol auf, Ausnahme: Sotalol. Eingesetzt werden:

*Prent®	(Acebutolol)
*Aptin-Duriles®	(Alprenolol)
*Tenormin®	(Atenolol)
*Stresson®	(Bunitrolol)
*Beloc-Zok® Herz, *Lopresor®	(Metoprolol)
*Solgol®	(Nadolol)
*Visken®	(Pindolol)
*Dociton®	(Propranolol)
*Sotalex®	(Sotalol)
*Trasicor®	(Oxprenolol)
*Brevibloc®	(Esmolol)
*Concor®	(Bisoprolol)
*Prenalex®	(Tertatolol)
*Kerlone®	(Betaxolol)
*Nebilet®	(Nebivolol)
*Betapressin®	(Penbutolol)
*Cordanum®	(Talinolol).

Ein neuerer β-Blocker, der einen zusätzlichen Angriffspunkt an α_1-Rezeptoren aufweist, ist Carvedilol (*Dilatrend®).

7.9.3   Calcium-Antagonisten

Calcium-Antagonisten hemmen den Einstrom von Calcium in die Zelle. Die Kontraktilität der Myokardfasern ist dadurch herabgesetzt. Der Sauerstoffbedarf wird so gesenkt. Außerdem wird der periphere Gefäßwiderstand herabgesetzt. An den Koronararterien können sie Koronarspasmen lösen. Calcium-Antagonisten werden bei Bluthochdruck und daneben auch bei Angina pectoris eingesetzt.

*Adalat 5/20/SL/retard,	(Nifedipin)
*Azupamil 40/80/120,	(Verapamil)
*Bayotensin/mite,	(Nitrendipin)
*Dilzem/retard,	(Diltiazem)
*Duranifin 5/10/20/10 retard/40 retard,	(Nifedipin)
*Nifedipat 5/10/retard,	(Nifedipin)
*Nifedipin Stada/ratio/Verla,	(Nifedipin)
*Nifehexal,	(Nifedipin)
*Pidilat,	(Nifedipin)
*Isoptin/mite/80/120/KHK retard,	(Verapamil)
*Verahexal,	(Verapamil)
*Nimotop S,	(Nimodipin).

Andere Calciumantagonisten

Ein weiterer verwandter Calcium-Antagonist ist Fendilin (*Sensit®).

7.9.4 ACE-Hemmer

Das Angiotensin-Converting-Enzyme (ACE) bewirkt physiologisch die Umwandlung von Angiotensin I in das aktive Angiotensin II. Angiotensin II wirkt gefäßkontrahierend und indirekt sympathomimetisch und somit blutdrucksteigernd.

Wird ACE gehemmt, resultiert daraus eine Blutdrucksenkung. Gleichzeitig unterdrücken ACE-Hemmer die Metabolisierung von Bradykinin, das unter anderem gefäßerweiternd wirkt. Eine Hemmung dieses Enzyms führt daher zur Blutdrucksenkung durch diese zwei Angriffspunkte. Da Bradykinin gleichzeitig an Entzündungsprozessen beteiligt ist, kommt es zur häufigen Nebenwirkung des Hustens.

Die Wirkstoffe weisen die Endung „-pril" auf. Gängige Fertigarzneimittel aus dieser Gruppe sind:

*Lopirin®	(Captopril)
*Cibacen®	(Benazepril)
*Dynorm®	(Cilazapril)
*Pres®, *Xanef®	(Enalapril)
*Dynacil®, *Fosinorm®	(Fosinopril)
*Coversum®	(Perindopril)
*Acerbon®, *Coric®	(Lisinopril)
*Accupro®	(Quinapril)
*Delix®, *Vesdil®	(Ramipril)
*Udrik®	(Trandolapril)
*Tanatril®	(Imidapril)
*Fempress®	(Moexipril)
*Quadropril®	(Spirapril).

Als Nebenwirkung können Nierenschäden, Blutbildveränderungen sowie Husten (s. o.), auftreten.

7.9.5 Angiotensin-II-Rezeptor-Antagonisten (AT₁-Blocker oder Sartane)

Sie gehören zu einer neuen Klasse von Arzneimitteln. Das Renin-Angiotensin-Aldosteron-System kann auch durch Angiotensin-II-Rezeptor-Antagonisten blockiert werden (Abb. 7.4).

Dadurch vermeidet man die durch Hemmung des Bradykinin-Abbaus bedingten Nebenwirkungen. Zudem wirken sie noch stärker als die ACE-Hemmer.

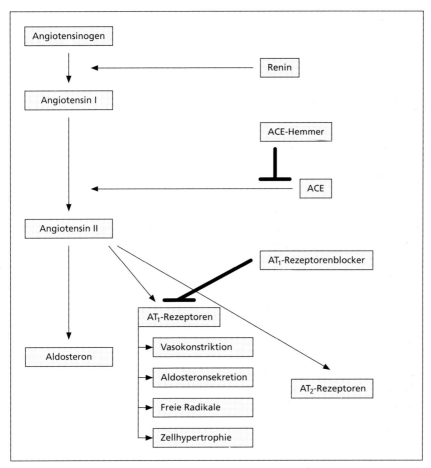

Abb. 7.4 Das Renin-Angiotensin-Aldosteon-System kann durch verschiedene Medikamente blockiert werden

*Blopress®	(Candesartan)
*Lorzaar®	(Losartan)
*Diovan®	(Valsartan)
*Teveten®	(Eprosartan)
*Karvea®	(Irbesartan)
*Micardis®	(Telmisartan).

7.9.6 α_1-Rezeptorenblocker

Sie wirken sowohl α-sympatholytisch als auch direkt gefäßerweiternd und senken somit den Blutdruck. Nebenwirkungen können vor allem bei der ersten Einnahme auftreten (Schwindel, Schweißausbrüche, orthostatische Hypotonie). Wegen des schlechten Abschneidens im Schutz vor kardiovaskulären Ereignissen und vor Herzinsuffizienz gelten sie nicht mehr als Mittel der ersten Wahl. Die Deutsche Hochdruckliga empfiehlt daher, die Neueinstellung eines Bluthochdrucks nicht mehr mit α_1-Blockern durchzuführen.

*Minipress®	(Prazosin),
*Heitrin®	(Terazosin),
*Cardular PP®, *Diblocin®	(Doxazosin),
*Andante®	(Bunazosin)

gehören zu den α-Blockern. Der selektive α-Rezeptorenblocker Doxazosin wird mit Erfolg auch bei der gutartigen Prostatavergrößerung eingesetzt.

7.9.7 Indirekte Sympatholytika (Antisympathotonika)

7.9.7.1 Reserpin

Reserpin ist ein Rauwolfia-Alkaloid und stammt aus einer indischen Pflanze *(Rauwolfia serpentina)*.

Reserpin führt zu einer Verarmung der Noradrenalin-Speicher. Die Behandlung muss einschleichend begonnen werden, da die Noradrenalin-Speicher zunächst entleert werden. Nebenwirkungen sind zentrale Effekte (Depressionen, Sedierung) und Nasenschleimhautschwellung. Es wird nur noch in Kombination mit Diuretika bei Hypertonie eingesetzt; Handelspräparate:
*Briserin®, *Modenol®.

7.9.7.2 Imidazoline

*Catapresan®	(Clonidin),
*Cynt®, *Physiotens®	(Moxonidin)

erregen zentrale α_2-Rezeptoren in der Medulla oblongata. Paradoxerweise kommt es durch diese Stimulation von α-Rezeptoren zur Blutdrucksenkung. Clonidin-Patienten müssen darauf hingewiesen werden, nie das Präparat eigenmächtig abzusetzen, da nach plötzlichem Absetzen ein gegenregulatorischer starker Blutdruckanstieg auftreten kann, der lebensgefährlich sein kann.

7.9.7.3 α-Methyldopa

Dem Wirkungsmechanismus von α-Methyldopa (*Presinol®) liegt ebenfalls eine Stimulation der zentralen α_2-Rezeptoren sowie die Ausbildung des „falschen" Neurotransmitters α-Methylnoradrenalin zugrunde.
Eventuelle Nebenwirkungen sind Fieber, hämolytische Anämien und Leberschäden.
Bevorzugt wird der Wirkstoff bei der Schwangerenhypertonie eingesetzt.

7.9.7.4 Guanethidin

Guanethidin (*Esimil®) sollte wegen starker Nebenwirkungen (orthostatische Beschwerden, Bradykardie, Darmbeschwerden) nur bei schweren Fällen von Hypertonie in der Klinik eingesetzt werden.

7.9.8 Andere Antihypertonika

7.9.8.1 Vasodilatatoren

Dihydralazin (*Nepresol®, *Depressan®) wirkt durch direkten Angriff an der Gefäßmuskulatur blutdrucksenkend. Der periphere Gefäßwiderstand wird gesenkt. Nebenwirkungen sind eine reflektorische Erhöhung der Herzfrequenz sowie zentrale Dämpfung. Eine ähnlich wirkende Substanz ist Minoxidil (*Lonolox®).
Nitroprussidnatrium (*nipruss®) wird bei Blutdruckkrisen parenteral angewendet. Die Gefäße werden durch direkten Angriff erweitert. Es ist gut steuerbar, weil die Wirkung sofort eintritt, aber nach Infusionsende ebenso plötzlich wieder aufhört.

7.9.8.2 Kombinationspräparate

Zur Behandlung der Hypertonie werden zahlreiche Kombinationspräparate angeboten. Dies ist nicht erstaunlich, da die Therapie der Hypertonie darauf abzielt, die verschiedenen Schweregrade zu erfassen und optimal zu behandeln. Im Vordergrund stehen die Kardioprotektion (Myokardinfarkt, Herzinsuffizienz), Nephroprotektion und der Schutz vor zerebrovaskulären Ereignissen (Schlaganfall). In der Stufe 1, also bei leichteren Hypertonieformen, steht die Monotherapie im Vordergrund. Dazu wird nur ein Arzneimittel entweder aus der Gruppe der β-Blocker oder Diuretika, Calcium-Antagonisten. ACE-Hemmer und AT_1-Blocker verordnet.
Verläuft die Behandlung nicht zufriedenstellend, erfolgt eine Kombination mit einem weiteren Arzneimittel.
In dieser Stufe 2 der Behandlung wird entweder ein Diuretikum mit einem weiteren Mittel der Stufe 1 kombiniert oder es wird ein Calcium-Antagonist mit einem β-Blocker oder ACE-Hemmer oder AT_1-Blocker kombiniert.
Bei nicht ausreichender Wirkung geht man in der Stufe 3 zu einer Dreierkombination über, z. B. bestehend aus einem Diuretikum + β-Blocker + Vasodilatator oder einem Diuretikum + ACE-Hemmer (oder AT_1-Blocker) + Calcium-Antagonist oder Diuretikum + Antisympathotonikum + Vasodilatator über.
Tabelle 7.3 erläutert das Therapieschema (Stand Nov. 2002). Dieses Therapieschema wird laufend überprüft und im Bedarfsfall neu angepasst. Verständlich ist, dass beson-

Tab. 7.3 Stufenschema der Hypertoniebehandlung

Monotherapie Ein Arzneimittel aus diesen Gruppen
β-Blocker Diuretikum Calcium-Antagonisten ACE-Hemmer AT_1-Blocker
Zweierkombination
Diuretikum + **β-Blocker** oder **Calcium-Antagonist** oder **ACE-Hemmer** oder **AT_1-Blocker** oder **Calcium-Antagonist** + **β-Blocker** oder **ACE-Hemmer** oder **AT_1-Blocker**
Dreierkombination
Diuretikum + β-Blocker + Vasodilatator **Diuretikum + ACE-Hemmer (oder AT_1-Blocker) + Calcium-Antagonist** **Diuretikum + Antisympathotonikum +Vasodilatator**

ders bei den Zweierkombinationen zahlreiche Präparate existieren, da diese Hypertonie-form sehr häufig vorkommt und außerdem durch Kombination von Wirkstoffen an Stelle der getrennten Verabreichung die Compliance verbessert wird. Das am häufigsten mit den einzelnen Wirkstoffgruppen eingesetzte Diuretikum ist das Hydrochlorothiazid. Hier einige Handelspräparate:

ACE-Hemmer und Hydrochlorothiazid:
*Dynorm plus®, *Acercomp®, Vesdil plus®.

Sartane und Hydrochlorothiazid:
*Blopress plus®, *CoDiovan®, *Karvezide®.

β-Blocker und Hydrochlorothiazid:
*Concor 5 plus®, *Beloc ZOK comp.®.

Calcium-Antagonisten und Hydrochlorothiazid:
*Isoptin RR plus®.

Calcium-Antagonisten und β-Blocker:
*Mobloc®, *Belnif® u.v.a. Kombinationen.

8 Arzneimittel mit Wirkung auf Niere und Harnwege

8.1 Anatomie und Physiologie der Niere

Die Niere ist das wichtigste Ausscheidungsorgan des Körpers. Aus dem Blut, das kontinuierlich durch die Niere fließt, produziert sie den Urin, in dem die auszuscheidenden Stoffe gelöst sind. Der Mensch hat zwei Nieren, die etwa 11 cm lang und 5 cm breit sind. Auf den Nieren befinden sich die Nebennieren, kleine spitzförmige Organe. Ihr Name beschreibt nur die räumliche Nähe. Die Nebennieren haben eine völlig andere Funktion (Hormonbildung) als die Nieren selbst. Anatomisch kann die Niere aufgeteilt werden in die Nierenrinde und das Nierenmark, das aus den so genannten Nierenpyramiden besteht. In den Nierenpyramiden findet die Harnproduktion statt. Die kleinste funktionsfähige Einheit ist das Nephron, von denen die Nieren etwa zwei Millionen enthalten.

Der gebildete Harn fließt über die Nierenkelche ins Nierenbecken und von dort über den Harnleiter (Ureter) zur Harnblase, wo er bis zur Harnausscheidung (Miktion) gesammelt wird. Die gesamte Niere ist zum Schutz von einer Bindegewebskapsel umgeben. Abbildung 8.1 gibt einen schematischen Überblick über den Aufbau der Niere.

Das Nephron besteht aus zwei Teilen, dem Glomerulum und dem Tubulusapparat. Das Glomerulum ist von einer Kapsel (Bowman-Kapsel) umgeben. Der Tubulusapparat kann unterteilt werden in einen proximalen Teil, der vom Glomerulum wegführt, die so genannte Henlesche Schleife, und den distalen Teil, der ins Sammelrohr führt. Proximaler und distaler Tubulus bestehen je aus einem verknäuelten Teil und einem geraden Teil. In

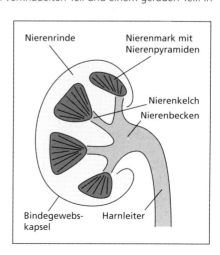

Abb. 8.1 Schematischer Überblick über den Aufbau der Niere

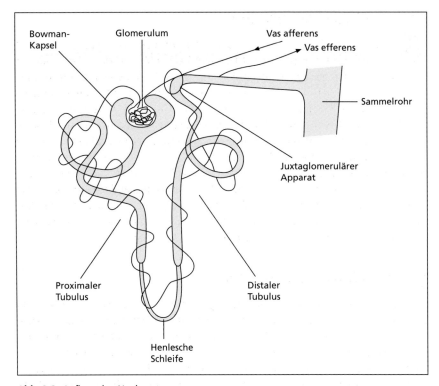

Abb. 8.2 Aufbau des Nephrons

ein Sammelrohr münden viele Nephrone. Der im Nephron gebildete Harn wird über die Sammelrohre in die Pyramidenspitzen transportiert und in die Nierenkelche weitergeleitet.

Das zum Nephron hinführende Blutgefäß bezeichnet man als Vas afferens. Es tritt in das Glomerulum ein und bildet ein Gefäßknäuel in der Bowmanschen Kapsel. Anschließend schlängelt sich das Blutgefäßsystem um den Tubulusapparat. Das vom Nephron wegführende Gefäß nennt man Vas efferens. Vor dem Eintritt ins Glomerulum befindet sich eine Kontaktstelle zwischen distalem Tubulus und Vas afferens, der so genannte juxtaglomeruläre Apparat, der für die Regulation der Nierentätigkeit Bedeutung hat.

Den Aufbau des Nephrons zeigt Abbildung 8.2.

Den Vorgang der Harnbereitung im Nephron kann man in drei Schritte unterteilen:

- glomeruläre Filtration
- tubuläre Rückresorption
- tubuläre Sekretion.

8.1.1   Glomeruläre Filtration

Im Glomerulum wird ein Filtrat aus dem durchfließenden Blut abgepresst. Als Filter wirkt die so genannte Basalmembran, die Wasser und kleine Moleküle durchlässt, während große Moleküle (z. B. Proteine) und die Blutzellen im Blut zurückgehalten werden. Die Grenze, bis zu der Moleküle unbeschränkt in diesen so genannten Primärharn übertreten, liegt bei einem Molekulargewicht von etwa 10000. Moleküle mit einem Molekulargewicht zwischen 10000 und 50000 können teilweise den Filter passieren (beschränkte Filtrierbarkeit), größere Moleküle werden beim Gesunden nicht abfiltriert. Von dem durch die Glomerula fließenden Blut wird etwa ein Fünftel als Primärharn abfiltriert, in der Minute etwa 125 ml. Dieses entspricht einer täglichen Primärharnproduktion von 180 Litern. Der Filtrationsdruck, mit dem dieser Vorgang stattfindet, beträgt etwa 30 mmHg. Das zuführende Blutgefäß (Vas afferens) sorgt durch Kontraktion und Weitstellung dafür, dass der Filtrationsdruck bei Veränderung des Blutdruckes konstant gehalten wird. Diese Regulation ist unabhängig vom Nervensystem.

8.1.2   Tubuläre Rückresorption

Im Tubulusapparat erfolgt eine Konzentrierung des Primärharns. Etwa 99 % des Wassers des Primärharns werden durch Diffusion wieder ins Blut rückresorbiert. Mit dem Wasser werden auch Elektrolyte rückresorbiert. Die Natrium Rückresorption erfolgt durch aktiven Transport (s. Kap. 1.2.2), als Begleitanion folgt Chlorid. Kalium kann je nach Konzentration im Organismus im Tubulus rückresorbiert werden (bei Kaliummangel) oder ins Tubuluslumen sezerniert werden (bei Kaliumüberschuss). Weitere Substanzen, die durch aktiven Transport rückresorbiert werden, sind Glucose und einige Aminosäuren. Bei zu hohen Glucosekonzentrationen (Blutglucosespiegel über 180 mg/dl $\triangleq$ 10 mmol/l) sind die Glucosecarrier des aktiven Transportes gesättigt. Glucose kann nicht mehr rückresorbiert werden und wird mit dem Urin ausgeschieden. Der Glucosenachweis im Urin kann daher zu diagnostischen Zwecken (Diabetes-Vorsorge) als indirektes Indiz für einen überhöhten Glucosespiegel herangezogen werden.

Wie viele andere Stoffe werden auch Arzneimittel durch Diffusion im Tubulus rückresorbiert. Es ist jedoch nur ungeladenen Molekülen möglich, die Membran passiv zu durchdringen. Der pH-Wert des Harns hat daher einen großen Einfluss auf die Ausscheidungsrate von Säuren und Basen. Diese Tatsache kann man ausnutzen, um die Ausscheidung von Giften durch Alkalisierung des Harns mit Natriumhydrogencarbonat (bei Barbituratvergiftungen) oder durch Ansäuern mit Ammoniumchlorid (bei Alkaloiden) zu erhöhen.

8.1.3   Tubuläre Sekretion

Neben der Rückresorption von Substanzen aus dem Primärharn ins Blut kann der Tubulus auch Ausscheidungsfunktionen übernehmen und umgekehrt Substanzen ins Tubuluslumen sezernieren. Dieser Vorgang findet durch aktive Transportprozesse statt. Man kennt derzeit ein Carriersystem für organische Säuren und eins für organische Basen.

Das Antibiotikum Penicillin, eine Säure, wird zum Beispiel auf diesem Wege renal ausgeschieden, ebenfalls das Gichtmittel Probenecid. Gibt man beide Substanzen gleichzeitig,
kommt es zu einer Konkurrenz um die Carrier, sodass die Ausscheidung beider Substanzen verzögert ist.

8.1.4 Hormonelle Regulation der Harnbereitung

Die Harnbereitung wird in erster Linie durch die beiden Hormone Vasopressin und Aldosteron reguliert.

8.1.4.1 Vasopressin

Vasopressin (antidiuretisches Hormon, ADH) ist ein Hormon des Hypophysenhinterlappens, das bei der tubulären Rückresorption die Permeabilität der Membran für Wasser
beeinflusst. Die Regulationsgröße für die Ausschüttung von Vasopressin ist die Osmolarität des extrazellulären Körperwassers. Nach starker Flüssigkeitsaufnahme sinkt die
Osmolarität, die Ausschüttung von Vasopressin im Hypophysenhinterlappen wird
gehemmt.
Die Tubulusmembran wird daraufhin für Wasser dichter gemacht, die Rückresorption
wird vermindert, sodass vermehrt Harn ausgeschieden wird. Neben der Osmolarität
reguliert auch das Blutvolumen die Vasopressin-Ausschüttung. Bei Blutverlusten wird
Vasopressin freigesetzt, um weitere Flüssigkeitsverluste zu vermeiden.

8.1.4.2 Aldosteron

Aldosteron wird in der Nebennierenrinde gebildet und fördert die Natriumrückresorption. Bei Abnahme des Blutvolumens oder Abnahme der Nierendurchblutung wird im
juxtaglomerulären Apparat der Niere Renin gebildet, das zunächst im Blut aus Angiotensinogen das Angiotensin freisetzt. Angiotensin wirkt einerseits direkt gefäßkontrahierend, andererseits setzt es in der Nebennierenrinde Aldosteron frei, wodurch die Natriumrückresorption erhöht wird. Mit dem Natrium wird aus osmotischen Gründen auch
mehr Wasser rückresorbiert. Aldosteron vermindert also die Urinmenge.
Eine weitere Aufgabe der Niere ist die Regulation des Blut-pH-Wertes durch drei mögliche Mechanismen:

- Rückresorption von Hydrogencarbonat (HCO_3^-),
- Ausscheidung von H^+ als Dihydrogenphosphat ($H_2PO_4^-$),
- Ausscheidung von H^+ als Ammonium-Ion (NH_4^+).

8.1.5 Clearance

Die Clearance ist eine charakteristische Größe für die Ausscheidungsgeschwindigkeit
einer Substanz. Der Clearance-Wert gibt die Menge Blutplasma an, die pro Minute von
dem betreffenden Stoff völlig befreit, „geklärt" wird. Die Klärrate der Niere für eine
bestimmte Substanz bezeichnet man als renale Clearance. Wird z. B. eine Substanz
in der Niere ungehindert glomerulär filtriert und dann im Tubulus weder rück-

resorbiert noch sezerniert, dann ist ihre renale Clearance identisch mit der glomerulären Filtrationsrate (125 ml/min). Eine solche Substanz ist z. B. Inulin. Wenn eine Substanz zusätzlich noch tubulär sezerniert wird, dann steigt der Wert für die renale Clearance. Penicillin hat Werte um etwa 400 ml/min. Wird bei einem einzigen Nierendurchgang ein Stoff vollständig aus dem Plasma entfernt, entspricht die renale Clearance dem renalen Plasmafluss. Dies gilt z. B. für p-Aminohippursäure (PAH) mit Normalwerten von etwa 600 ml/min. Die Bestimmung der PAH-Clearance kann daher zur Untersuchung der Nierendurchblutung herangezogen werden.

8.2 Regulation und Störungen des Wasser- und Elektrolythaushalts

Im Organismus des Erwachsenen bestehen etwa 50 bis 60 % des Körpergewichtes aus Wasser. Wasseraufnahme und Wasserverlust stehen in einem ständigen Gleichgewicht. Die täglich ausgetauschte Menge beträgt etwa 2,5 Liter. Die Wasseraufnahme erfolgt durch Essen und Trinken. Weiterhin entsteht ein kleiner Teil als Oxidationswasser im Körper. Die Abgabe des Wassers erfolgt in erster Linie mit dem Urin. Etwa 900 ml werden täglich über die Lungen abgeatmet oder über die Haut abgegeben. Die Wassermenge in den Fäzes beträgt etwa 100 ml täglich. Die minimale Wassermenge, die pro Tag aufgenommen werden muss, liegt demnach bei 1,5 l/Tag, da die Niere mindestens 500 ml Urin am Tag bilden muss und der Wasserverlust über Haut und Lungen unvermeidlich ist. Eine negative Wasserbilanz (mehr Abgabe als Aufnahme) bezeichnet man als Dehydratation, eine positive Wasserbilanz als Hyperhydratation. Die jeweils vorliegenden osmotischen Konzentrationen entscheiden darüber, ob Verschiebungen des Wasserhaushalts auf den Extrazellulärraum beschränkt bleiben oder sich auf den Intrazellulärraum auswirken. Man unterscheidet daher isotone, hypertone und hypotone Hydratationsstörungen. Dehydratationen sind Begleiterscheinungen von starken Durchfällen oder Erbrechen, die besonders für Kleinkinder lebensbedrohlich sind. Es kommt dabei zu Blutdruckabfall, Tachykardie und Schock. Die Therapie besteht in einem sofortigen Auffüllen des Plasmavolumens und Infusionen von Nährstoff- und Elektrolyt-Lösungen.
Hyperhydratationen sind häufig die Folge hormoneller Dysregulationen, die den Vasopressin- und Aldosteron-Haushalt betreffen. Sie äußern sich durch Ödeme und werden mit Diuretika behandelt.

8.3 Diuretika

Diuretika sind Arzneimittel, die durch eine vermehrte Flüssigkeitsausscheidung das Harnvolumen erhöhen. Ist mit der verstärkten Wasser- auch eine verstärkte Salzausscheidung verbunden, spricht man von Saluretika. Die gebräuchlichen Diuretika unterscheiden sich in ihrer Wirkungsstärke, Wirkungsdauer und Wirkungsart (Mechanismus sowie Zusammensetzung der ausgeschiedenen Elektrolyte).

8.3.1 Klassische Diuretika

Diuretisch wirksame Substanzen sind schon seit langer Zeit bekannt. Die folgenden Gruppen sind heute nur noch aus historischen Gründen interessant:

8.3.1.1 Xanthin-Derivate

Xanthin-Derivate (Theophyllin, Coffein) erhöhen die glomeruläre Filtrationsrate und wirken daher schwach diuretisch. Die Wirkung hält aber nur kurz an.

8.3.1.2 Carboanhydrase-Hemmer

Acetazolamid (*Diamox®) ist ein Diuretikum, das das Enzym Carboanhydrase hemmt. Die Ausscheidung von Natriumhydrogencarbonat ist erhöht, es kommt daher als Nebenwirkung zu einer Azidose. Außerdem nimmt die Wirkung nach kurzer Zeit ab. Acetazolamid wird heute noch zur Glaukombehandlung eingesetzt, da die Bildung von Kammerwasser gehemmt wird.

8.3.2 Benzothiadiazine (Thiazide)

Benzothiadiazine hemmen die Natriumrückresorption im distalen Tubulus und wirken daher diuretisch. Daneben wird Kalium vermehrt ausgeschieden. Der Harnfluss wird bis zum Zehnfachen erhöht. Diese Substanzen werden angewendet bei Ödemen, Hypertonie oder wenn aus anderen Gründen vermehrt Körperwasser ausgeschieden werden soll. Die problematischste Nebenwirkung dieser Diuretika ist ihre Eigenschaft, Kalium-Salze vermehrt auszuscheiden, sodass es bei Daueranwendung zur Hypokaliämie kommt. Als weitere Nebenwirkungen können Gichtanfälle provoziert werden und ein Diabetes mellitus kann sich manifestieren. Benzothiadiazine sind kontraindiziert bei Sulfonamidallergie, Niereninsuffizienz sowie in der Schwangerschaft. Handelspräparate sind:

*Hygroton®   (Chlortalidon)
*Esidrix®   (Hydrochlorothiazid)
*HCT Hexal®   (Hydrochlorothiazid)
*Natrilix®   (Indapamid)
*Brinaldix®   (Clopamid)
*Aquaphor®   (Xipamid)

andere Wirkstoffe dieser Gruppe wie Butizid und Mefrusid werden nur in Kombination mit anderen Diuretika angewandt.

Hydrochlorothiazid

8.3.3 Diuretika mit zusätzlichem Angriffspunkt an der Henleschen Schleife

Furosemid (*Lasix®, *Furorese®), Torasemid (*Unat®, *Torem®), Azosemid (*Luret®), Piretanid (*Arelix®) und Etacrynsäure (*Hydromedin®) wirken stärker diuretisch als die Benzothiadiazine. Es können Harnflüsse von bis zu 30 bis 40 ml/Minute erzielt werden. Sie greifen zusätzlich noch im aufsteigenden Teil der Henleschen Schleife ein und sorgen für eine vermehrte Natriumausscheidung. Der Natrium/Kalium-Quotient liegt günstiger als bei den Benzothiadiazinen, generell sind weniger Nebenwirkungen zu befürchten. Bei zu schneller Wirkung kann es zur Hämokonzentration mit der Gefahr einer Thrombenbildung kommen. Vor allem Furosemid gilt als ein sicher wirkendes Diuretikum mit großer therapeutischer Breite. Der Wirkungseintritt nach oraler Gabe liegt bei 30 bis 60 Minuten, bei intravenöser Gabe tritt die Wirkung sofort ein.

Furosemid

8.3.4 Kaliumsparende Diuretika

Triamteren und Amilorid werden nur in Kombination mit anderen Diuretika verordnet und wirken vergleichsweise schwach diuretisch. Sie hemmen den Austausch von Kalium gegen Natrium sowie von H^+ gegen Natrium-Ionen, sodass keine Hypokaliämie auftritt. Als Nebenwirkung kann es sogar zur Hyperkaliämie kommen, da Kalium vermindert ausgeschieden wird. Andere Nebenwirkungen sind Erbrechen, Wadenkrämpfe und Juckreiz (Pruritus). Zum Ausgleich der Kaliumverluste durch Gabe der Benzothiadiazine werden diese mit den kaliumsparenden Diuretika kombiniert (*Dytide H®, *durarese®).

Ebenfalls „kaliumsparend" wirkt der Aldosteronantagonist Spironolacton (*Aldactone®, *Spiro von ct®) und dessen Metabolit Kaliumcanrenoat. Auch hier kann es zur Hyperkaliämie kommen, sodass auch Spironolacton mit Benzothiadiazinen kombiniert wird (*Aldactone-Saltucin®). Wegen starker Nebenwirkungen wie Gynäkomastien (Wachs-

Spironolacton

tum der Brüste bei Männern), Potenzstörungen, Menstruationsstörungen und Immunsuppression, sollte es ein Diuretikum der zweiten Wahl sein, wenn andere Mittel versagen.

8.3.5 Osmodiuretika

Osmodiuretika sind Substanzen, die glomerulär filtriert werden, aber im Tubulus nicht rückresorbiert werden und daher aus osmotischen Gründen Wasser „festhalten". Im Gegensatz zu den bisher besprochenen elektrolytausscheidenden Diuretika (Saluretika) kommt es hier zu einer Wasserdiurese. Am häufigsten eingesetzt wird Mannitol (Osmofundin®), das bei Vergiftungen zur forcierten Diurese sowie bei drohendem Nierenversagen zur Aufrechterhaltung des Harnflusses durch die Tubuli eingesetzt wird.

8.3.6 Kombinationen

Immer häufiger werden Kombinationen verschiedener Wirkstoffe von den Ärzten verordnet.

Das hat einerseits den Grund, dass die einzelnen Diuretika unterschiedliche Angriffspunkte am Nephron haben und somit niedrigere Dosen gebraucht werden als bei der hochdosierten Monotherapie.

Andererseits werden kaliumsparende Diuretika häufig mit Thiaziden kombiniert, um den Kaliumverlust durch die Thiazide auszugleichen. Zudem verbessert sich die Compliance.

Folgende Kombinationen sind unter vielen anderen gängig:

Amilorid und Hydrochlorothiazid (HCT)	(*durarese®, *Aquaretic®)
Triamteren und HCT	(*Diutensat®, *Dytide H®, *Triarese®)
Triamteren und Bemetizid	(*Diucomb®).

8.3.7 Pflanzliche Diuretika

Sie wirken alle sehr mild diuretisch. Häufig werden sie auch unter dem Aspekt einer möglichen Gewichtsreduktion beworben und von Kunden verlangt. Der Patient ist in dem Fall über die Wirkungsweise aufzuklären.

Folgende Drogen und einige andere kommen in Tees und freiverkäuflichen Arzneimitteln zum Einsatz.

- Birkenblätter,
- Brennesselblätter,
- Goldrutenkraut,
- Hauhechelwurzel,
- Orthosiphonblätter,
- Schachtelhalmkraut.

Arzneispezialitäten sind:
Harntee Stada®, Heumann Blasen und Nierentee®.

8.4   Ableitende Harnwege und ihre Erkrankungen

8.4.1   Anatomie und Physiologie

Von der Niere gelangt der Urin über die Harnleiter (Ureter) in die Harnblase, von dort wird er über die Harnröhre (Urethra) ausgeschieden.

8.4.1.1   Harnleiter

Die Harnleiter sind etwa 30 cm lang und leiten den Harn aus den beiden Nierenbecken in die Harnblase. An der Einmündung des Harnleiters in die Harnblase sind „Ventile", die einen Rückfluss des Harns während der Blasenkontraktion verhindern. Die Harnleiter besitzen glatte Muskulatur, die durch peristaltische Kontraktion den Harnfluss bewirkt.

8.4.1.2   Harnblase

Die Harnblase ist ein Hohlorgan, in dem der Urin zur Ausscheidung gesammelt wird. Sie fasst etwa 1 l, bei etwa 200 bis 300 ml Füllmenge wird Harndrang verspürt. Der Schließmuskel am Blasenausgang kann willkürlich betätigt werden, unterliegt aber auch dem vegetativen Nervensystem, das den Verschluss aufrecht erhält.

8.4.1.3   Harnröhre

Die Harnröhre beim Mann ist etwa 20 cm lang und wird von der Vorsteherdrüse (Prostata) umschlossen. Bei der Frau beträgt die Länge etwa 5 cm, wodurch die Gefahr einer Blaseninfektion im Vergleich zum Mann erhöht ist.

8.4.2   Erkrankungen der Harnwege

8.4.2.1   Harnsteine

Bei zu hoher Konzentration des Urins können Salze in den Harnwegen auskristallisieren und sich dort absetzen. Bei Kontraktion des Harnleiters treten dann starke Schmerzen auf (Koliken). Diese Harnsteine bestehen häufig aus Calciumoxalat, Calciumphosphat oder Harnsäure. Auch Mischformen kommen vor. Zur Prophylaxe sollte bei Reisen in tropische Länder auf ausreichende Flüssigkeitszufuhr geachtet werden, um ein Auskristallisieren auszuschließen. Harnsäuresteine, die im Zusammenhang mit Gicht (s. Kap. 3.4.4) auftreten, lösen sich bei steigendem pH-Wert, wenn man den Urin alkalisiert (Uralyt-U®) und gleichzeitig eine gesteigerte Diurese mit Furosemid (*Lasix®) durchführt. Oxalatsteine können nicht aufgelöst werden. Je nach Größe werden sie entweder auf natürlichem Wege ausgeschieden oder müssen operativ entfernt werden. Ein anderer Weg ist die Zerkleinerung der Steine mittels Ultraschall. Zur Prophylaxe können Magnesiumsalze eingesetzt werden (Magnesiumoxalat ist besser löslich als Calciumoxalat). Weiterhin sollten hohe Dosen von Vitamin C gemieden werden, da Ascorbinsäure (Vitamin C) im Körper zu Oxalat umgewandelt wird.
Beim Auftreten von Koliken können Spasmolytika (Atropin, Butylscopolamin) oder Kombinationen von Spasmolytika und Analgetika gegeben werden (Buscopan plus®).

8.4.2.2   Harnwegsinfektionen

Entzündungen der Harnwege treten recht häufig auf. Eine Entzündung der Harnröhre nennt man Urethritis, eine Entzündung der Blase Zystitis. Die kurze Harnröhre und die unmittelbare Nähe der Genitalorgane fördern eine bakterielle Infektion der Harnblase bei der Frau. Beim Mann tritt die Zystitis meist durch Restharnbildung (z. B. bei Prostatavergrößerung) auf. Die akute Zystitis ist gekennzeichnet durch Brennen beim Wasserlassen, häufigen Harndrang und Unterbauchschmerz. Fieber tritt normalerweise nicht auf. Die akute Zystitis heilt oft spontan aus. Als symptomatische Therapie werden Spasmolytika und Analgetika eingesetzt.

Bei Urinflussstörungen kann die akute Zystitis in eine chronische übergehen. Symptome sind häufiger Harndrang (auch nachts) sowie Blut im Harn (Hämaturie). Zur Therapie wird eine Stoßbehandlung mit Antibiotika über 10 bis 14 Tage durchgeführt, bei häufigen Rückfällen weiterhin eine Langzeittherapie über sechs Monate.

Über die Eigenschaften der verwendeten Antibiotika wird in dem Kapitel „Arzneimittel gegen Infektionskrankheiten" (s. Kap. 10.1) berichtet.

8.4.2.3   Miktionsbeschwerden

Eine Größenzunahme der die Harnröhre umschließenden Prostata (= Prostatahyperplasie), wie sie bei Männern im fortgeschrittenen Alter häufig vorkommt, führt zu Schwierigkeiten beim Harnlassen. Für die gutartige Wucherung des Prostatagewebes wird unter anderem das Hormon Dihydrotestosteron verantwortlich gemacht. Zum Einsatz in der Behandlung der benignen Prostatahyperplasie (BPH) gelangen daher Substanzen, die ein wichtiges Schlüsselenzym bei der Hormonsynthese, die 5-α-Reduktase, hemmen. Bekannt ist dieser Wirkmechanismus für Sägepalmenfruchtextrakte (Talso®) und Finasterid (*Proscar®).

Einem anderen therapeutischen Ansatz liegt die Beobachtung zugrunde, dass bei BPH die Dichte der α_1-Adrenorezeptoren im Prostatagewebe erhöht ist. Durch Gabe von Antagonisten, die chemisch eng verwandt sind mit den Antihypertonika Prazosin, Terazosin und Doxazosin lassen sich die Harnflussrate steigern und das Restharnvolumen verringern. Als Nebenwirkungen können Schwindel, Kreislaufprobleme und Blutdruckabfall auftreten. Für die BPH-Behandlung zugelassene Wirkstoffe aus dieser Gruppe sind Alfuzosin (*Urion®, *Uroxatral®), Tamsulosin (*Alna®, *Omnic®) und Terazosin (*Flotrin®).

Daneben werden vor allem im ersten und zweiten Stadium der Erkrankung verschiedene Phytopharmaka eingesetzt. Für das Anwendungsgebiet Miktionsbeschwerden bei BPH werden Brennesselwurzel, Kürbissamen und das aus der südafrikanischen Wurzelknolle *Hypoxis Rooperi* gewonnene Phytosterol, das als Hauptbestandteil β-Sitosterin enthält, eingesetzt. Arzneimittel dazu sind:

Prostata Stada® (Brennnesselwurzel)

Azuprostat Urtica® (Brennnesselwurzel)

Cysto-Urgenin® (Kürbissamen)

Nomon mono® (Kürbissamen)

Sitosterin Prostata® (Phytosterol)

Triastonal® (Phytosterol).

9 Arzneimittel mit Wirkung auf das Hormonsystem

Neben dem Nervensystem verfügt der Körper mit dem Hormonsystem noch über ein zweites Regulationssystem, mit welchem die Funktionen der einzelnen Organe aufeinander abgestimmt und miteinander koordiniert werden. Während beim Nervensystem eine Information über einen Nerv gezielt weitergeleitet wird (vergleichbar etwa mit einem Telefon), arbeitet das Hormonsystem in seiner Informationsübertragung eher wie eine Radiostation. Die Hormone werden in der Regel in die Blutbahn ausgeschüttet, und jede Zelle, die einen geeigneten Hormonrezeptor besitzt, in unserem Beispiel ein Radiogerät, kann die Information aufnehmen und entsprechend reagieren. Ein weiterer prinzipieller Unterschied von Nervensystem und Hormonsystem ist neben der Art der Informationsverbreitung die Zeitspanne, in der beide Systeme auf Einflüsse von außen reagieren. Das Nervensystem reagiert viel schneller.

Die Hormone werden von bestimmten Organen, den endokrinen Drüsen, gebildet und in die Blutbahn abgegeben. Hypothalamus und Hypophyse steuern die Ausschüttung, damit ein sinnvolles Zusammenspiel der einzelnen Hormone möglich ist. Zu den Hormonen im weiteren Sinne zählt man die so genannten Gewebshormone, die wie echte Hormone ans Blut abgegeben werden, aber nicht von speziellen endokrinen Drüsen gebildet werden, sondern von den verschiedensten Zellen im Gewebe. Beispiele für solche Gewebshormone sind Histamin, Serotonin, Prostaglandine, Gastrin und Sekretin. Das übergeordnete Kontrollorgan zur Steuerung des Hormonsystems ist der Hypothalamus, der mit Hilfe der so genannten Releasing-Faktoren die Hypophyse stimulieren kann, ihrerseits glandotrope (auf die Hormondrüsen gerichtete) Hormone ins Blut abzugeben, die dann die eigentlichen Hormondrüsen zur Hormonausschüttung anregen. Die Aktivität von Hypothalamus und Hypophyse richtet sich dann wieder nach dem jeweiligen Hormonspiegel (Rückkopplung). Ist dieser niedrig, werden vermehrt Releasing-Faktoren und glandotrope Hormone ausgeschüttet, ist er dagegen erhöht, werden Hypothalamus und Hypophyse in ihrer Aktivität gehemmt. Dieses „Prinzip der übergeordneten Drüse" ist in Abbildung 9.1 veranschaulicht.

Ein Beispiel zur Erläuterung dieses Prinzipes: Die Schilddrüse produziert das Hormon Thyroxin. Sinkt der Thyroxinspiegel unter einen bestimmten Wert, schüttet der Hypothalamus als Reaktion den Thyrotropin-Releasing-Faktor (TRF) aus. Dieser stimuliert die Hypophyse zur Sekretion von thyreotropem Hormon, einem glandotropen Hormon. Dieses stimuliert die Schilddrüse zur Produktion von Thyroxin.

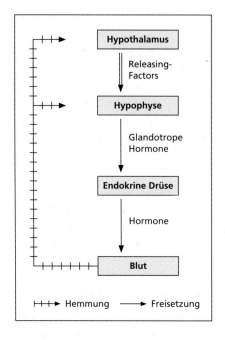

Abb. 9.1 Prinzip der übergeordneten Drüse

9.1 Hormone des Hypothalamus

Der Hypothalamus ist ein Teil des Zwischenhirns, er produziert die Releasing-Faktoren (Releasing-Hormone), die die Hypophyse stimulieren. In letzter Zeit sind auch Hypothalamus-Hormone entdeckt worden, die hemmend auf die Hypophyse einwirken und die als Release-Inhibiting-Hormone bezeichnet werden. Eine andere Nomenklatur benutzt die Suffixe -liberin für Releasing-Faktoren und -statin für die Release-Inhibiting-Hormone. Bis sich eine einheitliche Bezeichnung durchsetzt, muss man wohl oder übel mit diesen Synonymen vertraut sein. Chemisch sind alle Hypothalamushormone kurzkettige Peptide. Sie werden nur in ganz geringen Mengen produziert, ihre Plasmakonzentrationen liegen im Picogrammbereich (1 Picogramm = 10^{-12}g). Die wichtigsten bisher bekannten Hormone des Hypothalamus sind:

- Thyrotropin-Releasing-Faktor (TRF) (Thyrotropin Releasing-Hormon (TRH), Thyroliberin) setzt in der Hypophyse thyreotropes Hormon frei.
- Luteinisierendes Hormon-Releasing-Faktor (LH-RF) (Luteinisierendes Hormon Releasing-Hormon (LH-RH), Gonadoliberin) setzt in der Hypophyse luteinisierendes Hormon sowie Follikel-stimulierendes Hormon (FSH) frei.
- Wachstumshormon-Releasing-Faktor (Growth Hormone Releasing Hormone (GH-RH), Somatoliberin) setzt in der Hypophyse Wachstumshormon frei.
- Corticotropin-Releasing-Faktor (CRF) setzt in der Hypophyse Corticotropin frei.
- Prolactin-Releasing-Faktor (PRF) setzt in der Hypophyse Prolactin frei.

▪ Prolactin-Release-Inhibition-Faktor (PIF) hemmt die Ausschüttung von Prolactin in der Hypophyse. Dieses Hormon scheint mit Dopamin identisch zu sein.

▪ Wachstumshormon-Release-Inhibiting-Faktor (GH-RIF, Somatostatin) hemmt die Ausschüttung von Wachstumshormonen in der Hypophyse.

Somatostatin (*Aminopan®) hemmt weiterhin die Sekretion von Gastrin, Insulin und Glucagon und kann zur Behandlung von Ulkusblutungen eingesetzt werden. Octreotid (*Sandostatin®) ist ein synthetisches Somatostatin-Derivat, das zur symptomatischen Therapie bei Magen-Darm-Tumoren sowie bei Pankreasoperationen verwendet wird.

9.2 Hormone der Hypophyse

Die Hypophyse besteht aus drei Teilen, dem Vorder-, Zwischen- und Hinterlappen. Beim Menschen ist der Hypophysenzwischenlappen kaum entwickelt. Den Hypophysenvorderlappen bezeichnet man auch als Adenohypophyse, den Hinterlappen als Neurohypophyse.

9.2.1 Hypophysenvorderlappenhormone (HVL-Hormone)

Der Hypophysenvorderlappen produziert die glandotropen Hormone, die die Hormondrüsen zur Hormonausschüttung anregen. Neben den glandotropen Hormonen werden aber auch effektorische Hypophysenhormone gebildet, die eine direkte Wirkung im Organismus besitzen (z. B. das Wachstumshormon). Chemisch handelt es sich bei den Hypophysenhormonen um Peptide oder Glykoproteine.

9.2.1.1 Thyreotropes Hormon (Thyreotropin, Thyreoidea Stimulating Hormone (TSH))

Thyreotropes Hormon steigert die Produktion und Freisetzung von Schilddrüsenhormonen. Es stimuliert die Aufnahme von Iodid in die Schilddrüse. Therapeutisch wird es eingesetzt um die Aufnahme von radioaktivem Iod (^{131}I) bei der Behandlung von Schilddrüsentumoren zu erhöhen.

9.2.1.2 Corticotropes Hormon (Corticotropin, Adrenocorticotropes Hormon (ACTH))

ACTH fördert die Produktion und Sekretion von Glucocorticoiden in der Nebennierenrinde, senkt dadurch den Cholesterol- und Ascorbinsäuregehalt in der Nebennierenrinde. Die Lipolyse (Abbau von Fett) wird gesteigert. Die ACTH-Ausschüttung wird durch Stress stark stimuliert. ACTH wurde aus tierischen Hypophysen gewonnen, ein synthetisches ACTH-Präparat ist *Synacthen®. Als Peptid kann ACTH nur parenteral verabreicht werden. Zur Verlängerung der Wirkungsdauer wird Zink zugesetzt (Depotpräparate). Die Anwendung von ACTH ist nur bei intakter Nebennierenrinde sinnvoll, bei Nebennieren-insuffizienz (Morbus Addison) ist es unwirksam. ACTH wird als Arzneimittel selten gegeben, da die direkte Anwendung der Glucocorticoide besser zu steuern ist. Man verwendet es, wenn nach langdauernder Therapie mit Glucocorticoiden die Nebennierenrinde ihre Funktion eingestellt hat und wieder angeregt werden muss.

Zur diagnostischen Überprüfung der Funktion des Hypophysenvorderlappens bei Verdacht auf Unterfunktion oder Tumorbefall kommt ein synthetisches humanes Corticoliberin oder Corticotropin-Releasing-Hormon zum Einsatz.

9.2.1.3 Follikelstimulierendes Hormon (FSH, Follitropin)

FSH stimuliert bei der Frau die Reifung des Follikels im Eierstock, beim Mann fördert es die Spermatogenese.

9.2.1.4 Luteinisierendes Hormon (Lutropin, LH, Interstitialzellen-stimulierendes Hormon (ICSH)

Das luteinisierende Hormon stimuliert bei der Frau die Estrogenbildung im Eierstock (Ovar), löst den Eisprung (Ovulation) aus und ist an der Bildung des Gelbkörpers (Corpus luteum, s. Kap. 9.7.1) beteiligt. Beim Mann fördert LH die Produktion von Testosteron in den Leydigschen Zwischenzellen im Hoden (daher der Name Interstitialzellen-stimulierendes Hormon).

Synthetische LH-RH-Analoga werden bei fortgeschrittenem Prostatakarzinom zur Unterdrückung der Sexualhormonausschüttung eingesetzt. Die kontinuierliche und ausreichend hoch dosierte Gabe bewirkt eine „chemische Kastration", die bei Absetzen des Präparates reversibel ist.

Präparatebeispiele:

Buserelin	(*Profact®),
Gonadorelin	(*Kryptocur®),
Gonadorelin-6-D-Trp	(*Decapeptyl®),
Goserelin	(*Zoladex®),
Leuprorelin	(*Enantone®).

Der LH-RH-Agonist Nafarelin (*Synarela®) – er wirkt rund 200-mal stärker als LH-RH – ist zur Behandlung der Endometriose zugelassen, einer schmerzhaften, aber gutartigen Erkrankung der Gebärmutterschleimhaut.

Cetrorelix (*Cetrotide®) ist ein LH-RH-Antagonist, der zur Verhinderung eines vorzeitigen Eisprungs bei Frauen eingesetzt wird, die eine in-vitro-Fertilisation beabsichtigen. Bei Männern kann es auch bei Prostatakarzinom eingesetzt werden.

9.2.1.5 Prolactin (Luteotropes Hormon, LTH, Lactotropin)

Prolactin hat seinen Namen durch seine Eigenschaften erhalten, das Wachstum der Milchdrüsen und die Milchproduktion zu fördern. Darüber hinaus besitzt Prolactin aber noch vielfältige andere Wirkungen auf den Organismus, die noch nicht ganz geklärt sind.

FSH, LH und Prolactin werden zusammengefasst als Gonadotropine. Gonadotropine werden gegen Sterilität, die auf Hypophysenunterfunktion zurückzuführen ist, eingesetzt. Andere Anwendungsgebiete sind Amenorrhoe und Kryptorchismus bei kleinen Jungen (Zurückbleiben der Hoden in der Bauchhöhle).

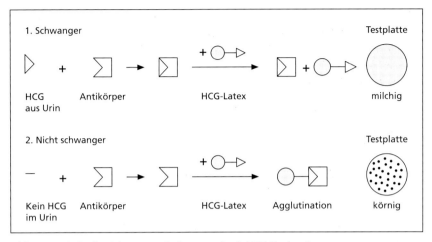

Abb. 9.2 Prinzip des Schwangerschaftstestes durch HCG-Nachweis

Zu den Gonadotropinen zählt man weiterhin auch noch das Choriongonadotropin (Human Chorionic Gonadotropin, HCG), das nicht aus der Hypophyse stammt, sondern während der Schwangerschaft von den Chorionzotten der Plazenta gebildet wird. Es entspricht in seiner Wirkung etwa dem LH. Handelspräparate sind *Predalon® und *Primogonyl®, die mit den gleichen Indikationen wie die anderen Gonadotropine eingesetzt werden.

Im Urin Schwangerer kann bereits wenige Tage nach dem Ausbleiben der Menstruation HCG nachgewiesen werden. Bei diesen Tests handelt es sich um Antigen-Antikörper-Reaktionen, die durch Kupplung von HCG an Träger (Latex-Partikel, Erythrozyten) in Form von Agglutinationen sichtbar gemacht werden. Das Schema in Abbildung 9.2 gibt das Prinzip eines solchen Latextestes wieder. Heute werden für die Durchführung von Schwangerschaftstests in der Apotheke oder durch Laien einfach durchzuführende Testsets mit hoher Aussagesicherheit auf der Basis von monoklonalen Antikörpern gegen HCG angeboten (evatest®, B-Test®). Der Urin sollte in Einmalgefäßen aufgefangen werden, da diese frei von Spülmittelresten sind, die ein positives Ergebnis vortäuschen könnten. Den Testsets sind häufig bereits Urinbecher beigefügt. Schließlich sollte das Ergebnis des Testes nicht allein durch die Feststellung „positiv" oder „negativ" mitgeteilt werden, da hierbei Missverständnisse auftreten können. Ein solcher Test erlaubt die Aussage „Schwangerschaft kann angenommen werden" oder dessen Gegenteil.

Substanzen, die die Prolactinsekretion aus dem Hypophysenvorderlappen hemmen, sind die Mutterkornalkaloidderivate Bromocriptin (*Pravidel®) und Metergolin (*Liserdol®). Ihre Indikationen lauten: Primäres und sekundäres Abstillen, Galaktorrhö, Amenorrhö, prolactinbedingte Unfruchtbarkeit bei Frauen und Fruchtbarkeits-, Libido- und Potenzstörungen des Mannes.

9.2.1.6 Wachstumshormon (Somatropin, somatropes Hormon STH, human growth hormone HGH)

Somatropin ist kein glandotropes Hormon. Es fördert nicht die Ausschüttung eines anderen Hormons, sondern wirkt direkt (effektorisches Hypophysenhormon). Somatropin stimuliert das Wachstum der Knochen, fördert den Fettabau (Lipolyse), stimuliert die Protein-Synthese und hemmt die Glykolyse, sodass es zu einem starken Anstieg des Blutzuckerspiegels kommt, wenn zu hohe STH-Spiegel vorliegen.

Somatropin zeichnet sich durch eine hohe Artspezifität aus, STH vom Rind z. B. ist beim Menschen wirkungslos. Ein Mangel an STH führt zum Minderwuchs, der mit gentechnisch gewonnenem Somatropin (*Genotropin®, *Humatrope®) behandelt werden kann. Überproduktion führt im Jugendalter zu Riesenwuchs, im Erwachsenenalter zu Akromegalie (verstärktes Wachstum der Knochenenden).

Diagnostika zur Untersuchung der Funktionsfähigkeit der wachstumshormonbildenden Zellen des Hypophysenvorderlappens bei Verdacht auf Wachstumshormonmangel sind das synthetisch hergestellte Somatoliberin und Sermorelin (*Geref®), ein Analog des Wachstumshormon-Releasing-Faktors Somatorelin.

9.2.1.7 Lipotropes Hormon (Lipotropin)

Das lipotrope Hormon fördert den Abbau der Fette (Lipolyse) und erhöht den Spiegel der freien Fettsäuren im Blut. Besondere Bedeutung hat es weiterhin als gemeinsame Vorstufe des ACTH und der Endorphine (s. Kap. 3.4.1). Die Aufklärung dieses Endorphin/Enkephalin-Systems ist noch nicht abgeschlossen.

9.2.2 Hypophysenhinterlappenhormone (HHL-Hormone)

Die beiden wichtigsten Hormone des Hypophysenhinterlappens sind Oxytocin und Vasopressin. Es handelt sich um zwei chemisch sehr ähnliche, zyklische Nonapeptide, die im Hypothalamus gebildet werden, längs der Nervenbahnen vom Hypopthalamus in die Hypophyse transportiert werden und dort im Hinterlappen gespeichert werden.

9.2.2.1 Vasopressin (Adiuretin, antidiuretisches Hormon ADH)

Physiologische Aufgabe des Vasopressins ist die Rückresorption von Wasser in den Tubuli der Niere (s. S. 164).

9.2.2.2 Oxytocin

Physiologische Aufgabe des Oxytocins ist die Kontraktion der Uterusmuskulatur, außerdem bewirkt es das Einschießen der Milch in die Brustmilchgänge. Die Empfindlichkeit des Uterus für Oxytocin hängt stark von den jeweiligen Estrogen- und Gestagenspiegeln ab: Estrogen steigern die Empfindlichkeit, während Gestagene den Uterus unempfindlicher machen. Am Ende der Schwangerschaft reagiert der Uterus daher wegen der hohen Estrogenproduktion der Plazenta sehr empfindlich auf Oxytocin. Oxytocin wird im Körper rasch durch das Enzym Oxytokinase abgebaut.

Aus diesem Grund wird Oxytocin zur Geburtseinleitung, bei Wehenschwäche sowie in der Nachgeburtsperiode zur Lösung der Plazenta und Verringerung von Blutverlusten in Form von intravenösen Dauertropfinfusionen angewendet. Handelspräparate sind *Orasthin® und *Syntocinon®. Letzteres wird als Nasenspray eingesetzt und dient der Erleichterung der Laktation.

9.2.2.3 Derivate der Hypophysenhinterlappenhormone

Ornipressin (*Por 8 Sandoz®) unterscheidet sich in einer Aminosäure von Vasopressin und ist ein synthetisches Peptid. Es wirkt stark gefäßkontrahierend, aber nicht antidiuretisch. Im Gegensatz dazu besitzt das ebenfalls synthetische Vasopressin-Derivat Desmopressin (*Minirin®) starke antidiuretische Wirkung, ohne die glatte Muskulatur zu beeinflussen.

9.3 Schilddrüsenhormone

Die Schilddrüse ist eine etwa 30 g schwere Hormondrüse, die die Luftröhre hufeisenförmig umschließt. Sie ist in der Lage, das Iodid aus dem Blut anzureichern und mit Hilfe des Enzyms Iodid-Peroxidase zu elementarem Iod zu oxidieren. Aus Iod und der Aminosäure Tyrosin werden dann in der Schilddrüse die beiden Hormone Triiodthyronin (T 3, Liothyronin) und Thyroxin (T 4, Levothyroxin, Tetraiodthyronin) gebildet. Beide Schilddrüsenhormone sind in der Schilddrüse an das Speicherprotein Thyreoglobulin gebunden, von dem sie – unter dem Einfluss von thyreotropem Hormon (TSH) aus der Hypophyse – ins Blut abgegeben werden. Die beiden Schilddrüsenhormone erhöhen den Energieumsatz der Zellen und steigern die Protein-Biosynthese. Triiodthyronin ist etwa 3- bis 4-mal stärker wirksam als Thyroxin, wirkt schneller und kürzer.

Als Funktionsstörungen der Schilddrüse können Überfunktion (Hyperthyreose) oder Unterfunktion (Hypothyreose) auftreten.

Hyperthyreose

Bei zu hohem Schilddrüsenunterhormonspiegel ist der Grundumsatz der Zellen stark gesteigert. Symptome sind erhöhte Körpertemperatur und Pulsfrequenz, Nervosität, Gewichtsverlust und häufig ein Hervorstehen der Augäpfel (Exophthalmus). Dieses Krankheitsbild bezeichnet man als Morbus Basedow.

Hypothyreose

Bei Schilddrüsenfunktion ist der Grundumsatz herabgesetzt, begleitet von Antriebsarmut und Schläfrigkeit. Durch den niedrigen Hormonspiegel kommt es zu einem starken Anstieg der TSH-Ausschüttung in der Hypophyse, den die Schilddrüse mit einer vermehrten Hormonproduktion beantworten will. Da bei der Hypothyreose die Schilddrüse meistens nicht mehr voll funktionsfähig ist, kommt es bei diesem verzweifelten „Leerlauf" zu einer Vergrößerung der Schilddrüse, dem Kropf (Struma). Ein Kropf tritt auch auf als Folge von Iodidmangel in der Nahrung. In Gebieten mit geringem Iodidgehalt im Trinkwasser ist die prophylaktische Gabe von Iodid als Zusatz zum Kochsalz sinnvoll. Eine angeborene Hypothyreose führt zum Kretinismus (Idiotie), wenn sie unbehandelt bleibt. Bei später auftretender Hypothyreose im Erwachsenenalter kommt es zum Myxödem (Aufschwemmung des Bindegewebes).

9.3.1 Therapie der Hypothyreose

Eine Hypothyreose wird mit Schilddrüsenhormonen behandelt. Als Handelspräparate sind sowohl Thyroxin (*Euthyros®) als auch Triiodthyronin (*Thybon®) erhältlich. Beide Hormone unterscheiden sich in ihren pharmakokinetischen Eigenschaften erheblich, Thyroxin erreicht sein Wirkungsmaximum erst nach mehreren Tagen und hat eine biologische Halbwertszeit von etwa einer Woche. Triiodthyronin wirkt schneller, seine Halbwertszeit beträgt etwa einen Tag. Zur Vermeidung der Kumulationsgefahr, die bei Thyroxin-Gabe besteht, kombiniert man heute beide Hormone miteinander (*Thyroxin-T 3®, *Novothyral®).

Die Anwendung von Schilddrüsenhormonen als Schlankheitsmittel zum „Entfetten" ist ein Missbrauch, der lebensgefährlich sein kann, da starke Tachykardie zu erwarten ist.

Thyroxin

9.3.2 Therapie der Hyperthyreose

Die Arzneimittel, die die Funktion der Schilddrüse hemmen, werden allgemein als Thyreostatika bezeichnet.

9.3.2.1 Natriumperchlorat

Natriumperchlorat ($NaClO_4$) hemmt die Aufnahme von Iodid in die Schilddrüse. Dadurch steht zur Hormonproduktion nicht mehr ausreichend Iod zur Verfügung, der Hormonspiegel fällt. Als Reaktion darauf kann allerdings die TSH-Ausschüttung so stark ansteigen, dass es zur Kropfbildung kommen kann. Um dies zu verhindern, gibt man gleichzeitig mit den Thyreostatika kleine Mengen Triiodthyronin, die die TSH-Ausschüttung dämpfen. Ein Handelspräparat mit dem Inhaltsstoff Natriumperchlorat ist *Irenat®. Nebenwirkungen sind Gastrointestinalstörungen und Allergien.

9.3.2.2 Thiouracile

Thiouracile hemmen den Einbau des Iod in Tyrosin. Auch hier ist zur Kropfvermeidung die gleichzeitige Gabe kleiner T-3-Mengen sinnvoll. Präparate dieser Gruppe sind Methylthiouracil (*Thyreostat®) und Propylthiouracil (*Propycil®). Nebenwirkungen sind Übelkeit, Durchfall sowie Leukopenie.

9.3.2.3 Mercaptoimidazol

Die Mercaptoimidazole Thiamazol (*Favistan®) und Carbimazol (*Neo-Thyreostat®) wirken wie die Thiouracile, aber stärker. Thiouracile und Mercaptoimidazole sollten nicht in der Schwangerschaft oder Stillzeit gegeben werden, da sie in die Muttermilch übertreten und beim Säugling eine Hypothyreose auslösen können.

9.3.2.4 Radioiod ^{131}I

Radioaktives Iod wird bei Schilddrüsentumoren eingesetzt. Es kumuliert in der Schilddrüse und strahlt dort so, dass die umliegenden Zellen dadurch zerstört werden. Es ist aber nie möglich, eine gute Selektivität zu erzielen, sodass in jedem Falle gesunde Zellen und andere Organe mitgeschädigt werden.

9.3.3 Thyreocalcitonin

Außer dem Thyroxin und dem Triiodthyronin produziert die Schilddrüse noch ein drittes Hormon mit ganz anderen Funktionen, das Thyreocalcitonin. Es fördert die Phosphatausscheidung durch die Niere und senkt den Calciumspiegel des Blutes. Ein hoher Calciumspiegel stimuliert die Schilddrüse, Thyreocalcitonin auszuschütten. Thyreocalcitonin spielt mit dem Hormon der Nebenschilddrüse, dem Parathormon, bei der Regulation des Calciumhaushaltes zusammen.

9.4 Nebenschilddrüsenhormone

Die vier Nebenschilddrüsen (Glandulae parathyreoidea) liegen an der Rückseite der Schilddrüse und produzieren das Parathormon. Dieses Hormon wird nicht gespeichert, sondern unmittelbar nach seiner Bildung ins Blut abgegeben.
Parathormon erhöht:
- den Calcium-Spiegel des Blutes durch Freisetzen von Calcium aus den Knochen,
- Calcium-, Magnesium- und Phosphat-Resorption aus dem Dünndarm,
- die Phosphatausscheidung durch die Niere (Hemmung der tubulären Rückresorption).

Die Regulation der Parathormon-Produktion wird direkt vom Calcium-Spiegel ohne Beteiligung der Hypophyse gesteuert. Bei Mangel an Parathormon kommt es zur Hypercalcämie mit Krämpfen (Tetanie), bei Überproduktion wird zu viel Calcium aus den Knochen freigesetzt, sodass Knochenverbiegungen (Osteomalazie, Osteoporose) auftreten. Bei Tetanie gibt man als Arzneimittel das Dihydrotachysterol (*AT 10®), das wie Parathormon wirkt. Die jeweilige Dosis wird individuell unter Kontrolle des Calcium-Spiegels ermittelt. Bei Unterdosierung besteht weiterhin Tetanie mit Krampfgefahr, bei Überdosierung kann es zu Kalkniederschlägen in den Gefäßen (vor allem denen der Niere) kommen.

9.4.1 Calcitonin

Zur Therapie der Hypercalcämie, speziellen Formen der Osteoporose sowie des Morbus Paget, einer schleichenden Knochenkrankheit, sind Calcitonin-Präparate vom Lachs (*Calcitonin, *Calsynar®, *Karil®) und vom Schwein (*Calcitonin) sowie auch Humancalcitonin (*Cibacalcin®) im Handel.

9.4.2 Hemmstoffe der Nebenschilddrüsenhormone

Bei Tumorerkrankungen, die zu einer fortschreitenden Knochenzerstörung sowie einer gefährlichen Erhöhung des Serumcalciumspiegels führen, werden Hemmstoffe der Nebenschilddrüsenhormone wie Etidronsäure (*Diphos®), Clodronsäure (*Ostac®) und Pamidronsäure (*Aredia®) eingesetzt.

9.4.3 Bisphosphonate

Bisphosphonate werden zur Therapie der Osteoporose eingesetzt. Sie hemmen die Calciumfreisetzung aus dem Knochen und den Knochenabbau. Eingesetzt werden Clodronat (*Bonefos®, *Ostac®), Etidronat (*Didronel®, *Diphos®), Risedronat (*Actonel®) und Tiludronat (*Skelid®). Diese Substanzen haben eine sehr geringe orale Bioverfügbarkeit und sollten nüchtern 1 bis 2 Stunden vor dem Frühstück oder zwei Stunden nach einer Mahlzeit eingenommen werden. Ein weiteres Präparat ist Alendronat (Fosamax®), das morgens nüchtern mit einem Glas Wasser mit aufrechtem Oberkörper eingenommen werden muss, um das Auftreten von Speiseröhrenirritationen zu vermeiden. Nach der Einnahme sollte sich der Patient in der nächsten halben Stunde deshalb auch nicht wieder hinlegen.

9.5 Pankreashormone

Die Bauchspeicheldrüse hat zwei unterschiedliche Aufgaben:
1. Produktion von Hydrogencarbonat und der Enzyme Trypsin, Chymotrypsin, Lipase und α-Amylase, die als Verdauungsenzyme in den Dünndarm sezerniert werden (exokrine Funktion, s. Kap. 2.2.5).
2. Produktion der Hormone Insulin und Glucagon in den Langerhansschen Inseln (endokrine Funktion).

Die Zellen der Langerhansschen Inseln werden in drei Gruppen eingeteilt:
- die A-Zellen (etwa 20%), die Glucagon produzieren,
- die B-Zellen (etwa 70%), die Insulin produzieren,
- die D-Zellen (etwa 10%), die Somatostatin produzieren.

9.5.1 Glucagon

Glucagon ist ein Peptidhormon, das aus 29 Aminosäuren besteht. Es steigert den Abbau von Glykogen und damit den Glucosespiegel des Blutes.

9.5.2 Insulin

Insulin ist ein Peptidhormon, das aus 51 Aminosäuren besteht. Das Insulin verschiedener Tiere unterscheidet sich nur geringfügig von dem des Menschen. Es fördert die Aufnahme von Glucose in die Zellen, wodurch der Blutzuckerspiegel sinkt. Weiterhin stimuliert es den Glykogenaufbau aus Glucose und hemmt die Gluconeogenese aus Aminosäuren. Fett- und Proteinsynthese werden angeregt.

Mit Hilfe des Insulins wird ein konstanter Blutglucosespiegel von etwa 70 bis 120 mg pro 100 ml Blut (mg %) aufrechterhalten.

9.5.3 Diabetes mellitus

Der Diabetes mellitus (Zuckerkrankheit) ist eine der häufigsten Krankheiten der Industrieländer. Es handelt sich um eine Stoffwechselkrankheit, die durch einen relativen oder absoluten Mangel an Insulin hervorgerufen wird. Beim absoluten Insulinmangel produziert das Pankreas zu wenig Insulin, beim relativen Insulinmangel überwiegen Insulinantagonisten wie Glucagon, das Wachstumshormon STH oder Corticosteroide.

Der Diabetes mellitus vom Typ I (= insulinabhängiger Diabetes, juveniler Diabetes) ist eine Autoimmunerkrankung mit genetischer Prädisposition. Der typische Verlauf einer solchen Erkrankung, bei der die insulinbildenden Betazellen in der Bauchspeicheldrüse zerstört werden, ist gekennzeichnet durch eine jahrelange Latenzphase. Der Autoimmunprozeß ist heute diagnostisch durch Bestimmung von Inselzell-Antikörpern, Insulin-Antikörpern sowie spezifischen Autoantigenen nachweisbar.

Durch den Mangel an Insulin kann Glucose nicht mehr in die Zellen des Organismus eingeschleust werden und verbleibt im Blut, der Blutzuckerspiegel steigt an. Bei Konzentrationen über 160 bis 180 mg % wird die Nierenschwelle für Glucose überschritten. Die Carrier für die Glucose-Rückresorption aus dem Tubulus sind gesättigt und können die Glucose nicht mehr aus dem Primärharn zurücknehmen; es kommt zur Glucosurie. Da Glucose aus osmotischen Gründen Wasser mit sich zieht, tritt Polyurie (große Harnmengen) und als Folge davon Durst auf. Wegen der erhöhten Glucose-Konzentrationen im Harn besteht die Gefahr von Harnblasen- und Nierenbeckenentzündungen. Der Nachweis von Glucose im Urin kann als indirekter Nachweis einer Hyperglykämie zur Diagnose herangezogen werden. Dieser kann mit Urin-Teststäbchen durchgeführt werden. Bei regelmäßiger Durchführung dieses einfachen Tests kann ein Diabetes mellitus in seinem Frühstadium erkannt und rechtzeitig behandelt werden.

Unter einem latenten Diabetes mellitus versteht man den Zustand, bei dem bei normaler Ernährung die Blutglucosekonzentration nicht erhöht ist, unter einer Glucosebelastung

(Trinken einer Glucoselösung) der Blutzuckerspiegel sich aber nur sehr langsam wieder auf den Normalwert einpendelt. Beim manifesten Diabetes mellitus tritt bereits bei normaler Ernährung Hyperglykämie und Glucosurie auf.

Beim Diabetes mellitus kann man prinzipiell zwei Formen unterscheiden:

- ■ Beim jugendlichen Typ-I-Diabetes sind die Inselzellen des Pankreas nicht funktionstüchtig oder gar nicht vorhanden, sodass kein Insulin produziert wird (absoluter Insulinmangel).
- ■ Beim Altersdiabetes Typ II sind die Inselzellen geschwächt, d. h. sie sind prinzipiell noch funktionstüchtig, produzieren aber zu wenig Insulin (relativer Insulinmangel). Eine neuere Theorie führt den Altersdiabetes auf defekte Rezeptoren für Insulin bzw. auf zu geringe Rezeptorendichte zurück. Der überhöhte Blutglucose-Spiegel und die gestörte Aufnahmefähigkeit der Zellen für Glucose bedingen eine ganze Reihe von Stoffwechselreaktionen, die im gesunden Organismus nicht stattfinden. Um den Energiebedarf zu decken, findet eine gesteigerte Lipolyse der Fette zu Fettsäuren und weiterem Abbau zur Acetyl-Coenzym A statt, das normalerweise in den Citronensäure-Zyklus eingeschleust und weiter abgebaut wird. Fällt nun aber mehr Acetyl-Coenzym A im Stoffwechsel an, als im Citronensäure-Zyklus abgebaut werden kann, wird das überschüssige Acetyl-Coenzym A in die Ketokörper Aceton und Acetessigsäure umgewandelt. Es tritt eine Azidose auf, die das Zentralnervensystem schädigen kann. Daraus kann sich ein komatöser Zustand, das Coma diabeticum, entwickeln. Die Patienten sind benommen oder bewusstlos, ihre Ausatmungsluft riecht obstartig nach Aceton, zur Kompensation der Azidose ist die Atmung vertieft (Kussmaulsche Atmung), damit mehr CO_2 abgeatmet wird.

Die Pathogenese des Coma diabeticum ist in Abbildung 9.3 zusammengestellt.

Diabetiker müssen mit Erkrankungen der Blutgefäße, so genannten diabetischen Angiopathien, rechnen. Die Gefäße der Augennetzhaut (Erblindungsgefahr), der Niere (Glomerulosklerose, Hypertonie, Albuminurie) und der Zehen (Gangrän, Absterben des unterversorgten Gewebes) sind besonders häufig von diesen arteriosklerotischen Veränderungen betroffen.

Verminderte Glucose-Versorgung der Zellen	→ Gesteigerte Lipolyse
	→ Anstieg der freien Fettsäuren
	→ Abbau zu Acetyl-Coenzym A
	→ Überlastung des Citratcyclus
	→ Bildung von „Ketokörpern" (Aceton, Acetessigsäure, β-Hydroxybuttersäure)
	→ Azidose
	→ ZNS-Schädigung
	→ Coma diabeticum

Abb. 9.3 Pathogenese des Coma diabeticum

Die Ernährungsgewohnheiten spielen eine wichtige Rolle bei der Entstehung des Diabetes mellitus. 80 % der Altersdiabetiker sind übergewichtig. Häufig reicht bereits eine Gewichtsreduktion auf das Normalgewicht zur Besserung der Stoffwechsellage aus.

Der Diabetiker muss genau darauf achten, was er isst und möglichst mit Hilfe einer Kalorientabelle den Energiehaushalt kontrollieren. Große Mahlzeiten sollten vermieden und stattdessen 5 bis 6 kleinere Mahlzeiten über den Tag verteilt werden. Auf die Kohlenhydratzufuhr muss besonders geachtet werden. Glucose, Saccharose (Rohrzucker) und Maltose müssen ganz gemieden werden, da sie sehr schnell resorbiert werden und zu plötzlichen Blutzuckerspiegelspitzen führen. Kohlenhydrate können in Form von Stärke aufgenommen werden. Zur Berechnung der Kohlenhydratmenge wird in Tabellen die sog. Broteinheit verwendet (BE) (s. Band 5).

Zum Ersatz von Saccharose gibt es zwei prinzipielle Möglichkeiten:

1. **Zuckeraustauschstoffe.** Zuckeraustauschstoffe werden im Körper insulinunabhängig abgebaut. Solche Substanzen sind Fructose oder Sorbitol. Beide brauchen bei den Broteinheiten nicht berücksichtigt zu werden, wohl aber bei der Kalorienberechnung.
2. **Süßstoffe.** Süßstoffe sind synthetische Substanzen, die kalorienfrei sind und sehr stark süßen. So ist Saccharin etwa 300-mal süßer als Rübenzucker, hat allerdings einen etwas metallischen Beigeschmack. Cyclamat (Assugrin feinsüß®) ist schwächer süßend, etwa zehnmal so stark wie Rübenzucker. In zahlreichen Präparaten sind beide Süßstoffe Saccharin/Cyclamat im Verhältnis 1 : 10 kombiniert (Natreen®, Assugrin vollsüß®). Ein weiterer Süßstoff ist Aspartam (Nutra-Sweet®), ein Dipeptid aus Phenylalaninmethylester und Asparaginsäure. Es ist 180-mal süßer als Rübenzucker und hat keinen metallischen Beigeschmack wie Saccharin.

9.5.4   Behandlung des Diabetes mellitus

Zur Behandlung des Diabetes mellitus gibt es zwei Möglichkeiten: die Substitutionstherapie mit Insulin oder die Gabe oraler Antidiabetika. Beim jugendlichen Diabetes muss Insulin gegeben werden, da die B-Zellen nicht mehr funktionieren. Orale Antidiabetika erhöhen die Insulinproduktion der B-Zellen und sind Mittel der Wahl beim Altersdiabetes.

9.5.4.1   Insulintherapie

Insulin kann als Peptid nur parenteral appliziert werden. Heute werden gereinigte und standardisierte Extrakte aus dem Pankreas von Rindern und Schweinen sowie Humaninsulin verwendet. Ein Milligramm Insulin entspricht 23 I. E. (internationale Einheiten). Eine internationale Einheit (1 I. E.) ist die Menge Insulin, die den Blutzucker eines 2 kg schweren Kaninchens in drei Stunden auf 45 mg % herabsetzt.

Reines standardisiertes Insulin (Normalinsulin, „Altinsulin") kann therapeutisch verwendet werden. Die Wirkung setzt nach 30 bis 60 Minuten ein und hält bis zu sieben Stunden an. Altinsulin war früher vor allem indiziert zum Einstellen eines Diabetikers sowie –

Tab. 9.1 Depotinsuline mit unterschiedlicher Wirkungsdauer

Präparat	Quelle	Depotprinzip	Wirkungs-dauer
*Depot-Insulin®	Rind	Aminochinurid	12–18 h
*Depot-Insulin S®	Schwein	Aminochinurid	12–18 h
*Depot-H Insulin®	Mensch	Protamin	12–18 h
*Komb-Insulin	Rind	Aminochinurid	9–14 h
*Insulin Lente®	Rind/Schwein	Zink	>24 h
*Insulin Ultralente®	Rind	Zink	>34 h

intravenös appliziert – als schnelle Hilfe beim Coma diabeticum. In der modernen Behandlung des Diabetes wird ein möglichst bedarfsgerechtes Profil der Insulinzufuhr angestrebt, sodass der individuelle Bedarf durch häufige Blutzuckerbestimmungen ermittelt und durch Insulininjektionen mit Hilfe von Pens oder Pumpen gedeckt wird.

Der Handel bietet noch neben verschiedenen Insulinen tierischen Ursprungs (*Insulin Hoechst vom Rind, *Insulin S Hoechst vom Schwein) gentechnisch gewonnene Humaninsuline (*H-Insulin Hoechst, *Humaninsulin Normal, *Insulin Actrapid HM) an. Bei Insulin lispro (*Humalog®) handelt es sich um ein rekombinantes, schnell wirkendes Analog von Humaninsulin. Die Wirkung ist mit 2 bis 5 Stunden kürzer als die von Normalinsulin.

Depotinsuline sind Zubereitungen, die auf Grund technologischer Maßnahmen eine über viele Stunden anhaltende Wirkung zeigen. Insulin wird zu diesem Zwecke an Zink, das basische Eiweiß Protamin, Humanglobin oder Aminochinurid (Surfen) gebunden. Auf diese Weise können Präparate mit unterschiedlicher Wirkungsdauer hergestellt werden. Einige Beispiele sind in Tabelle 9.1 zusammengestellt.

Heute haben die Humaninsuline die früher verwendeten tierischen Insuline weitgehend verdrängt. Neben den üblichen Insulinkonzentrationen von 40 I. E./ml sind verschiedene Spezialzubereitungen mit 100 I. E./ml für Injektionshilfen (so genannte „Pens") im Handel. Beispiele: *Insulin Protaphan® HM Novo-Let®, *Huminsulin Profil® II für Pen, *Depot-H15-Insulin 100 Hoechst® für OptiPen®.

Bei Insulinüberdosierung kommt es zu starker Abnahme der Glucosekonzentration im Blut. Bei Blutzuckerspiegeln unter 60 mg% treten Symptome wie Schweißausbruch, Herzklopfen, Kopfschmerz und Bewusstlosigkeit auf (hypoglykämischer Schock). Der Diabetiker muss, sobald er solche Symptome bemerkt, sofort Zucker oder Traubenzucker schlucken, um einen hypoglykämischen Schock zu vermeiden.

9.5.4.2　Orale Antidiabetika

Orale Antidiabetika stimulieren die Insulinproduktion der B-Zellen und sind daher nur beim Typ-II-Diabetes indiziert. Gleichzeitig setzen sie Insulin aus seiner Plasmaeiweiß-Bindung frei. An Nebenwirkungen treten gastrointestinale Störungen, Alkoholunverträglichkeit und Leukopenien auf. Wegen der starken Plasmaeiweißbindung kann es mit zahlreichen anderen Arzneimitteln zu Interaktionen kommen, da die Antidiabetika aus

Glibenclamid

ihrer Proteinbindung verdrängt werden (z. B. durch Phenylbutazon, Salicylate, Sulfon-amide). Die wichtigsten Präparate sind:

*Euglucon N   (Glibenclamid)
*Orabet®   (Tolbutamid)
*Glutril®   (Glibornurid)
*Amaryl   (Glimepirid).

Die genannten Antidiabetika sind chemische Derivate des Sulfonylharnstoffs:

Die früher eingesetzten Biguanide sind bis auf Metformin (*Glucophage®) wegen einer möglicherweise lebensbedrohenden Nebenwirkung, der Lactatazidose (Anreicherung von Milchsäure), aus dem Handel genommen worden. Metformin sollte nur eingesetzt werden, wenn alle anderen Mittel versagt haben. Eine günstige Nebenwirkung ist seine Appetithemmung.

Eine weitere Gruppe oraler Antidiabetika stellen die Glitazone dar, die die Empfindlich-keit gegenüber Insulin erhöhen (Insulin-Sensitizer). Eingesetzt werden Rosiglitazon (*Avandia®) und Pioglitazon (*Actos®).

Ein neues Wirkungsprinzip in der Behandlung des Diabetes mellitus ist der α-Glucosi-dase-Hemmer Acarbose (*Glucobay®). Dieser hemmt beispielsweise das Enzym Saccha-rase, welches das Disaccharid Saccharose in Glucose und Fructose spaltet. Durch Verzö-gerung des Kohlenhydratabbaus im Darm werden die beim Diabetiker unphysiologisch hohen Blutzuckerspiegel nach den Mahlzeiten vermieden. Da Acarbose die Insulinsekre-tion nicht direkt beeinflusst, besteht keine Gefahr, dass der Blutzuckerspiegel unter den Normalwert gesenkt wird.

Ein anderer α-Glucosidase-Hemmer ist Miglitol (*Diastabol®), das im Gegensatz zu Acar-bose resorbiert wird und dann über die Nieren wieder ausgeschieden wird.

9.6   Nebennierenrindenhormone

Die Nebennieren liegen oberhalb der Nieren und bestehen aus dem Nebennierenmark, das Adrenalin ausschütten kann (s. Kap. 3.3.1), und der Nebennierenrinde, die Steroid-hormone produziert. Unter Steroiden fasst man eine Gruppe von Substanzen zusam-men, die als chemische Gemeinsamkeit das Steran-Grundgerüst besitzen.

Die Nebennierenrinde besteht aus drei Zonen:

▨ Die Zona glomerulosa produziert die Mineralocorticoide,
▨ die Zona fasciculata produziert die Glucocorticoide,
▨ die Zona reticularis produziert in geringen Mengen Androgene.

Die Nebennierenrindenhormone und ihre Derivate werden auch als Corticosteroide oder Corticoide bezeichnet.

9.6.1 Glucocorticoide

Die Nebennierenrinde produziert am Tag etwa 15 bis 60 mg des Hormons Cortisol (Hydrocortison) sowie 1 bis 2 mg Corticosteron. Die Hormonausschüttung wird durch das adrenocorticotrope Hormon (ACTH) der Hypophyse reguliert.

Steran

Die Wirkung des Cortisols ist vielfältig:

- Abbau von Eiweiß (Proteolyse) und Neusynthese von Glucose (Gluconeogenese)
- Erhöhung des Blutzuckerspiegels und der Glykogenbildung in der Leber
- Senkung der Nierenschwelle für Glucose („Corticoid-Diabetes")
- Hemmung entzündlicher Prozesse (antiphlogistische Wirkung)
- Hemmung des Immunsystems und verminderte Antikörperbildung (immunsuppressive Wirkung)
- Hemmung der Calcium-Resorption und Steigerung der Calcium-Mobilisation aus den Knochen
- Erhöhte Rückresorption von Natrium sowie vermehrte Ausscheidung von Kalium (mineralocorticoide Wirkung).

Cortisol

Im Blut ist das Cortisol zu 95 % an ein Transport-Eiweiß, das Transcortin, gebunden. Cortisolmangel (Morbus Addison) äußert sich in Hypoglykämie, Hypotonie, Tachykardie, Müdigkeit und Schwäche. Ein zu hoher Corticoidspiegel führt zum Cushing-Syndrom mit Gewichtszunahme, Vollmondgesicht, schlechter Wundheilung und Steroiddiabetes. Als Arzneimittel werden neben Cortisol (Hydrocortisonacetat) vor allen Dingen partialsynthetische Derivate eingesetzt. Bei ihrer Anwendung als Antiphlogistika und Antiallergika ist die Beeinflussung des Stoffwechsels durch die Hormonwirkung unerwünscht. Durch Veränderungen am Molekül wie z. B. der Einführung von Methyl- und Hydroxylgruppen sowie Fluoratomen ist es gelungen, Derivate mit sehr geringer mineralcorticoider Wirkung zu erhalten. Die Wirkung auf den Eiweiß-, Kohlenhydrat- und Fettstoffwechsel bleibt aber weiterhin erhalten und ist der Grund für mögliche Nebenwirkungen, die besonders ausgeprägt sind bei systemischer Anwendung.

Bei Infektionen sollten Glucocorticoide – wenn überhaupt – nur zusammen mit Antibiotika angewendet werden, da sich wegen der immunsuppressiven Wirkung die Infektion sonst noch leichter ausbreiten kann. Bei längerer Anwendung von Corticoiden verkümmert die Nebennierenrinde, da kein ACTH mehr in der Hypophyse produziert wird. Aus dem gleichen Grund sollten Corticoid-Präparate nie plötzlich abgesetzt werden, da es einige Zeit dauert, bis die Nebennierenrinde ihre volle Funktionsfähigkeit zurückerlangt hat.

Bei den Corticoid-Derivaten kann man unterscheiden zwischen Substanzen, die vorwiegend systemisch oder vorwiegend lokal eingesetzt werden.

Vorwiegend systemisch eingesetzte Glucocorticoide

Prednison	(*Decortin®),
Prednisolon	(*Decortin H®)
Methylprednisolon	(*Urbason®).

Vorwiegend lokal eingesetzte Glucocorticoide

Fluocinolon	(*Jellin®)
Flumethason	(*Locacorten®)
Desoxymethason	(*Topisolon®).

Systemisch und lokal eingesetzte Glucocorticoide

Triamcinolon	(*Volon®, *Delphicort®)
Triamcinolonacetonid	(*Volon A®)
Dexamethason	(*Fortecortin®)
Betamethason	(*Betnesol®, *Celestan®)
Fluocortolon	(*Ultralan®).

Inhalativ und nasal eingesetzte Glucocorticoide

Fluticasonpropionat	(*Flutide®)
Budesonid	(*Pulmicort®)
Beclometasondipropionat	(*Beconase®, Aerobec®)
Mometasonfuroat	(*Nasonex®)
Flunisolid	(*Inhacort®).

Es soll darauf hingewiesen werden, dass Triamcinolonacetonid eine andere Substanz ist als Triamcinolon und auch kein Prodrug für Triamcinolon darstellt. Triamcinolonacetonid hat weitaus stärkere Glucocorticoidwirkung als Triamcinolon.

Akute Nebenwirkungen bei einmaliger Anwendung der Glucocorticoide sind relativ selten, bei Daueranwendung dagegen die Regel. Es tritt das Cushing-Syndrom auf mit Aufschwemmung, Corticoid-Diabetes, Osteoporose, Glaukom, verminderter Infektabwehr und psychischen Symptomen. Diese Nebenwirkungen sind bei systemischer Anwendung natürlich eher zu erwarten als bei lokaler Applikation. Trotzdem ist es gefährlich, äußerlich anzuwendende Corticoid-Präparate zu verharmlosen, weil vor allem bei großflächiger Anwendung erhebliche Mengen resorbiert werden. In der Apotheke wird manchmal von Patienten nach der Abgabe von Corticoid-Salben ohne Verschreibung gefragt, da es sich ja „nur um eine Salbe" handele. Diesen Patienten muss klargemacht werden, dass es sich bei den Corticoiden um hochwirksame Arzneimittel handelt, deren unkontrollierte Daueranwendung zu schweren Nebenwirkungen führt.

9.6.2 Mineralocorticoide

Als physiologisches Mineralocorticoid wird das Aldosteron in der Zona glomerulosa der Nebennierenrinde gebildet. Es fördert die Natrium-Rückresorption in der Niere und erhöht die Ausscheidung von Kalium und H^+. Die Ausschüttung von Aldosteron wird kaum durch ACTH, sondern in erster Linie durch das Renin-Angiotensin-System geregelt. Therapeutisch werden die Mineralocorticoide nur selten eingesetzt, Indikation ist Nebenniereninsuffizienz (zusammen mit Glucocorticoiden), Hypotonie und starkes Erbrechen mit großen Salzverlusten.

9.7 Sexualhormone

Die Sexualhormone gehören wie die Nebennierenrindenhormone chemisch zu den Steroiden. Man unterscheidet weibliche und männliche Sexualhormone.

9.7.1 Weibliche Sexualhormone

9.7.1.1 Ovarien und menstrueller Zyklus

Die Ovarien (Eierstöcke) sind etwa pflaumengroß und liegen an der seitlichen Wand des kleinen Beckens (s. Abb. 9.4). In ihrem Bindegewebe liegen die so genannten Follikel, die aus der Eizelle und dem Follikelepithel bestehen. Je nach ihrem Entwicklungszustand unterscheidet man Primär-, Sekundär-, Tertiär- und reife Graafsche Follikel. Jedes Ovar enthält bei der Geburt etwa 200000 Primärfollikel, von denen im Leben der Frau aber nur etwa 200 bis 300 zur Reife kommen.

Das Heranreifen der Follikel führt zum menstruellen Zyklus. Dieser durchläuft folgende Stadien:

1. Tag   Beginn der Regelblutung
5.–13. Tag   Wachstum des Follikels im Eierstock (Ovar), hervorgerufen durch FSH aus der Hypophyse. Estrogenproduktion der Follikelepithelzellen, hervorgerufen durch LH aus der Hypophyse.

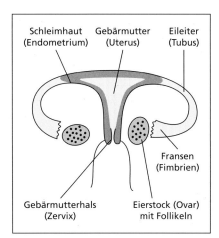

Schleimhaut   Gebärmutter   Eileiter
(Endometrium)   (Uterus)   (Tubus)

Fransen
(Fimbrien)

Abb. 9.4 Schematischer Überblick über
das weibliche Fortpflanzungsorgan

Gebärmutterhals   Eierstock (Ovar)
(Zervix)   mit Follikeln

13.–16. Tag   Follikel ist reif und platzt (Eisprung, Ovulation), die Eizelle wird in die
Bauchhöhle ausgeschwemmt und vom Eileiter aufgenommen. Durch den
Eileiter wandert die Eizelle in die Gebärmutter (Uterus). Nach der Ovulation wird im Ovar der Rest des geplatzten Follikels, die ehemaligen Follikelepithelzellen, unter dem Einfluss von LH zum so genannten Gelbkörper
(Corpus luteum) umgebildet. Das Corpus luteum produziert Progesteron,
ein Gestagen. Mit dem Eisprung und der Zunahme an Progesteron steigt
die morgendliche Körpertemperatur um etwa 0.5 °C. Dieser Temperaturanstieg kann zur Schwangerschaftsverhütung ausgenutzt werden (Tempe-
ratur-Methode nach Knaus-Ogino, s. Kap. 9.7.1.5).

17.–28. Tag   Die Uterusschleimhaut (Endometrium) ist während der Follikelreifung pro-
liferiert und gewachsen. Sie ist nun bereit, die befruchtete Eizelle, die aus
dem Eileiter kommt, aufzunehmen. Bleibt die Eizelle unbefruchtet, stirbt
sie schnell ab und der Gelbkörper stellt seine Progesteron-Produktion ein.
Der Progesteron-Spiegel sinkt.

1.–4. Tag   Die nicht genutzte Uterusschleimhaut wird abgestoßen und ausgeschieden (Menstruation).

Im Falle einer Schwangerschaft wird dieser Zyklus unterbrochen. Die befruchtete Eizelle
gräbt sich mit Hilfe eiweißspaltender Enzyme in das Endometrium ein (Nidation) und
wächst dort zum Embryo heran. Das Corpus luteum produziert weiterhin Progesteron,
sodass keine Menstruation auftritt und durch die Unterdrückung der hypophysären FSH-
und LH-Ausschüttung auch keine neue Ovulation stattfindet.

9.7.1.2   Estrogene

Das wichtigste Estrogen des weiblichen Körpers ist das Estradiol. In kleineren Mengen
findet man auch das Estron.

Estradiol

Estron

Die Estrogene haben bei der Frau folgende Wirkungen:
- Ausprägung der weiblichen Geschlechtsorgane,
- Proliferation der Uterusschleimhaut,
- Viskositätsverringerung des Zervikalschleims, was den Spermien den Weg zur Eizelle erleichtert,
- Beeinflussung der psychischen und sexuellen Verhaltensweise,
- Hemmung der FSH-Ausschüttung in der Hypophyse.

Estradiol selbst kann als Arzneimittel nicht verwendet werden; es wird in der Leber schnell metabolisiert. Eine Ausnahme stellt die transdermale Anwendung mittels eines Membranpflasters (*Estraderm® TTS) dar. Estradiolester können intramuskulär eingesetzt werden, z. B. Estradiolvalerat (*Progynon®). Oral wirksam sind die 17-Ethinylderivate des Estradiols.

17α-Ethinylestradiol (*Progynon C®) wird eingesetzt bei Ovarialinsuffizienz, Hypogenitalismus, Amenorrhoe und zur Laktationshemmung (Abstillen) sowie in Kombination mit Gestagenen zur Empfängnisverhütung, weiterhin beim Eintreten des Klimateriums, wenn die ovarielle Estrogenproduktion absinkt und als Reaktion darauf der Gonadotropinspiegel ansteigt. Auch Akne kann manchmal auf eine Estrogentherapie günstig ansprechen. Schließlich werden Estrogene auch beim Mann verwendet, da sie eine günstige Wirkung beim Prostatakarzinom gezeigt haben. Eingesetzt werden hier Stilbenderivate wie z. B. Fosfestrol (*Honvan®), die zwar keine Steroide sind, aber dennoch eine östrogene Wirkung aufweisen. Nebenwirkungen der Estrogene bei der Frau sind eine Verkümmerung der Ovarien auf Grund der Hemmung der Gonadotropinausschüttung,

17α-Ethinylestradiol

gesteigerte Menstruationsblutung wegen verstärkter Proliferation der Uterusschleimhaut sowie Gewichtszunahme durch Natrium- und Wasserretention.

Manche Stilbenderivate zeigen antiestrogene Wirkungen. Sie erhöhen die Gonadotropinausschüttung und können zur Ovulationsauslösung eingesetzt werden. Ein solches Antiestrogen ist Clomifen (*Clomhexal®).

Raloxifen (*Evista®) ist ein Estrogenrezeptor-Modulator, der den Knochenabbau hemmt und zur Osteoporoseprophylaxe in der Menopause eingesetzt wird.

9.7.1.3   Gestagene

Das vom Corpus luteum gebildete Gestagen ist das Progesteron.

Während der Schwangerschaft werden große Mengen Progesteron in der Plazenta gebildet. Progesteron hat folgende Aufgaben und Wirkungen:

Progesteron

- Umwandlung der Uterusschleimhaut von der Proliferationsphase in die Sekretionsphase,
- Erhöhung der Viskosität des Zervikalschleims, sodass Spermien nur schwer durchdringen können,
- Erhöhung der Körpertemperatur um etwa 0,5°C,
- Auslösung der Menstruation bei Abfall des Progesteron-Spiegels,
- Erhaltung der Schwangerschaft.

Genau wie die Estrogene sind auch die Gestagene mit einem 17-Ethinyl-Substituenten zur oralen Anwendung geeignet. Eingesetzt werden die Derivate Norgestrel, Lynestrenol und Norethisteronacetat (s. Formelabbildung).

Indikationen für Gestagenpräparate sind Ausbleiben der Regelblutung (Amenorrhoe), zu seltene Menstruation (Oligomenorrhoe) oder Menstruationsbeschwerden (Dysmenorrhoe). Während der Schwangerschaft kann es durch hohe Gestagengaben zu Missbildungen beim Feten kommen (Herzfehler, Extremitätenfehlbildungen). Bei Amenorrhoe dürfen sie nur angewendet werden, wenn eine Schwangerschaft sicher ausgeschlossen ist. Die Anwendung von Gestagenpräparaten als Schwangerschaftstest ist nicht zu verantworten. Sie sollte auf sekundäre Amenorrhoen beschränkt bleiben, bei denen die Regelblutung länger als vier Monate ausgeblieben ist, ohne dass die Frau schwanger ist.

Norgestrel

Lynestrenol

Norethisteronacetat

9.7.1.4 Hormonelle Kontrazeption

Die weitaus größere Bedeutung der Sexualhormone als Arzneimittel besteht heute in ihrer Anwendung zur Empfängnisverhütung (Tab. 9.2). Dabei kommen verschiedene Prinzipien der Wirkung zum Tragen:

■ Durch Gabe von Estrogenen und Gestagenen wird die Gonadotropinausschüttung in der Hypophyse gehemmt, sodass keine Ovulation stattfinden kann.

■ Durch den Gestagen-Anteil wird der Zervikalschleim viskos und ist für die Spermien schwer zu durchdringen.

■ Die Einnistung der befruchteten Eizelle in die Uterusschleimhaut wird gehemmt.

■ Die Motilität der Eileiter und damit die Wanderungsgeschwindigkeit der Eizelle ist verlangsamt.

Nach ihrer Zusammensetzung unterscheidet man folgende hormonelle Kontrazeptiva:

a) Ein-Phasen-Präparate

Bei diesen Präparaten handelt es sich um festgelegte Estrogen/Gestagen-Kombinationen, die über 21 oder 22 Tage eingenommen werden. Beim Absetzen für 6 oder 7 Tage tritt – bedingt durch den Abfall des Gestagenspiegels – eine Abbruchblutung auf. Bei „28er Präparaten" wird in der Zeit der Unterbrechung der Hormonzufuhr ein Plazebo gegeben (meist durch eine andere Farbe gekennzeichnet), um den täglichen Einnahmerhythmus nicht zu unterbrechen. Es ist einleuchtend, dass diese Tabletten in der angege-

Tab. 9.2: Übersicht über hormonelle Kontrazeptiva (Auswahl)

Ein-Phasen-Präparate

Estrogen (mg)		Gestagen (mg)		Präparat
α-Ethinylestradiol	0.035	Norgestimat	0.25	*Cilest®
α-Ethinylestradiol	0.03	Gestoden	0.075	*Femovan®
α-Ethinylestradiol	0.03	Desogestrel	0.15	*Marvelon®
α-Ethinylestradiol	0.03	Gestoden	0.075	*Minulet®
α-Ethinylestradiol	0.04	Lynestrenol	0.75	*Ovoresta M®
α-Ethinylestradiol	0.05	Norgestrel	0.50	*Eugynon®, *Stediril®
α-Ethinylestradiol	0.05	Norgestrel	0.25	*Neogynon®, *Stediril-d®
α-Ethinylestradiol	0.03	Norgestrel	0.15	*Microgynon®

Zwei-Phasen-Präparate

1. Phase	17α-Ethinylestradiol	0.05 mg	*Sequostat®
2. Phase	17α-Ethinylestradiol	0.05 mg	
	Noretnisteronacetat	1 mg	
1. Phase	17α-Ethinylestradiol	0.05 mg	*Sequilar®, *Perikursal*®
	Norgestrel	0.05 mg	
2. Phase	17α-Ethinylestradiol	0.05 mg	
	Norgestrel	0.125 mg	

Mini-Pille

Norgestrel	0.03 mg	*Microlut®
Norethisteron	0.035 mg	*Micronovum®

benen Reihenfolge eingenommen werden müssen, um einen sicheren Empfängnisschutz zu gewährleisten. Die kontrazeptive Wirksamkeit der Ein-Phasen-Präparate kommt durch alle vier angegebenen Mechanismen zustande, sodass es sich bei diesen Präparaten um sehr sichere Empfängnisverhütungsmittel handelt.

1996 gerieten kombinierte orale Kontrazeptiva mit niedrig dosierten Gestagenen der so genannten dritten Generation (*Desogestrel oder *Gestoden) in die Schlagzeilen, nachdem verschiedene Studien auf einen möglichen Zusammenhang zwischen der Einnahme derartiger Mittel und dem gehäuften Auftreten von Beinvenenthrombosen und Lungenembolien hingewiesen hatten. Die deutsche Zulassungsbehörde empfahl zur Risikominimierung, dass ein Einsatz dieser „Pillen" bei Erstanwenderinnen unter 30 Jahren unterbleiben sollte.

b) Zwei-Phasen-Präparate

Bei Zwei-Phasen-Präparaten wird versucht, den physiologischen Verhältnissen etwas näher zu kommen als mit Ein-Phasen-Präparaten. So wird in der ersten Zyklushälfte hauptsächlich Estrogen ohne oder mit wenig Gestagen und in der zweiten Hälfte dann eine Estrogen-Gestagen-Kombination in ähnlicher Zusammensetzung wie in Ein-Phasen-Präparaten gegeben. Der Nachteil ist, dass in der ersten Hälfte der Empfängnisschutz auf die Ovulationshemmung beschränkt bleibt. Die Sicherheit ist daher etwas verringert.

c) Drei-Phasen-Präparate

Die Drei-Phasen-Präparate sind noch besser dem weiblichen Zyklus angepasst. Handelsnamen sind beispielsweise *Trinordiol®, *TriNovum®, *Tristep® und *Triquilar®. Im Präparat *Triquilar® wird wie folgt dosiert (in mg):

	Estrogen 17α-Ethinylestradiol)	Gestagen (Norgestrel)
1. Phase (6 Tage)	0.03	0.05
2. Phase (5 Tage)	0.04	0.075
3. Phase (10 Tage)	0.03	0.125.

d) Minipille

Bei der Minipille wird kontinuierlich ohne Einnahmepause eine kleine Menge Gestagen gegeben. Die Ovulation ist nicht unterdrückt, sodass es zu einer echten Menstruation kommt. Die empfängnisverhütende Wirkung beruht nur auf der Veränderung des Zervikalschleims, der verringerten Einnistungsbereitschaft der Uterusschleimhaut und der herabgesetzten Tubenmotilität. Als Vorteile der Minipille sind die zu vernachlässigenden Nebenwirkungen zu nennen. Es ist wichtig, dass zur Aufrechterhaltung eines sicheren Gestagenspiegels die Tablette immer zur gleichen Tageszeit eingenommen wird.

e) Depot-Präparate zur Injektion

Eine über Monate wirksame Empfängnisverhütung lässt sich mit intramuskulärer Injektion von Gestagen (*Depo-Clinovir®) erreichen. Diese Depot-Präparate gewähren zwar nicht ganz die Sicherheit der Ein-Phasen-Präparate, schalten jedoch Einnahmefehler aus. Vorteilhaft ist die kontrollierbare Hormonzufuhr. Daher gingen sich solche Präparate besonders für die Kontrazeption in den Entwicklungsländern, wo die Bevölkerungsexplosion ein existentielles Problem darstellt und die Frauen nur schwer an regelmäßige Tabletteneinnahme zu gewöhnen sind.

f) Depot-Präparate zur Implantation

Bei diesen Präparaten handelt es sich um Intrauterinpessare, die kontinuierlich kleine Mengen Progesteron freisetzen (*Biograviplan®). Sie werden nur einmal im Jahr erneuert. Nebenwirkungen sind selten, es handelt sich um ein Art lokaler Applikation.

g) Postkoitale Kontrazeption

Eine Schwangerschaftsverhütung nach der Konzeption kann durch Gabe hoher Dosen von Estrogen erreicht werden („Pille danach"). Hierzu werden spätestens 72 Stunden nach dem Geschlechtsverkehr fünf Tage lang täglich hohe Dosen von Estrogenen verabreicht. Die Nebenwirkungen sind allerdings beträchtlich (Erbrechen).

Die Entwicklung einer Schwangerschaft kann innerhalb von 48 Stunden nach unge-schütztem Geschlechtsverkehr durch Gabe einer Hormonkombination wie sie der eines Ein-Phasen-Kontrazeptivums entspricht (Levonorgestrel 0,25 mg/Ethinylestradiol 0,05 mg; Handelsname: *Tetragynon®), verhindert werden. Zwei Dragees sind innerhalb von max. 48 Stunden nach dem Koitus einzunehmen, zwei weitere zwölf Stunden spä-ter. Als Nebenwirkung kann vereinzelt Spannungsgefühl in den Brüsten auftreten, selten auch Erbrechen.

Auch Prostaglandine werden zu diesen Zwecken eingesetzt. In der Klinik wird mit ihnen auch ein Schwangerschaftsabbruch durchgeführt. Bei der Anwendung solcher Maßnah-men tritt neben der medizinischen Problematik auch die Frage auf, wo die Grenze zwi-schen Kontrazeption und Schwangerschaftsabbruch zu ziehen ist. In jedem Falle aber dürfen solche Behandlungen nie auf eigene Faust ohne Arzt durchgeführt werden. Eigenmächtiges Verhalten ist sich selbst gegenüber unverantwortlich.

Die Nebenwirkungen der hormonellen Kontrazeptiva sind im Verhältnis zu ihrer breiten Anwendung relativ gering. Die Thrombosegefahr ist allerdings sicherlich erhöht und auf den Estrogenanteil zurückzuführen. Bei der ersten Anwendung tritt manchmal Übelkeit auf. Weitere Begleiterscheinungen sind Gewichtszunahme, Spannungsgefühl in den Brüsten und Appetitsteigerung. Eine Vielzahl verschiedener anderer Nebenwirkungen ist häufig psychisch bedingt („Pillenmüdigkeit"). Die Auswahl des Präparates, das für die jeweilige Frau am geeignetesten ist, richtet sich nach der individuellen Verträglichkeit, Kontraindikationen sind bestehende oder vorausgegangene Thrombosen und schwere Leberfunktionsstörungen. Die Beseitigung von Dysmenorrhöen und prämenstruellen Beschwerden sowie die Besserung einer Akne können erwünschte Nebenwirkungen sein. Die früher propagierte „Pillenpause", d. h. das regelmäßige Absetzen der Ovulati-onshemmer nach einigen Monaten zur Kontrolle der Ovulationsfähigkeit, sind ohne Nut-zen und haben zu vielen unerwünschten Schwangerschaften geführt. Sie sollten daher nicht empfohlen werden.

Der Empfängnisschutz kann beeinträchtigt werden, wenn die Frau gleichzeitig mit Barbi-turaten, Phenytoin oder dem Tuberkulosemittel Rifampicin behandelt wird. Diese Mittel bewirken eine Enzyminduktion in der Leber, wodurch die Abbaugeschwindigkeit der Hormone beschleunigt wird.

9.7.1.5 Andere Methoden der Empfängnisverhütung

Neben der hormonellen Kontrazeption, die einseitig auf die Frau beschränkt ist und daher von manchen Frauen abgelehnt wird, gibt es noch eine Reihe anderer Methoden zur Empfängnisverhütung. Trotz der heute verbesserten Sexualaufklärung besteht häufig Unwissenheit über die Anwendung dieser Methoden, sodass der Pharmazeut auch auf diesem Gebiet eine Beraterfunktion wahrnehmen kann.

a) Kalendermethode

Eine Befruchtung ist nur möglich im Zeitraum von etwa 2 bis 3 Tagen zur Zeit der Ovula-tion. Dieser Zeitraum kann bei einem stabilen Zyklus einigermaßen sicher vorausgesagt werden, obwohl diese Sicherheit natürlich nicht mit der der oralen Kontrazeptiva zu vergleichen ist. Man bestimmt über einige Monate die Dauer der Menstruationsintervalle und zieht dann vom längsten Zyklus 11 und vom kürzesten Zyklus 18 Tage ab. In der Zeit zwischen den so berechneten Tagen ist die Wahrscheinlichkeit einer Befruchtung erhöht. Ein Beispiel: Der längste Zyklus dauert 29 Tage, der kürzeste 26 Tage. Die Wahrscheinlichkeit einer Befruchtung ist zwischen dem 8. (26-18) und dem 18. (29-11) Tag erhöht.

b) Temperaturmethode nach Knaus-Ogino

Die Ovulation ist in der Regel mit einem Temperaturanstieg von etwa 0,5°C verbunden. Durch Messung der Basal-Temperatur am Morgen vor dem Aufstehen kann der Termin der Ovulation erkannt werden. Ist die Temperatur an drei aufeinander folgenden Tagen erhöht, ist in der verbleibenden Zeit des Zyklus keine Befruchtung mehr zu erwarten. Die Anwendung dieser Methode in der ersten Zyklushälfte ist problematisch, da der Ovulationstermin durch die Temperaturmessung nicht vorhergesagt werden kann. Zur Messung der Temperatur sind in der Apotheke spezielle Thermometer erhältlich, bei denen die Skala weiter gespreizt ist als bei normalen Fieberthermometern, um das Ablesen dieser kleinen Temperaturdifferenz zu erleichtern.

c) Präservative

Präservative (Kondome) bestehen aus dünnem Gummi und werden vor dem Geschlechtsverkehr über das männliche Glied gestreift, sodass keine Spermien in die Vagina gelangen können. Bei sorgfältiger Anwendung ist diese Methode sehr sicher. Viele Präservative sind zusätzlich noch mit einer spermiziden Flüssigkeit beschichtet.

Ein weiterer Vorteil der Verwendung von Präservativen liegt in ihrem Schutz gegen sexuell übertragbare Krankheiten (u. a. Syphilis, HIV).

Vor rund zehn Jahren wurden in den Medien erstmals Kondome für die Frau vorgestellt. Grundprinzip ist die Kombination des herkömmlichen Kondoms mit der erprobten Diaphragmatechnik. Die in den USA entwickelten sockengroßen Frauenkondome spielen am deutschen Markt bislang keine Rolle.

d) Intrauterinpessare

Intrauterinpessare (IUP) werden vom Frauenarzt in den Uterus eingesetzt und verhindern zum einen durch mechanische Reizung der Uterusschleimhaut die Einnistung befruchteter Eizellen. Zum anderen geben sie kontinuierlich Cu^{2+}-Ionen ab. Sie müssen nach ca. drei Jahren ausgewechselt werden. Handelspräparate sind Kupfer T 200®, *Multiload Cu 250®. Auch diese Methode ist relativ sicher, wird aber von einigen Frauen nicht vertragen (Kupfer-Allergie, Lageveränderung des Pessars, verstärkte Blutungen).

e) Spermizide

Nonoxinol ist ein Cellulosepolyschwefelsäure-Ester mit spermienabtötender Wirkung. Es wird angewendet in Form von Ovula (Patentex® Oval, A-gen 53®), die vor dem Geschlechtsverkehr in die Scheide eingeführt werden. Die Sicherheit dieser Methode ist nicht vergleichbar mit der der hormonellen Kontrazeptiva, auch wenn manche Hersteller mit solchen Aussagen werben. Eine höhere Sicherheit kann erreicht werden, wenn Nonoxinol in Form von Cremes in Kombination mit einem Diaphragma angewendet wird. Dieses wird mit der spermiziden Creme beschichtet und über den Muttermund gestülpt. Es ist hierbei wichtig, dass das Diaphragma nach dem Geschlechtsverkehr ausreichend lange in der Scheide verbleibt.

9.7.2 Männliche Sexualhormone

9.7.2.1 Androgene

Das physiologische männliche Sexualhormon ist das Testosteron. Es wird in den Zellen gebildet, die zwischen den Spermien produzierenden Hodenkanälchen liegen (Leydigsche Zwischenzellen). Die Stimulation der Testosteron-Produktion erfolgt über das Interstitialzell-stimulierende Hormon (ICSH, identisch mit LH). Testosteron fördert die Entwicklung der sekundären männlichen Geschlechtsmerkmale, steigert die Eiweißsynthese, bewirkt den Geschlechtstrieb (Libido) und wirkt auf die Psyche ein.

Testosteron wird in Form seiner Ester eingesetzt bei Androgenmangel, Hypogonadismus und Impotenz. Zur Steigerung der Spermatogenese nutzt man den „Rebound-Effekt" beim Absetzen eines Testosteron-Präparates. Durch den Abfall des Testosteron-Spiegels kommt es zu einem Anstieg der FSH-Ausschüttung in der Hypophyse, was zu einer verbesserten Spermiogenese führt. Bei Frauen sind mit Testosteron-Präparaten Erfolge bei inoperablen Mamma- und Ovarialkarzinomen erzielt worden. Als Nebenwirkungen treten hier Virilisierungserscheinungen (Stimmbruch, Zunahme der Behaarung) auf. Handelspräparate sind *Testoviron® und *Proviron® mit dem Androgen Mesterolon.

9.7.2.2 Antiandrogene

Antiandrogene konkurrieren kompetitiv mit dem Testosteron um die Androgen-Rezeptoren. Sie unterdrücken Libido und Spermatogenese und werden eingesetzt bei Hypersexualität sowie bei Virilisierungserscheinungen der Frau (Hirsutismus). Ein solches Antiandrogen ist Cyproteronacetat (*Androcur®). Neben seinen antiandrogenen Eigenschaften wirkt es auch noch als starkes Gestagen und ist in *Diane®, einem Kontrazeptivum, enthalten.

9.7.2.3 5α-Reduktase-Hemmer

Die Hemmung des Enzyms 5α-Reduktase verhindert die Bildung von 5α-Dihydrotestosteron aus Testosteron, was zur Behandlung der benignen Prostatohyperplasie (BPH) ausgenutzt werden kann. Eine Substanz mit diesen Eigenschaften ist Finasterid (*Proscar®), die auch zur Behandlung des hormonbedingten Haarausfalls eingesetzt wird (*Propecia®).

9.7.2.4 Anabolika

Anabolika sind Arzneimittel, die die Proteinsynthese fördern. Es handelt sich um Testosteron-Derivate, die daher als Nebenwirkungen androgene Effekte zeigen. Anabolika werden eingesetzt bei Eiweißmangelzuständen (bei chronischen Infektionskrankheiten, schlecht heilenden Wunden, nach Knochenbrüchen, Magersucht). Bei Frauen können als Nebenwirkungen Virilisierungserscheinungen auftreten. Anabolika werden manchmal von Leistungssportlern zur Vermehrung der Muskelmasse missbraucht (Dopingmittel). Als Anabolika werden eingesetzt:

*Deca-Durabolin® (Nandrolondecanoat)

*Primobolan® (Metenolon).

9.8 Gewebshormone

Gewebshormone sind Substanzen, die nicht von speziellen Hormondrüsen gebildet werden, sondern von verschiedenen Zellen des Gewebes.

9.8.1 Histamin

Histamin entsteht im Körper durch Decarboxylierung der Aminosäure Histidin (Abb. 9.5). Diese Reaktion und die Speicherung des Histamins findet vor allem in bestimmten Gewebezellen (Mastzellen) sowie in den basophilen Leukozyten statt. Die höchsten Konzentrationen an Histamin findet man beim Menschen in Lunge, Haut und Magen-Darm-Trakt. Histamin wird aus den Speicherzellen freigesetzt:

- bei allergischen Reaktionen,
- durch bestimmte chemische Histaminliberatoren (z. B. Tubocurarin, Thiopental),
- durch Zellzerstörung (z. B. bei Verletzungen).

Die Wirkungen des Histamins sind vielfältig. Es existieren zwei prinzipiell unterschiedliche Histamin-Rezeptoren-Typen, die mit H_1 und H_2 bezeichnet werden. Stimulation der H_1-Rezeptoren bewirkt Kontraktion der glatten Muskulatur von Bronchien, Darm und Uterus, Erschlaffung der glatten Muskulatur der Gefäße und erhöhte Permeabilität der Kapillargefäße, sodass Plasma ins Gewebe austreten kann. (Quaddelbildung, Ödeme). Die Stimulation der H_2-Rezeptoren bewirkt dagegen eine Steigerung der Magensaftsekretion sowie der Herzfrequenz.

Die Wirkung des Histamins an den beiden Rezeptoren kann durch Antihistaminika aufgehoben werden. Je nachdem, welche Rezeptoren betroffen sind, unterscheidet man H_1- und H_2-Antihistaminika. Eine andere Möglichkeit der Hemmung des Histamins wird bei der Anwendung von Cromoglicinsäure (Intal®) oder Nedocromil (*Tilade®) ausgenutzt. Diese Substanzen hemmen die Ausschüttung des Histamins aus den Mastzellen. Sie werden bei Asthma bronchiale zur Hemmung der Bronchokonstriktion eingesetzt (s. Kap. 5.3).

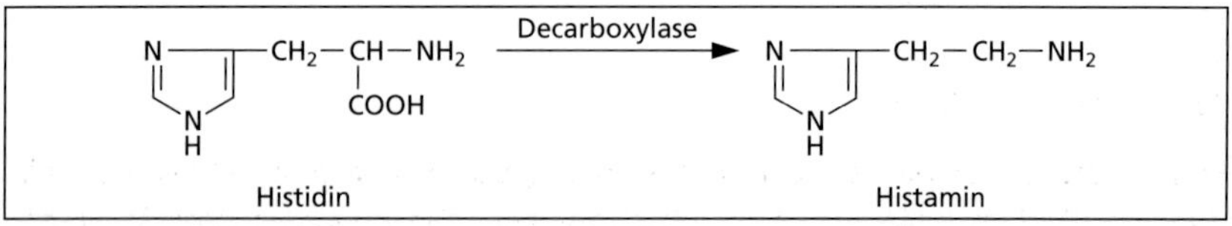

Abb. 9.5 Histamin entsteht im Organismus durch Decarboxylierung der Aminosäure Histidin

Zur Anwendung bei saisonaler allergischer Rhinitis sind die Wirkstoffe Cromoglicinsäure und Nedocromil in Form von Augentropfen und Nasensprays rezeptfrei verfügbar.

Handelsnamen:
DNCG Stada®, Vividrin®, Irtan®.

9.8.1.1 H₁-Antihistaminika

H_1-Antihistaminika verdrängen Histamin kompetitiv vom H_1-Rezeptor. Die Synthese, Freisetzung und der Abbau von Histamin werden nicht beeinflusst, H_1-Antihistaminika werden eingesetzt bei allergischen Reaktionen und Symptomen, die durch eine Histaminausschüttung hervorgerufen werden wie Heuschnupfen, Insektenstiche, Sonnenbrand oder allergisches Asthma bronchiale. Wegen ihrer zentral dämpfenden Wirkung werden sie weiterhin als Antiemetika (s. Kap. 2.11.1) und als Schlafmittel (s. Kap. 3.7.4) verwendet. Antihistaminika sind auch Bestandteile zahlreicher Grippemittel (s. Kap. 5.5); Handelspräparate:

Tavegil®   (Clemastin)
Benadryl®   (Diphenhydramin)
Rhinosovil®   (Pheniramin)
Soventol®   (Bamipin)
Mereprine®   (Doxylamin)
Systral®   (Chlorphenoxamin)
Fenistil®   (Dimetinden).

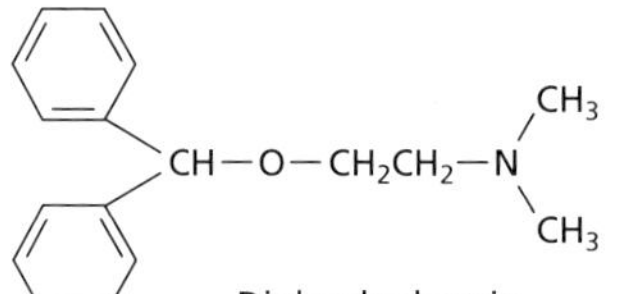

Diphenhydramin

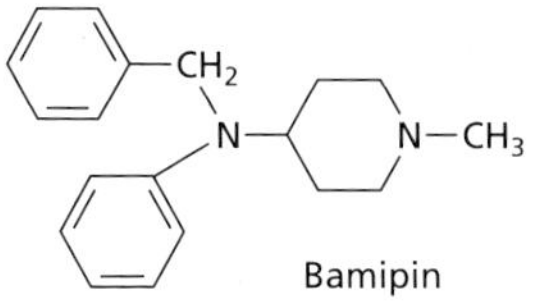

Bamipin

Zu den nicht oder nur wenig sedierenden Antihistaminika zählen

Fexofenadin   (*Telfast®)
Cetirizin   (Zyrtec®)
Loratadin   (Lisino®)
Desloratadin   (*AERIUS®).

Ein H_1-Rezeptorenblocker zur lokalen Anwendung bei allergischer Rhinitis ist Azelastin (*Allergodil®). Diese Substanz soll zusätzlich zur Antihistaminwirkung auch die Mediatorfreisetzung hemmende Eigenschaften besitzen (vgl. Cromoglicinsäure Kap. 5.3).

Ein weiterer neuer Histamin-H_1-Antagonist, der in den Darreichungsformen Augentropfen und Nasenspray angeboten wird, ist Levocabastin (Livocab®). Die Wirkung soll besonders rasch einsetzen und in ihrer Stärke den Glucocorticoiden Beclomethason und Flunisolid vergleichbar sein.

9.8.1.2 H_2-Antihistaminika

H_2-Antihistaminika verdrängen Histamin kompetitiv vom H_2-Rezeptor. Sie hemmen die durch Histamin bewirkte Säuresekretion des Magens und können daher bei Hyperazidität sowie bei Ulcus ventriculi et duodeni (Magen- und Darmgeschwür) eingesetzt werden. Hierzu gehören Cimetidin (*Tagamet®), Ranitidin (Zantic®, Sostril®), Roxatidin (*Roxit®), Nizatidin (*Nizax®) und Famotidin (*Pepdul®) (s. Kap. 2.5.2).

9.8.2 Serotonin

Serotonin ist wie Histamin ein biogenes Amin, das durch Decarboxylierung einer Aminosäure entsteht. Es kontrahiert die glatte Muskulatur von Bronchien, Darm, Uterus sowie Gefäßen und wird bei Blutungen aus den Thrombozyten freigesetzt. Im Zentralnervensystem fungiert es als Neurotransmitter.

Als Arzneimittel werden Serotonin-Antagonisten eingesetzt, die Serotonin von den Rezeptoren verdrängen. Das Haupteinsatzgebiet dieser Substanzen ist die Migräne-Prophylaxe. Serotonin-Antagonisten sind:

Methysergid(*Deseril retard®)

Pizotifen   (*Sandomigran®, *Mosegor®).

Nebenwirkungen sind zentrale Dämpfung sowie atropinartige Wirkungen (z. B. Mundtrockenheit).

Eine Substanzgruppe zur Behandlung der akuten Migräneattacke und des Cluster-Kopfschmerzes sind Serotonin-Analoga. Zu den Vertretern dieser Gruppe gehören Sumatriptan (*Imigran®), Zolmitriptan (*Asco Top) und Eletriptan (*Relpax). Der Wirkstoff ist kontraindiziert bei Migräne mit Halbseitensymptomatik und Lähmungen der Augenmuskulatur.

Zur Behandlung von Erbrechen bei der Zytostatika- und Strahlentherapie werden Ondansetron (*Zofran®) und Granisetron (*Kevatril®) eingesetzt.

9.8.3 Prostaglandine

Prostaglandine sind ungesättigte, hydroxylierte Fettsäuren, die im Organismus aus der Arachidonsäure (vierfach ungesättigte C_{20}-Fettsäure) gebildet werden. Man unterscheidet Prostaglandine (Abkürzung PG) mit unterschiedlichen chemischen Grundkörpern (Abkürzung A, B, C, D, E, F und G). Bei ihrer Bezeichnung wird neben diesen Kennbuchstaben auch noch die Zahl und Lage der Doppelbindungen angegeben. Ein wichtiges Prostaglandin ist z. B. $PGF_{2\alpha}$.

HO

COOH

HO   OH

PGF$_{2\alpha}$

Die Biosynthese der Prostaglandine aus der Arachidonsäure läuft über ein zyklisches Endoperoxid als Zwischenprodukt. Aus diesem Zwischenprodukt können neben den Prostaglandinen auch die Prostacycline und die Thromboxane hervorgehen (Abb. 9.6).

Prostaglandine haben eine Reihe unterschiedlicher Wirkungen im Organismus. Sie sind bei der Entstehung von Entzündungen und Fieber beteiligt und sensibilisieren die Schmerzrezeptoren. Arzneimittel, die die Entstehung der Prostaglandine hemmen (Acetylsalicylsäure, Pyrazolone, Indometacin) wirken daher antiphlogistisch, analgetisch und antipyretisch (s. Kap. 3.4.2). PGF$_2$ und PGE$_2$ wirken uteruskontrahierend und werden zum Schwangerschaftsabbruch eingesetzt. Ein Handelspräparat ist *Minprostin E$_2$®.

Ein synthetisches Prostaglandin-E$_1$-Derivat ist das gebärmutterhalserweiternde Gemeprost, das in Form von Vaginalzäpfchen (*Cergem®) in der Gynäkologie zur Vorbereitung von Eingriffen in das hintere Scheidengewölbe zum Einsatz kommt.

Thromboxane und Prostacycline sind Gegenspieler bezüglich ihrer Wirkung auf die Thrombozytenaggregation und die Gefäße. Thromboxan wird in den Thrombozyten gebildet (Name), fördert die Thrombozytenaggregation und kontrahiert die Gefäße. Prostacyclin wird in der Gefäßwand gebildet, hemmt die Thrombozytenaggregation und erweitert die Gefäße.

Ein zur Behandlung schwerer Durchblutungsstörungen zugelassener Prostacyclin-Analogon ist Iloprost (*Ilomedin®). Die Leukotriene sind ebenfalls Abbauprodukte der Arachidonsäure. Sie sind mitverantwortlich für allergische und rheumatisch-entzündliche Reaktionen und stehen im Verdacht, Koronarspasmen und Bronchialasthma auszulösen.

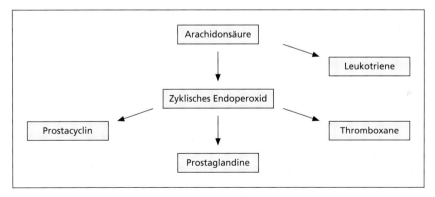

Abb. 9.6 Schematische Darstellung der Prostaglandin-Biosynthese

9.8.4 Kinine

Kinine sind Peptide, die aus den Kininogenen mit Hilfe der Protease Kallikrein gebildet werden. Die beiden wichtigsten Kinine sind Kallidin (zehn Aminosäuren) und Bradykinin (neun Aminosäuren). Die Inaktivierung der Kinine erfolgt durch das Converting-Enzyme, das auch im Renin-Angiotensin-System eine Rolle spielt (s. u.). Kinine sind bei der Entzündungsentscheidung beteiligt, sie erzeugen starke Schmerzen und wirken auch bei allergischen Reaktionen mit. Wie Histamin erweitern sie die Blutgefäße und erhöhen deren Permeabilität, während die glatte Muskulatur der Bronchien, des Uterus und des Darmes kontrahiert wird.

Aprotinin (Trasylol®) hemmt Kallikrein und dadurch die Kininbildung. Außerdem hemmt es auch andere Proteasen wie das Plasmin, sodass auch die Fibrinolyse beeinträchtigt wird. Ein Einsatzgebiet ist daher der Mangel an Blutgerinnungsfaktoren (Verbrauchskoagulopathie).

9.8.5 Renin und Angiotensin

Das Renin-Angiotensin-System dient der Aktivierung des Nebennierenrindenhormons Aldosteron (s. Kap. 9.6.2). Renin ist eine Protease, die im juxtaglomerulären Apparat der Niere gebildet wird und im Plasma aus dem Angiotensinogen das Angiotensin I freisetzt. Dieses wird durch das Converting Enzyme in das aktive Angiotensin II umgewandelt (Abb. 9.7), das in der Nebennierenrinde Aldosteron freisetzt. Weiterhin wirkt Angiotensin II gefäßkontrahierend.

Captopril (*Lopirin®) hemmt das Converting Enzyme und wird als Mittel gegen erhöhten Blutdruck eingesetzt (s. Kap. 7.9.4).

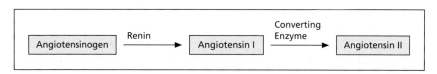

Abb. 9.7 Schematische Darstellung des Renin-Angiotensin-Systems

9.8.6 Gastrointestinale Gewebshormone

Die Hormone Gastrin, Sekretin und Cholecystokinin-Pankreozymin werden von bestimmten Zellen des Gastrointestinaltraktes ans Blut abgegeben. Diese Hormone werden im Kapitel „Magen-Darm-Trakt" ausführlich besprochen (s. Kap. 2.1).

10 Arzneimittel gegen Infektionskrankheiten

Eine Infektion ist der Befall des Organismus mit Erregern, z. B. Bakterien, Pilzen, Protozoen, Würmern oder Viren, die sich im Körper einnisten, vermehren und die Symptome der jeweiligen Infektionskrankheit bewirken. Gegen jede dieser Erregergruppen gibt es spezifische Arzneimittel, die in der Folge besprochen werden. Zur Infektionsprophylaxe können auch Desinfektionsmittel eingesetzt werden. In jedem Fall werden Substanzen angewandt, die die Erreger abtöten, den Wirtsorganismus aber möglichst unversehrt lassen sollen. Man nennt diesen Therapieansatz nach Paul Ehrlich das „Prinzip der selektiven Toxizität".

Resistenz

Die Ausbildung von Resistenzen stellt ein großes Problem bei der Arzneimitteltherapie von Infektionskrankheiten dar. Ein Krankheitserreger ist resistent, wenn er von dem jeweiligen Arzneimittel nicht (mehr) angegriffen wird.

Man unterscheidet verschiedene Formen der Resistenz.

■ Natürliche Resistenz

Von natürlicher Resistenz wird gesprochen, wenn ein Krankheitserreger von vornherein nicht von einem antiinfektiösen Mittel beeinflusst wird. So haben z. B. Tuberkelbakterien eine natürliche Resistenz gegen Penicillin.

■ Primäre Resistenz

Aus der Krankheitserregerpopulation, die normalerweise sensibel gegen ein Arzneimittel ist, sind einige Keime aus genetischen Gründen nicht sensibel und werden durch das entsprechende Arzneimittel nicht abgetötet. Sie vermehren sich und bilden eine neue Population, die dann komplett unempfindlich ist.

■ Sekundäre Resistenz

Die im Falle der Primärresistenz von vornherein vorhandenen resistenten Mutanten werden bei der Sekundärresistenz erst während der Arzneimitteltherapie durch Mutation gebildet.

Resistenzen können schnell ausgebildet werden (Streptomycin-Typ) oder langsam über mehrere Stufen (Penicillin-Typ).

Unter Kreuzresistenz versteht man, dass Bakterien, die gegen bestimmte Antibiotika resistent geworden sind, auch gegen andere Antibiotika resistent sind, die den gleichen Wirkungsmechanismus haben (z. B. Penicillin und Cephalosporine, verschiedene Aminoglykoside).

10.1 Arzneimittel gegen bakterielle Infektionen

10.1.1 Bakteriell verursachte Infektionskrankheiten

Bakterien sind Einzeller ohne Zellkern (Prokaryonten). Ihre Größe beträgt etwa 0,2–5 µm. Sie treten in unterschiedlicher Form auf, z. B. als Kugel, Stäbchen oder in Spiralform. Manche Bakterien sind begeißelt oder haben Fimbrien, die ihnen beim Anhaften an den Wirtsorganismus helfen. Die Zellwand der Bakterien ist fest und besteht aus einer plastischen Schicht (Proteine, Lipoproteine und Lipopolysaccharide) sowie der Mureinschicht, die aus Aminozuckerbestandteilen aufgebaut ist. Diese Mureinschicht kann mit der sog. Gramfärbung unter dem Mikroskop sichtbar gemacht werden. Je nach dem Ausmaß der Ausbildung der Mureinschicht unterscheidet man daher grampositive und gramnegative Bakterien (Abb. 10.1).

10.1.1.1 Kokken

Kokken sind Kugelbakterien, die grampositiv (Staphylokokken, Streptokokken, Pneumokokken) oder gramnegativ (Gonokokken, Meningokokken) sein können.

a) Staphylokokken
Staphylokokken lagern sich zu traubenförmigen Haufen zusammen. Man muss unterscheiden zwischen pathogenen und nicht pathogenen Staphylokokken. Apathogene Staphylokokken sind auf der gesunden Haut und Schleimhaut zu finden. Typische Eintrittstellen für pathogene Staphylokokken sind Haarfollikel (Eiterpickel), Schleimhaut und Haut (Wundinfektionen).

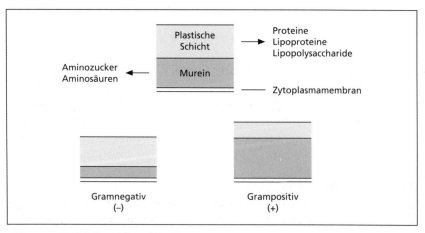

Abb. 10.1 Prinzipieller Aufbau der Bakterienwand

b) Streptokokken

Streptokokken können sich nur in einer Ebene teilen und treten daher in Kettenform auf. Auch sie können apathogen auf den Schleimhäuten vorhanden sein. Typische Streptokokkeninfektionen sind Scharlach, Mandelentzündungen, Nebenhöhlenentzündungen sowie akutes rheumatisches Fieber (s. Kap. 3.4.3). Streptokokken spielen weiterhin eine wichtige Rolle bei der Entstehung der Karies, da sie nicht entfernte Nahrungsreste (z. B. Glucose) in organische Säuren umwandeln, die den Zahnschmelz angreifen.

c) Pneumokokken

Pneumokokken treten paarförmig auf und verursachen eine bakterielle Pneumonie (Lungenentzündung), Nebenhöhlenentzündungen, Bronchitis und Otitis media (Mittelohrentzündung).

d) Gonokokken

Gonokokken sind gramnegative Kokken. Sie werden beim Geschlechtsverkehr übertragen und sind die Erreger der Gonorrhoe (Tripper). Symptom ist eine eitrige Entzündung der Urethralschleimhaut. Beim Mann können Prostata und Nebenhoden, bei der Frau Uterus und Eierstöcke mitbefallen sein. Typische Symptome sind Brennen beim Wasserlassen; bei der Frau verläuft die Gonorrhoe auch häufig symptomlos. Bei der Geburt können Gonokokken auf die Augen des Säuglings übertragen werden und dort eine eitrige Konjunktivitis hervorrufen. Zur Prophylaxe wurde daher bei der Geburt die Credé'sche Prophylaxe durchgeführt, bei der eine Silbernitratlösung ins Auge getropft wurde.

e) Meningokokken

Meningokokken erzeugen die Gehirnhautentzündung (Meningitis), die vor allem bei Jugendlichen auftritt. Zur aktiven Immunisierung gegen Meningitis, ausgelöst durch Meningokokken der Gruppen A, C, W_{135} und Y, steht der Impfstoff *Mencevax® ACWY zur Verfügung.

10.1.1.2   Korynebakterien

Korynebakterien sind grampositive, keulenförmige (Koryne = Keule) Stäbchenbakterien. Sie sind die Erreger der Diphtherie, einer Infektionskrankheit, die sich durch weiße Flecken auf den Mandeln und im Rachen äußert und dann durch Schwellung zu Atembehinderung und Erstickungstod führen kann. Die bei der Infektion freigesetzten Diphtherietoxine schädigen weiterhin Herz, Leber und Nieren. Eine Ansteckung ist auch durch kontaminierte Gegenstände möglich.

10.1.1.3   Mykobakterien

Mykobakterien sind schwer färbbare Stäbchenbakterien. Zu ihnen gehören die Erreger der Tuberkulose (*Mycobacterium tuberculosis*) und der Lepra (*Mycobacterium leprae*). Die Tuberkelbakterien wurden 1882 von Robert Koch entdeckt. Sie können durch Tröpfcheninfektion oder peroral über die Nahrung übertragen werden. Im Prinzip können alle Organe tuberkulös erkranken, meist sind aber die Lungen befallen. Da sich die Tuberkelbakterien im Organismus verkapseln und dort Jahre überdauern können, verläuft die

Krankheit in Schüben. Scheidet der Infizierte Tuberkelbakterien aus, spricht man von einer „offenen" Tuberkulose. Mit Hilfe eines Tuberkulin-Testes kann geprüft werden, ob Antikörper gegen Tuberkelbakterien vorhanden sind. Die Tuberkulose-Impfung (BCG-Impfung mit **B**acillus **C**almette **G**uerin, einer nicht pathogenen Mutante) bietet keinen Vollschutz, setzt aber das Infektionsrisiko herab. Die Lepra ist eine typische Tropenkrankheit (Aussatz), bei der vor allem die Haut betroffen ist.

10.1.1.4   Enterobakterien

Enterobakterien sind gramnegative Stäbchenbakterien, die im Darm leben. Sie können pathogen oder apathogen sein.

a) Salmonellen

Salmonellen werden aufgenommen beim Verzehr verdorbener Speisen. Vor allem Speiseeis ist eine häufige Infektionsquelle. Als Symptom tritt eine Gastroenteritis mit Erbrechen, Durchfall und Fieber auf. Salmonellen sind auch die Erreger von Typhus und Paratyphus. Diese Krankheiten sind jedoch nicht auf den Magen-Darm-Trakt beschränkt, da diese Salmonellenarten auch die Lymphknoten besiedeln und ins Blut übertreten. Die Letalität betrug früher etwa 15%, heute ist sie dank vorbeugender hygienischer Maßnahmen und spezifischer rechtzeitiger Therapie auf 1 bis 2% gesenkt worden.

Für die aktive Immunisierung bei Reisen in Endemiegebiete gegen *Salmonella-typhi*-Infektionen stehen ein Impfstoff zur oralen Applikation (*Typhoral L®) sowie ein Impfstoff aus gereinigtem Kapselpolysaccharid zur parenteralen Anwendung (*TyphimVi®) zur Verfügung.

b) Shigellen

Shigellen (Ruhrbakterien) werden ebenfalls peroral aufgenommen und führen zu einer Kolitis mit Leibschmerz, Krämpfen und Fieber sowie einem wäßrig-schleimigen, blutigen Durchfall mit bis zu 50 Stuhlentleerungen am Tag.

c) Escherichia coli

Escherichia coli sind physiologische Darmbakterien, die aber zu Infektionen führen, wenn sie z. B. in den Urogenitalbereich gelangen. Nach Darmperforation verursachen die Colibakterien eine Bauchfellentzündung (Peritonitis).

d) Klebsiella

Klebsiella-Bakterien besiedeln ebenfalls physiologisch den Darm, verursachen aber an anderen Körperstellen Infektionskrankheiten wie Pneumonien, Nebenhöhleninfektionen und Urogenitalinfektionen.

e) Proteus mirabilis

Proteus mirabilis ist ein Enterobakterium, das Harnwegsinfektionen und andere Infektionen verursacht. Es stellt in Krankenhäusern ein Problem dar, da **Proteus** gegen viele Antibiotika resistent ist (Hospitalkeim).

10.1.1.5 Pseudomonas

Pseudomonas aeruginosa ist ein gramnegatives Stäbchenbakterium, das häufig an Oberflächeninfektionen (z. B. bei Verbrennungen) beteiligt ist, aber auch zu Harnwegsinfektionen oder Lungenentzündung führen kann. Wegen seiner Resistenz ist auch *Pseudomonas* ein Problemkeim. Für die Therapie einer Pseudomonas-Infektion werden Ceftazidim, Imipenem, Meropenem sowie Piperacillin-Tazobactam eingesetzt.

10.1.1.6 Vibrio cholerae

Vibrio cholerae ist der Erreger der Cholera. Es handelt sich um gramnegative Stäbchen, die peroral übertragen werden. Ursache für Cholerainfektionen ist meist ungenügende Abwasserhygiene. Die Vibrionen vermehren sich im Dünndarm und produzieren ein Toxin, das die Darmschleimhaut zur Wassersezernierung anregt. Als Folge treten schwere Brechdurchfälle auf. Unbehandelt liegt die Letalität über 50 %.

10.1.1.7 Brucellaceen

Brucellaceen sind kleine gramnegative Stäbchen.

a) Yersinia pestis

Yersinia pestis ist der Erreger der Pest, die durch Parasiten (Flöhe) von Tieren auf Menschen übertragen werden kann. Symptome sind Lymphknotenschwellung, Fieber und Kreislaufversagen sowie bei Sepsis schneller Tod. Die Pest ist sehr ansteckend (Ausscheidung der Erreger über die Lungen).

b) Brucella

Brucella-Infektionen werden durch den Kontakt mit Haustieren oder brucellenhaltiger Milch übertragen. Häufig befallene Berufsgruppen sind Tierärzte, Molkereiarbeiter, Landwirte und Metzger. Symptome sind Fieber, Schüttelfrost, Leberschäden sowie Nekrosen an Herz und Milz.

c) Haemophilus

Haemophilus ducreyi ist der Erreger des Ulcus molle (weicher Schanker), einer Geschlechtskrankheit. 1 bis 3 Tage nach der Infektion treten Knötchen oder Geschwüre auf. Ulcus molle ist eine relativ seltene Geschlechtskrankheit. *Haemophilus influenzae* ist ein physiologischer Schleimhautparasit, der aber auch zu Otitis, Bronchitis oder Sinusitis führen kann. Ein Impfstoff zur aktiven Immunisierung gegen *Haemophilus influenzae* Typ b bei Kindern (ab dem 3. Lebensmonat) ist *HIB-Vaccinol®.

d) Bordetella pertussis

Bordetella pertussis ist der Erreger des Keuchhustens. Keuchhusten wird durch Tröpfcheninfektion übertragen. Nach überstandener Infektion bleibt dauernde Immunität zurück. Eine Impfung ist möglich.

10.1.1.8 Bacillus anthracis

Bacillus anthracis ist der Milzbranderreger. Die Milz der an Milzbrand verendeten Tiere ist dunkel verfärbt (Name), der Mensch infiziert sich beim Kontakt mit den kranken Tieren. Man unterscheidet Hautmilzbrand und Lungenmilzbrand (Wollsortiererkrankheit). Die Krankheit verläuft häufig tödlich.

10.1.1.9 Clostridien

Clostridien sind anaerobe grampositive Stäbchen, die überall in der Erde vorkommen.

a) Gasbrand-Clostridien

Gasbrand-Infektionen treten auf, wenn Schmutz in offene Wunden gelangt. Je nach Eindringtiefe der Keime treten die Symptome nur an der Haut oder als Ödem oder gar Allgemeininfektion auf, die unbehandelt tödlich ist.

b) Clostridium tetani

Clostridium tetani verursacht den Wundstarrkrampf, nachdem Schmutz mit den Erregern in offene Wunden gelangt ist. Symptome sind Krämpfe, die durch geringste Reize ausgelöst werden können, Muskelstarre und Schluckbeschwerden, der Tod tritt durch Zwerchfelllähmung ein. Zur Therapie muss künstlich beatmet werden. Eine Impfung mit γ-Globulin, das reich an Tetanus-Antikörpern ist (Tetagam N®), kann zum Zeitpunkt der Verletzung noch hilfreich sein. Die Schutzimpfung gegen Tetanus sollte eine Routine-Impfung sein, um möglichst jeden vor einer Tetanusinfektion zu schützen. Die beiden ersten Impfungen werden im Abstand von sechs Wochen gegeben, nach einem Jahr erfolgt eine Auffrischungsimpfung. Zur Erhaltung der Immunität muss dann nur noch alle 5 bis 10 Jahre aufgefrischt werden (Präparat: Tetanol®).

c) Clostridium botulinum

Clostridium botulinum bildet das Botulismustoxin, das vor allem über Lebensmittel vom Menschen aufgenommen wird. Infektionsquellen sind Konserven (Hülsenfrüchte, Fleisch, Meeresprodukte), wo unter den anaeroben Verhältnissen reichlich Botulismustoxin entstehen kann. Das Toxin greift an der motorischen Endplatte an, wo es die Acetylcholinproduktion blockiert (s. Kap. 3.2). Symptome sind Lähmungserscheinungen. Botulismustoxin spielt als Bestandteil biologischer Waffen eine makabre Rolle. In der Augenheilkunde wird es seit kurzer Zeit in der Behandlung des Lidkrampfes (Blepharospasmus) eingesetzt.

d) Clostridium difficile

Clostridium difficile verursacht Darmerkrankungen und Durchfall.

10.1.1.10 Rickettsien

Rickettsien sind kleine Bakterien, die sich nur intrazellulär vermehren können. Ihre Übertragung auf den Menschen erfolgt durch Läuse, Mücken und Zecken (Fleckfieber) oder aerogen über infizierte Haustiere (Q-Fieber).

10.1.1.11 Chlamydien

Auch Chlamydien sind nur intrazellulär (in Wirtszellen) existenzfähig. Eine seltene Infektionskrankheit, an der sie beteiligt sind, ist die Psittakose (Papageienkrankheit), die von Vögeln (Sittiche, Tauben, Hühner) übertragen wird. Die Erreger werden mit dem Vogelkot ausgeschieden und vom Menschen mit dem Staub eingeatmet. Symptom ist eine Pneumonie.

10.1.1.12 Spirochäten

Spirochäten sind spiralige, schwer färbbare Mikroorganismen. Der wichtigste Vertreter ist *Treponema pallidum*, der Erreger der Syphilis (Lues). Die Infektion wird beim Geschlechtsverkehr übertragen. Etwa drei Wochen nach der Infektion tritt an der Infektionsstelle ein schmerzloses Knötchen (Ulcus durus) auf, einige Wochen später unspezifische Allgemeinsymptome am ganzen Körper (Hautausschläge, Haarausfall, Lymphknotenschwellungen) und dann, oft erst nach Jahren, Organmanifestationen mit kardiovaskulären und neurologischen Symptomen. Die Zahl der Erkrankungen Syphilis und Gonorrhoe steigt derzeit wieder an, genaue Schätzungen sind wegen der großen Dunkelziffer schwierig.

10.1.2 Penicilline

Das Antibiotikum Penicillin wurde 1928 von Alexander Fleming zufällig entdeckt. Fleming züchtete Staphylokokkenkulturen, die anfingen zu schimmeln, nachdem sie einige Zeit stehen gelassen wurden. Dort, wo der Schimmelpilz (*Penicillium notatum*) gewachsen war, waren alle Staphylokokken abgetötet. Fleming schloss richtig, dass ein Inhaltsstoff des Pilzes für diesen antibakteriellen Effekt verantwortlich sein musste. Aber erst am Ende des Zweiten Weltkrieges wurden Penicilline therapeutisch einsetzbar. Das natürlich gebildete Penicillin ist Benzylpenicillin (Penicillin G), das chemisch weiter derivatisiert werden kann (Penicillin-Derivate s. Tab. 10.1).

Viele Bakterien bilden das Enzym Penicillinase, das die Penicilline hydrolytisch spalten und damit unwirksam machen kann (Abb. 10.2).

Den Mechanismus der Penicillin-Wirkung stellt man sich etwa so vor: Bei der Synthese der Mureinschicht der Zellwand werden Peptidbruchstücke aneinandergeknüpft. Verknüpfungsstelle sind die Aminosäuren D-Alanin und Glycin, verknüpfendes Enzym eine Transpeptidase. Die Penicilline hemmen diese Transpeptidase, sodass die Mureinschicht

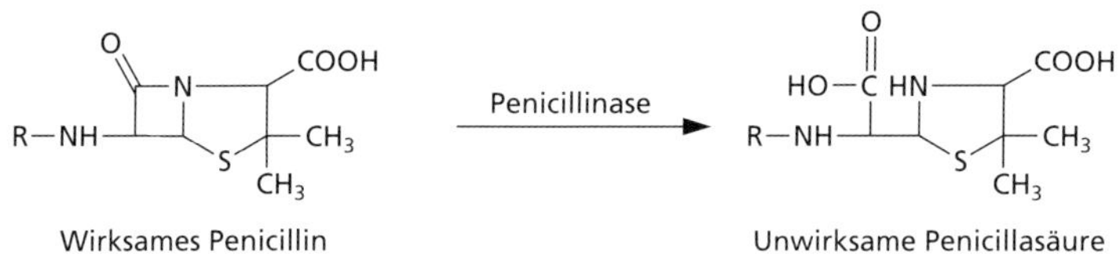

Wirksames Penicillin   Penicillinase   Unwirksame Penicillasäure

Abb. 10.2 Penicillinasen spalten Penicilline und machen diese unwirksam

Tab. 10.1 Penicillin-Derivate

nicht quervernetzt werden kann. Es bildet sich eine „Laufmasche" in der Mureinschicht, die Bakterienzelle stirbt ab. Aus dem Mechanismus wird klar, dass Penicilline nur auf wachsende Bakterienzellen einwirken können. Für Wirtszellen (z. B. menschliche Zellen) besteht keine Gefahr, weil diese keine Mureinschicht besitzen.

Die Penicilline können in folgende Gruppen eingeteilt werden:

10.1.2.1 Penicillin G

Penicillin G (Benzylpenicillin, *Tordocillin®, *Jenacillin®) ist säurelabil und muss daher parenteral appliziert werden. Seine Halbwertszeit beträgt nur 30 bis 60 Minuten. Eine verlängerte Wirkdauer kann durch Bildung schwer löslicher Salze erzielt werden. Als Kationen eignen sich Procain, Clemizol und Benzathin. Eine andere Möglichkeit zur Wirkungsverlängerung ist die gleichzeitige Gabe von Probenecid. Penicillin wird wie Probenecid durch tubuläre Sezernierung ausgeschieden, beide Substanzen konkurrieren um denselben Carrier (s. Kap. 1.2.2), sodass Probenecid die Elimination des Penicillins verzögert.

Penicillin G

10.1.2.2 Oral-Penicilline, die Penicillinase-labil sind

In diese Gruppe gehören das Phenoxymethylpenicillin (*Penicillin V, *Isocillin®, *Megacillin®) sowie das Propicillin (*Baycillin®). Beide Substanzen können oral gegeben werden, werden aber von Penicillinase leicht abgebaut.

Indikationen für diese beiden Gruppen sind Streptokokken- und Pneumokokkeninfektionen. Gonokokken sind inzwischen resistent, ebenso viele Staphylokokken.

10.1.2.3 Penicillinase-resistente Penicilline

Die Penicilline Oxacillin (*Opxocillin®) und Dicloxacillin (*InfectoStaph®) sind Penicillinase-stabil und können daher bei allen Penicillinase-bildenden Erregern (vor allem Staphylokokken) eingesetzt werden. In die gleiche Gruppe gehört das Flucloxacillin (*Staphylex®). Die Wirksamkeit ist gegenüber Penicillin G vermindert.

10.1.2.4 Breitbandpenicilline

Das erste Penicillin mit einem Wirkungsspektrum, das auch viele gramnegative Bakterien einschließt, war Ampicillin (*Binotal®), das sich vor allem zur parenteralen Therapie eignet. Bei oraler Gabe ist Amoxicillin (*Clamoxyl®) wegen der besseren Resorbierbarkeit vorzuziehen. Es wird hauptsächlich eingesetzt bei Infektionen des Respirationstraktes, seltener auch bei Infektionen der Gallenwege und der Harnwege. Acylureidopenicilline zeigen gute Verträglichkeit und geringe Toxizität: Mezlocillin (*Baypen®) und Piperacillin (*Pipril®). Sie können nur parenteral angewendet werden und sind indiziert bei Pseudomonasinfektionen. Alle Breitbandpenicilline sind nicht penicillinaseresistent. *Augmentan® enthält eine Kombination von Amoxicillin und dem Penicillasehemmer Clavulansäure. Andere β-Lactamase-Inhibitoren sind Sulbactam und Tazobactam. Diese Substanzen besitzen selbst keine antibakterielle Aktivität, erweitern jedoch das Wirkungsspektrum der Kombinationspartner (Mezlocillin, Piperacillin, Cephalosporine) bei mittelschweren bis schweren Infektionen beträchtlich.

Beispiele für Kombinationen:
Ampicillin + Sulbactam (*Unacid®)
Piperacillin + Tazobactam (*Tazobac®)

Nebenwirkungen der Penicilline
Zunächst muss festgehalten werden, dass Penicilline eine große therapeutische Breite und wenig Nebenwirkungen aufweisen. Trotz der geringen Toxizität muss die Verschreibungspflicht wie bei allen anderen Antibiotika streng eingehalten werden. Als schwerwiegende Nebenwirkung kann eine Penicillin-Allergie auftreten, bei der die Therapie sofort abgebrochen werden muss. Sie kann als Sofortreaktion auftreten, die sich in Kreislaufkollaps und anaphylaktischem Schock äußert oder als Spätreaktion nach Tagen zu Urtikaria und Ödemen führen. Bei der Erstanwendung eines Penicillins sollte der Patient unter Aufsicht sein. Eine lokale Anwendung fördert die allergische Reaktion und ist obsolet.
Weitere Nebenwirkungen sind gastrointestinale Beschwerden.
Die Resorption der Penicilline kann durch Nahrungsbestandteile beeinflusst werden. Auf die Interaktion mit Probenecid wurde bereits hingewiesen (s. Kap. 1.2.5). In Kombination mit Allopurinol kommt es zu erhöhten Exanthemraten.
Wenn die Penicillin-Therapie zu zeitig abgebrochen wird, besteht die Gefahr, dass sich überlebende Keime wieder ausbreiten und die Infektion erneut aufflackert. Deshalb ist bei der Abgabe ein entsprechender Hinweis stets angebracht, die Therapie nicht eigenmächtig abzubrechen und die Antibiotika ausreichend lange einzunehmen.

10.1.3 Cephalosporine

Die Cephalosporine ähneln in ihrer Chemie den Penicillinen und werden mit diesen zur Gruppe der β-Lactam-Antibiotika zusammengefasst.
Die Zahl der Cephalosporinpräparate ist sehr groß und unübersichtlich. Sie werden heute ebenso häufig verordnet wie die Penicilline. Auch sie werden meist tubulär sezerniert, ihr Wirkungsmechanismus ist identisch, allergische Nebenwirkungen sind zu erwarten. Bei Penicillin-Allergie können Cephalosporine als Ersatz eingesetzt werden. Die Wahrscheinlichkeit, dass eine Allergie auftritt, ist aber bei einem Patienten, der gegen Penicillin allergisch ist, höher als beim Nichtallergiker.
Die Cephalosporine können nach ihrer Eigenschaft, von β-Lactamasen inaktiviert zu werden, eingeteilt werden, ferner nach der Breite ihres Wirkspektrums und ihrer Applikationsart (oral, parenteral).

Cephalosporin-Grundkörper

Sogenannte Breitspektrum-Cephalosporine werden bei lebensbedrohlichen Infektionen (u. a. Infektionen im Bauchraum, Meningitiden) mit multiresistenten Problemkeimen parenteral eingesetzt. Zu diesen Medikamenten der Reserve zählen beispielsweise

Cefepim	(*Maxipime®)
Ceftazidim	(*Fortum®)
Cefuroxim	(*Zinacef®)
Cefotiam	(*Spizef®)
Ceftriaxon	(*Rocephin®)

Für die Therapie weniger schwerer Infektionen im Bereich der Atemwege, des HNO-Trakts sowie der Harn- oder Gallenwege kommen beispielsweise folgende Oral-Cephalosporine in Betracht:

Cefaclor	(*Panoral®)
Cefadroxil	(*Bidocef®)
Cefalexin	(*Oracef®)
Cefixim	(*Cephoral®, *Suprax®)
Ceftibuten	(*Keimax®)

Bei den folgenden Wirkstoffen handelt es sich um oral applizierbare Prodrugs:

Cefetametpivoxil	(*Globocef®)
Cefuroximaxetil	(*Elobact®, *Zinnat®)
Cefpodoximproxetil	(*Orelox®, *Podomexef®)

10.1.3.3 Andere β-Lactam-Antibiotika

Neben Penicillin und Cephalosporinen sind derzeit noch β-Lactam-Antibiotika aus der Gruppe der Monobactame, der Carbacepheme sowie der Carbapeneme im Handel.
Monobactame sind monocyclische β-Lactam-Antibiotika. Sie sind stabil gegen β-Lactamase und wirken gegen gramnegative Erreger und Pseudomonas, nicht aber bei grampositiven Bakterien. Die wichtigste Substanz dieser Gruppe ist Aztreonam (*Azactam®).

Monobactamen

Carbacephemen

Carbapenemen

In den **Carbapenemen** ist der Schwefel im Penicillin durch Kohlenstoff ersetzt. Carbapeneme haben ein sehr breites Wirkungsspektrum, werden allerdings rasch enzymatisch inaktiviert. Der wichtigste Vertreter dieser Gruppe ist Imipenem, das in Kombination mit dem Peptidasehemmer Cilastatin als *Zienam® im Handel ist.

Ein weiterer Vertreter dieser Wirkstoffklasse ist das Meropenem (*Meronem®), zugelassen für den Einsatz in der Therapie schwerer Infektionen wie Sepsis oder Meningitis.

Carbacepheme weisen eine enge chemische Strukturverwandtschaft zu den Cephalosporinen auf. Die bakterizide Wirkung dieser oral applizierbaren Substanzen mit breitem Spektrum und guter Verträglichkeit beruht – wie bei den anderen β-Lactam-Antibiotika – auf der Störung der Zellwandsynthese von Bakterien. Ein Handelspräparat ist Loracarbef (*Lorafem®).

10.1.4 Tetracycline

Die Tetracycline haben ihren Namen auf Grund ihrer chemischen Struktur bekommen, denn ihr Grundgerüst besteht aus vier Ringen:

Es handelt sich um Breitspektrum-Antibiotika, die gegen viele gramnegative und grampositive Bakterien wirksam sind. Nicht wirksam sind Tetracycline gegen Pseudomonas und Proteus sowie gegen Pilze, Protozoen und Viren. Tetracycline verhindern die Anlagerung der t-RNS an das Ribosom, greifen also in die Proteinsynthese ein. Resistenzen entwickeln sich nur langsam. Indikationen für die orale Therapie sind Chlamydien- und Mykoplasmen-Pneumonien. Nebenwirkungen sind gastrointestinale Beschwerden wie Übelkeit, Erbrechen und Durchfall, die durch die Störung der physiologischen Darmflora oder auch durch direkte Schleimhautreizung hervorgerufen werden können. Tetracycline haben eine hohe Affinität zu Calcium und können sich in Knochen, Zähne und Nägel einlagern. Werden sie Kindern gegeben, deren Zähne noch wachsen, kommt es zu irreversiblen Verfärbungen. Wegen der hohen Affinität zu Calcium und anderen Metallionen dürfen Tetracycline nicht zusammen mit Milch, Milchprodukten und Antacida eingenommen werden, da sie dann nur schlecht resorbiert werden können. Die wichtigsten Tetracycline sind:

*Achromycin®	(Tetracyclin)
*Aureomycin®	(Chlortetracyclin)
*Vibramycin®	(Doxycyclin)
*Klinomycin®	(Minocyclin).

Doxycyclin wird für die orale Therapie bevorzugt. Da es vor allem über die Galle ausgeschieden wird, kann es auch bei eingeschränkter Nierenfunktion gegeben werden. Doxycyclin sollte mit viel Flüssigkeit (Wasser) eingenommen werden. Für die parenterale Therapie eignet sich Rolitetracyclin.

10.1.5 Chloramphenicol und Derivate

Chloramphenicol (*Paraxin®) ähnelt in seinem Wirkungsspektrum den Tetracyclinen. Wegen seines schlechten Geschmacks werden Palmitinsäureester als Prodrugs eingesetzt.

Chloramphenicol

Chloramphenicol ist ein Breitspektrumantibiotikum, das vor allem gegen Salmonellen-Infektionen (Typhus, Paratyphus), Fleckfieber oder Meningitis eingesetzt wird. Wegen seiner erheblichen Nebenwirkungen wird Chloramphenicol nur dann angewandt, wenn bakterielle Resistenzen gegen Penicillin oder Tetracyclin bestehen. Es treten schwere Blutbildschädigungen (Agranulozytose, Thrombopenie) auf, die tödlich sein können.

Auch Chloramphenicol hemmt die Proteinsynthese an den Ribosomen. Es wird rasch und vollständig resorbiert und zum Chloramphenicolglucuronid metabolisiert. Bei Früh- und Neugeborenen reicht die Aktivität der glucuronidierenden Enzyme noch nicht aus, um Chloramphenicol hinreichend schnell zu metabolisieren, sodass es zur Kumulation kommen kann (Grey-Syndrom). Symptome sind eine Graufärbung der Haut, Leibschmerzen und Kreislaufkollaps. Chloramphenicol sollte nie zusammen mit anderen potentiell hämatotoxischen Arzneimitteln (Zytostatika, Phenylbutazon, Phenothiazine) angewandt werden.

In der Behandlung von Tieren, die der Gewinnung von Lebensmitteln dienen, darf Chloramphenicol wegen der Rückstandsproblematik nicht mehr eingesetzt werden.

10.1.6 Aminoglykosid-Antibiotika

Diese Gruppe von Antibiotika beinhaltet Substanzen, deren Bausteine Aminozucker und basisch substituierte Cyclohexan-Derivate sind, die durch glykosidische Bindung miteinander verknüpft sind. Antibiotika dieser Gruppe sind:

Neomycin   (*Cicatrex®)
Kanamycin   (*Kanamytrex®)
Gentamicin   (*Refobacin®, *Sulmycin®)
Framycetin   (*Leukase N®)
Tobramycin   (*Gernebcin®)
Amikacin   (*Biklin®)
Netilmicin   (*Certomycin®)

Auch die Aminoglykoside zeichnen sich durch ein breites Wirkungsspektrum aus. Weil sie nach oraler Gabe nicht resorbiert werden, eigenen sie sich zur Behandlung von Darminfektionen.

Streptomycin wird in Kombination mit anderen Antibiotika als Tuberkulostatikum eingesetzt.

Neomycin und Framycetin werden lokal auf Haut und Schleimhaut sowie am Auge angewandt; auch der Einsatz bei Darminfektionen kann als Lokaltherapie aufgefasst werden.

Kanamycin wird lokal bei Infektionen von Haut und Augen eingesetzt. Aus Hautwunden wird es rasch absorbiert.

Gentamicin wird bei schweren Harnwegsinfektionen eingesetzt, ebenso bei Allgemeininfektionen hospitalisierter Patienten. Lokal wird es als Augensalbe, Augentropfen, Creme oder Puder verwendet.

Als Nebenwirkungen treten nach Anwendung der Aminoglykoside neurotoxische Symptome auf. Typisch sind Hörschäden, die mit einem Verlust der Hörfähigkeit im Hochtonbereich beginnen und bis zur Taubheit führen können. Aminoglykoside bewirken weiterhin Nierenschäden. Säuglinge und Kleinkinder sowie stillende Mütter dürfen keine Aminoglykoside erhalten.

Aminoglykoside stören die Proteinsynthese an den Ribosomen und bewirken die Bildung von „Nonsens"-Proteinen. Mit manchen Penicillinen ist ein Wirkungssynergismus zu beobachten. Die Ototoxizität ist verstärkt, wenn Aminoglykoside miteinander kombiniert werden. Auch die Kombination mit Furosemid oder Etacrynsäure erhöht das Risiko. Da Neomycin durch eine Einschränkung der Vitamin K-Produktion die Gerinnungszeit verlängern kann, muss bei gleichzeitiger Anwendung die Dosis von Cumarinderivaten verringert werden.

10.1.7 Weitere antibakteriell wirkende Antibiotika

10.1.7.1 Makrolide

Die Makrolide bestehen aus den drei Bausteinen:
a) Makrozyklischer Lacton-Ring (C_{12}–C_{16}),
b) Aminozucker,
c) Neutralzucker

In diese Gruppe gehören die Wirkstoffe:
Erythromycin   (*Paediathrocin®)
Spiramycin   (*Selectomycin®)
Roxithromycin   (*Rulid®)
Clarithromycin   (*Cyllind®, *Klacid®)
Azithromycin   (*Zithromax®)

Bei diesem Antibiotika handelt es sich eher um Schmalspektrumantibiotika. Sie sind indiziert bei Infektionen mit grampositiven Erregern, die gegen Penicilline und Tetracycline resistent sind oder bei Penicillin-Allergie. Resistenzen werden schnell ausgebildet. Nach oraler Gabe kann es zu Durchfall und Leibschmerzen kommen, bei längerer Anwendung können Leberschäden auftreten. Oralpräparate sollen wegen der schlechten Resorbierbarkeit nüchtern eingenommen werden, wegen ihrer Säurelabilität jedoch nicht mit Fruchtsäften. Erythromycinstinoprat (*Erysec®) ist das Acetylcysteinsalz von Erythromycinpropionat. Nach oraler Gabe wird aus diesem Doppel-Prodrug neben dem säurestabilen Makrolidantibiotikum das Mukolytikum Acetylcystein freigesetzt.

10.1.7.2 Lincosamide

Lincomycin (*Albiotic®) wird bei Resistenz gegen Penicillin und andere Antibiotika eingesetzt, z. B. bei Staphylokokkeninfektionen. Nebenwirkungen sind starker Durchfall und Kolitis. Ein partialsynthetisches Derivat mit besseren Resorptionseigenschaften ist Clindamycin (*Sobelin®).

10.1.7.3 Spectinomycin

Spectinomycin (*Stanilo®) ist ein Antibiotikum, das vorwiegend zur Behandlung der Gonorrhoe eingesetzt wird. Eine einmalige Injektion (Männer 2 g, Frauen 4 g) führt in 95 % der Fälle zum Erfolg. Als Nebenwirkungen treten lokale Schmerzreaktionen, Übelkeit und selten Exantheme auf.

10.1.7.4 Polypeptid-Antibiotika

Auch eine Reihe von Polypeptiden zeigen antibakterielle Wirksamkeit. Sie können nicht oral angewandt werden.

a) Bacitracin

Bacitracin (in *Nebacetin®) ist ein Dodekapeptid (zwölf Aminosäuren), das bei Infektionen von Haut und Schleimhaut verwendet wird. Nach Resorption wirkt es nephrotoxisch.

b) Polymycine

Die Polymycine sind Dekapeptide, die als Reserveantibiotika bei therapieresistenten gramnegativen Problemkeimen (Pseudomonas) eingesetzt werden (*Otosporin® Ohrentropfen). Nach Resorption wirken sie neurotoxisch und nephrotoxisch. Polymycin E ist identisch mit Colistin.

c) Tyrothricin

Tyrothricin besteht aus zwei Peptiden, dem Tyrocidin und dem Gramicidin. Es wird aus *Bacillus brevis* gewonnen. Tyrothricin ist Bestandteil von Halsschmerztabletten (Dorithricin®, Tyrosolvetten®). Anwendung nur lokal gegen grampositive Erreger.

10.1.7.5 Fosfomycin

Fosfomycin (*Fosfocin®) ist ein Breitspektrum-Antibiotikum, das als Reserveantibiotikum bei schweren Infektionen wie Osteomyelitis eingesetzt wird.

10.1.7.6 Streptogramine

Die Streptogramin-Derivate Quinupristin und Dolfopristin werden als Kombinationsprä-
parat (*Synercid®) als parenterales Reserveantibiotikum eingesetzt, wenn kein anderes
Antibiotikum gegen die Erreger wirksam ist, z.B. bei schwerer Pneumonie, Haut- und
Weichteilinfektionen und bestimmten Vancomycin-resistenten Infektionen.

10.1.7.7 Glycopeptid-Antibiotika

Vancomycin (*Vancomycin Lilly®) und Teicoplanin (*Targocid®) sind Reserve-Antibiotika.

10.1.8 Chemotherapeutika

Antibakteriell wirksame Arzneimittel können aus historischen Gründen in die Gruppe
der Antibiotika und die der Chemotherapeutika eingeteilt werden. Antibiotika sind Substanzen, die aus Mikroorganismen isoliert werden, während Chemotherapeutika synthetisch hergestellt sind. Da aber fast alle Antibiotika zumindest theoretisch heute auch synthetisch gewonnen werden können, ist diese Unterscheidung fragwürdig. Die Chemotherapeutika können zumindest nicht von Mikroorganismen produziert werden. Alle bisher besprochenen Arzneimittel, die antibakteriell wirken, sind klassische Antibiotika, die
(mit Ausnahme von Chloramphenicol) auch heute aus Kostengründen immer noch aus
Mikroorganismen gewonnen werden. Die folgenden Substanzen sind Chemotherapeutika.

10.1.8.1 Sulfonamide

Sulfonamide ähneln chemisch der p-Aminobenzoesäure, die von den Bakterien zur Synthese der Folsäure benötigt wird. Durch kompetitive Veränderung der p-Aminobenzoesäure wird die Folsäuresynthese verhindert, das Bakterium wird geschädigt. Zur Verdrän-
gung der p-Aminobenzoesäure ist eine hohe Anfangsdosis (Stoßtherapie) sinnvoll. Für
den Menschen sind Sulfinamide relativ untoxisch, weil er ohnehin keine Folsäure synthe-
tisieren kann, sondern diese als Vitamin aufnimmt (s. Kap. 12.1.2).

$$H_2N-\!\!\!\bigcirc\!\!\!-SO_2-NH-R$$

Auf Grund der Entwicklung neuerer und besserer Antibiotika ist die Bedeutung der Sulfonamide stark zurückgegangen. Indikationen sind Harnwegsinfektionen, Bakterienruhr,
Ulcus molle, Meningokokkenmeningitis und Gallenwegsinfektionen; die schwer resor-
bierbaren Sulfonamide können bei Darminfektionen eingesetzt werden. Bei lokaler
Applikation besteht Allergiegefahr. Neugeborene dürfen keine Sulfonamide erhalten, da
diese das Bilirubin aus seiner Eiweißbindung verdrängen. Es kommt zum Ikterus, der
auch die Hirnkerne befällt (Kernikterus). Wegen der ausgeprägten Plasmaproteinbindung kommen zahlreiche Interaktionen mit anderen Arzneimitteln vor, auf die im Einzel-
fall zu prüfen ist. Sulfonamide werden zu Acetylsulfonamiden metabolisiert, die in der
Niere auskristallieren und so zu Nierenschäden führen können. Auf ausreichende Flüssigkeitszufuhr muss daher geachtet werden.

Das derzeit mit Abstand am meisten eingesetzte Sulfonamid-Präparat ist das Cotrimoxazol, eine Kombination aus Sulfamethoxazol und Trimethoprim (*Bactrim®, *Eusaprim®). Dieses ist eine der wenigen sinnvollen fixen Arzneimittelkombinationen. Das Sulfonamid Sulfamethoxazol verhindert durch den kompetitiven Antagonismus mit der p-Aminobenzoesäure die Bildung von Folsäure, Trimethoprim verhindert nun weiterhin die Reduktion von dennoch gebildeter Folsäure in ihre aktive Form Tetrahydrofolsäure. Die Indikationsliste entspricht der der Sulfonamide, die Therapieerfolge sind mit der Kombination besser.

10.1.8.2 Nitrofuran-Derivate

Nitrofurantoin (*Furadantin®, *Uro-Tablinen®) ist eine antibakterielle Substanz, die hauptsächlich bei Harnwegsinfektionen eingesetzt wird. Sie wird gut resorbiert und rasch mit dem Urin ausgeschieden, sodass dort antibakteriell wirksame Wirkstoffspiegel entstehen. Nebenwirkungen sind allergische Reaktionen und Magen-Darm-Beschwerden. Während der Therapie darf kein Alkohol getrunken werden.

Nitrofural (*Furacin®) wird vor allem lokal bei Verbrennungen oder zur Wunddesinfektion eingesetzt. Allergien sind relativ häufig, es darf daher nicht länger als acht Tage angewendet werden.

10.1.8.3 Fluorchinolone (Gyrasehemmer)

Fluorchinolone sind antibakteriell wirksam, da sie das bakterielle Enzym Gyrase hemmen, das nach der Bakterienteilung die Spiralisierung der Bakterien-DNA bewirkt.

Sie sind gegen gramnegative Erreger, grampositive Kokken, *Haemophilus influenzae*, Chlamydien und Mykoplasmen wirksam. Die Substanzen sollten nicht während der Schwangerschaft sowie an Kinder und Jugendliche in der Wachstumsphase verabreicht werden.

Zu den oral eingesetzten Gyrasehemmern zählen beispielsweise

Ciprofloxacin	(*Ciprobay®)
Fleroxacin	(*Quinodis®)
Norfloxacin	(*Barazan®)
Ofloxacin	(*Tarivid®)
Levofloxacin	(*Tavanic®)
Pefloxacin	(*Peflacin®)
Moxifloxacin	(*Avalox®).

10.1.8.4 Taurolidin

Ein antibakteriell wirkendes Breitspektrum-Chemotherapeutikum, das zur Lokaltherapie von schweren Infektionen im Bauchraum (u. a. Bauchfellentzündungen, geplatzter Blinddarm) eingesetzt wird, ist Taurolidin (*Taurolin®, *Taurolin®-Ringer).

10.1.8.5 Oxazolidinone

Linezolid (*Zyvoxid®) wird zur Behandlung von Pneumonien sowie Haut- und Weichteilinfektionen mit grampositiven Bakterien eingesetzt.

10.1.9 Tuberkulostatika

Die Tuberkulose ist eine chronische Infektion, bei der eine Langzeittherapie nötig ist. Die Behandlung unterscheidet sich grundlegend von der aller anderen Infektionskrankheiten, denn der Erreger, *Mybacterium tuberculosis*, ist widerstandsfähig gegen die meisten Antibiotika. Da Resistenzen häufig sind, setzt man zu Beginn der Tuberkulosebehandlung eine Dreierkombination ein, nach einigen Monaten wird dann eine Zweierkombination gegeben. Die gängigste Dreierkombination ist zur Zeit Rifampicin + Ethambutol + Isoniazid.

10.1.9.1 Rifampicin

Rifampicin (*Rifa®), wird partialsynthetisch aus dem aus Mikroorganismen gewonnenen Rifamycin hergestellt. Da es potentiell teratogen ist, darf es nicht in der Schwangerschaft gegeben werden. Außerdem kann Rifamycin, ähnlich wie die Barbiturate, eine Enzymin-duktion bewirken, die den Abbau anderer, gleichzeitig genommener Arzneimittel (Anti-koagulantien, Kontrazeptiva), beschleunigt.

Strukturell verwandt mit Rifampicin ist Rifabutin (*Mycobutin®). Auch diese Substanz zählt zur Gruppe der Ansamycinantibiotika. Sie kann bei Rifampicinresistenz gegeben werden.

10.1.9.2 Ethambutol

Ethambutol (*Myambutol®) wird nur in Kombination mit anderen Tuberkulostatika eingesetzt. Nebenwirkungen sind Sehstörungen und Erhöhung des Harnsäurespiegels.

10.1.9.3 Isoniazid

Isoniazid (Isonicotinsäurehydrazid, INH, *Tebesium®) ist ein sehr wirksames Tuberkulo-statikum mit geringer Toxität. Allerdings werden Resistenzen rasch ausgebildet. Da Isoniazid leicht in den Liquor cerebrospinalis übergeht, ist es bei tuberkulöser Meningitis gut geeignet. Eine Besonderheit weist der Metabolismus von Isoniazid auf. Hauptmetabolit ist das N-Acetyl-Isoniazid. Hierbei gibt es aus genetischen Gründen zwei Acetylisierungs-geschwindigkeiten, sodass man die Menschen in schnelle und langsame Acetylierer einteilen kann. Nebenwirkungen sind Schwindel, Kopfschmerz, gastrointestinale Beschwerden und Allergien, der gleichzeitige Genuss von Alkohol muss vermieden werden.

10.1.9.4 Ethionamid

Ethionamid ist ein Ausweichpräparat, wenn Resistenzen gegen Isoniazid bestehen. Unverträglichkeiten mit Übelkeit und Erbrechen sind häufig. Ein Verwandter des Ethio-namid ist Prothionamid (*Ektebin®).

10.2 Arzneimittel gegen Pilzinfektionen

10.2.1 Durch Pilze verursachte Infektionskrankheiten

Pilze unterscheiden sich in vielen Eigenschaften von Bakterien, sodass zur Behandlung von Pilzinfektionen andere Therapiewege eingeschlagen werden müssen. Zwischen Pilzen und Bakterien bestehen folgende wichtige Unterschiede:

- Pilze sind eukaryontisch, d. h. sie besitzen einen Zellkern mit einer Kernmembran.
- Pilzzellen besitzen Chromosomen und teilen sich mitotisch.
- Die Zellwand von Pilzen besteht aus Chitin oder Cellulose.
- Der mittlere Durchmesser von Pilzzellen liegt bei etwa 10 μm. Sie sind also erheblich größer als Bakterien.
- Pilze sind allgemein unempfindlich gegen Antibiotika.

Pilzbesiedlung auf Haut und Schleimhaut ist normal. Pathogene Pilzinfektionen finden besonders häufig bei geschwächter Abwehrlage des Organismus statt.

Die wichtigsten pathogenen Pilze sind folgende:

10.2.1.1 Candida albicans

Candida albicans ist der Erreger des Soor, einer Pilzinfektion, die häufig solche Krankheiten begleitet, die durch allgemeine Resistenzschwäche gekennzeichnet sind. Befallen sind vor allem die Schleimhäute sowie Hautfalten. Typische Infektionsorte sind daher Mund, Rachen, Darm und Genitalbereich. Soor ist gekennzeichnet durch einen weißen Belag auf der Schleimhaut. Eine gefürchtete Candidose ist die bronchopulmonale Candida-Infektion.

10.2.1.2 Aspergillus fumigatus

Aspergillus kann ebenfalls bronchopulmonale Pilzinfektionen bewirken. Andere Infektionsorte sind Nebenhöhlen, Gehörgang, Hornhaut. Auch septische Systemmykosen können auftreten.

10.2.1.3 Dermatophyten

Dermatophyten besiedeln Haut, Haare und Nägel. Sie sind in der Lage, Keratin abzubauen. Dermatophyten verursachen Fußpilz (*Tinea pedis*), besiedeln die Kopfhaut (*Tinea capitis*) und rufen Nagelbettmykosen hervor. Fußpilz stellt eine weit verbreitete Pilzerkrankung dar. Schätzungen über die Verbreitungshäufigkeit in Europa liegen bei 30 bis 50 %. In Gegenden, wo noch viele Menschen barfuß laufen, liegt die Fußpilzhäufigkeit unter 1 % (z. B. Indien).

10.2.2 Antimykotika

Arzneimittel, die gegen Pilzinfektionen wirksam sind, bezeichnet man als Antimykotika.

10.2.2.1 Nystatin

Nystatin (Moronal®, Candio-Hermal®) ist ein Antimykotikum zur Behandlung von Candida-Infektionen in der Mundhöhle und im Genitalbereich. Nach oraler Gabe wird Nystatin nicht resorbiert. Wegen toxischer Nebenwirkungen (Nierenschäden) kann es als Injektion nicht systemisch angewendet werden.

10.2.2.2 Amphotericin B

Amphotericin B (*Ampho-Moronal®) hat einen ähnlichen Wirkungsbereich wie Nystatin. Bei schweren Organmykosen wird es in Form einer Dauerinfusion systemisch eingesetzt. Nebenwirkungen sind Nierenschäden, Fieber und Schüttelfrost. Zur Verringerung dieser Nebenwirkungen kann eine liposomale Infusionslösung (*Am Bisome®) eingesetzt werden.

10.2.2.3 Griseofulvin

Griseofulvin (*Fulcin S®, *Likuden M®) kann im Gegensatz zu den anderen Antimykotika oral angewendet werden. Da es sich in Epidermis, Haare und Nägel einlagert, ist es besonders gut zur Behandlung von Nagelbettmykosen geeignet, die lokal nur sehr schwer zu erreichen sind. Die Resorptionsrate von Griseofulvin ist stark abhängig von der Teilchengröße der Kristalle. Je kleiner die Kristalle sind, desto schneller und vollständiger ist die Resorption. Daher wird es heute in mikrokristalliner Form verwendet. Fettreiche Nahrung fördert die Resorption des Griseofulvins. An Nebenwirkungen treten gastrointestinale Beschwerden, Kopfschmerzen und Allergien auf. In der Schwangerschaft ist Griseofulvin, das auch erbgutschädigend wirken soll, kontraindiziert.

10.2.2.4 Imidazol-Derivate

Zur großen Gruppe der Imidazol-Antimykostika mit breitem Spektrum, hoher Wirkungsintensität unter guter (lokaler) Verträglichkeit gehört eine Reihe von Wirkstoffen, für die zum Teil die Verschreibungspflicht für die äußerliche Anwendung aufgehoben wurde, sodass sie in der Selbstmedikation angewendet werden können.

Bifonazol	(Mycospor®)
Clotrimazol	(Canesten®)
Econazol	(Epi-Pevaryl®)
Fenticonazol	(Lomexin®)
Isoconazol	(Travogen®)
Ketoconazol	(Nizoral®, Terzolin®)
Miconazol	(Daktar®, Epi-Monistat®)

Seit kürzerer Zeit auf dem Markt und daher noch verschreibungspflichtig sind:
Croconazol (*Pilzcin®)
Sertaconazol(*Zalain®).

Die Imidazol-Antimykotika Clotrimazol und Miconazol sind auch in vielen – zum Teil nicht verschreibungspflichtigen – Mitteln zur Behandlung von Candida-Infektionen der Vagina enthalten. Auf die Mitbehandlung des Sexualpartners ist zu achten.

Ketoconazol ist sowohl bei Oberflächen- als auch bei Organmykosen oral wirksam. Das Wirkungsspektrum umfasst Dermatophyten, Hefen, Schimmelpilze und andere Pilze. Ein neueres Breitspektrum-Antimykotikum für die innerliche Anwendung bei lebensbedrohlichen Organmykosen (Candida, Kryptokokken), die insbesondere bei AIDS-Patienten häufig vorkommen, ist Fluconazol (*Diflucan®). Strukturell dem Fluconalzol ähnlich sind Itraconazol (*Sempera®) und Voriconazol (*Vfend®), die bei verschiedenen Dermatomykosen zum Einsatz kommt, wenn eine äußerliche Behandlung nicht möglich ist.

10.2.2.5 Flucytosin

Flucytosin (*Ancotil®) ist ein orales Antimykotikum zur Behandlung von schweren Candidas-Infektionen und anderen systemischen Pilzerkrankungen.

10.2.2.6 Allylamine

Die Lokalantimykotika Tolnaftat (Tonoftal®) und Naftifin (Exoderil®) wirken vor allem bei Infektionen mit Dermatophyten und sind daher auch zur Fußpilztherapie geeignet. Tolnaftat ist unwirksam bei Candidainfektionen. Das erste oral einsetzbare Antimykotikum aus der Gruppe der Allylamine ist Terbinafin (*Lamisil®). Es ist bei schweren, auf eine lokale Behandlung nicht ansprechende Dermatophyteninfektionen indiziert.

10.2.2.7 Morpholine

Der erste Vertreter der neuen Wirkstoffklasse der antimykotisch wirkenden Morpholine ist Amorolfin (Loceryl®). Es wird lokal aufgetragen (u. a.) als Nagellack gegen Nagelmykosen) und wirkt gegen ein breites Spektrum von Hefen, Dermatophyten und Schimmelpilzen.

10.2.2.8 Desinfektionsmittel mit antimykotischer Wirkung

Neben den genannten spezifischen Antimykotika werden auch Desinfektionsmittel aus der Gruppe der Phenole und Ampholytseifen (s. Kap. 10.6.8) zur Behandlung von Fußpilz eingesetzt. Solche Verbindungen sind Dichlorophen (Ovis Neu®), Dodecyltriphenylphosphoniumbromid (Myxal®) oder Undecylensäure (Skinman soft®). Diese Substanzen haben nicht die gleiche Wirkungsintensität wie die Imidazolderivate oder Tolnaftat.

10.2.2.9 Caspofungin

Caspofungin ist ein neues, intravenös appliziertes Antimykotikum bei Aspergillus- und Candida-Infektionen.

10.3 Arzneimittel gegen Protozoenerkrankungen

Protozoen („Urtiere") sind Einzeller mit einem oder mehreren Zellkernen. Sie sind relativ groß (2 bis 150 μm). Es handelt sich um eine sehr vielfältige Gruppe von Krankheitserregern. Die in außereuropäischen Ländern weitverbreitete Schlafkrankheit und die Chagas-Krankheit werden durch Protozoen (Trypanosomen) hervorgerufen.

10.3.1 Trichomonaden

Trichomonadeninfektionen der Vagina sind in Europa sehr häufig. Als Symptome treten gelbweißer Ausfluss, Urethritis und Vaginitis mit Juckreiz auf. Beim Mann bleibt die Trichomonadeninfektion meist symptomlos. Die Übertragung erfolgt normalerweise durch Geschlechtsverkehr, der Mann kann dabei als symptomfreier Zwischenwirt dienen („Ping-Pong-Effekt") und muss mitbehandelt werden. Bei der Abgabe von Trichomonadenmitteln ist dies deutlich zu machen, da sich manche Männer weigern, die Therapie durchzuführen, weil sie ja keine Beschwerden haben. Mittel der Wahl sind Metronidazol (*Clont®, *Flagyl®) und Tinidazol (*Simplotan®). Männer werden nur oral behandelt, bei der Frau kommt noch die lokale Anwendung hinzu. Während der Einnahme dieser Präparate muss Alkohol gemieden werden, da Unverträglichkeit auftreten kann. Darauf ist bei der Abgabe hinzuweisen.

10.3.2 Amöben

Die Amöbe (*Entamoeba histolytica*) wird meist mit kontaminierten Speisen aufgenommen (Obst, Gemüse, Trinkwasser). Die Zysten bilden im Darm die so genannte Minutaform aus, es kommt zur Amöbenruhr mit Leibschmerz, blutigem Durchfall und Kolitis. Aus den Minutaformen können sich die größeren Magnaformen entwickeln, die ins Blut übergehen und vor allem die Leber befallen.

Gegen Amöbenruhr werden eingesetzt Metronidazol (*Clont®) oder auch Tetracycline, die die Darmflora so verändern, dass sie den Amöben den Lebensraum entzieht.

10.3.3 Toxoplasma gondii

Die Toxoplasmose ist eine durch Protozoen hervorgerufene Infektionskrankheit, die vor allem in der Schwangerschaft sehr gefährlich ist. Die für den Säugling zu erwartenden Schädigungen richten sich danach, in welchem Stadium der Schwangerschaft die Infektion eingetreten ist. Erblindung und schwer zentralnervöse Störungen sowie Fehlgeburten können auftreten. Die Infektion erfolgt meist über rohes Fleisch. Katzen dienen dabei oft als Zwischenwirte, dann werden die Erreger durch den Katzenkot übertragen.

Gegen Toxoplasmose eingesetzte Arzneimittel (bei postnatalen Infektionen) sind Pyrimethamin (*Daraprim®) sowie Sulfonamide.

10.3.4 Plasmodium

Plasmodium ist der Erreger der Malaria, eine der am weitesten verbreiten Infektionskrankheiten der Menschheit. 1980 meldete die Weltgesundheitsorganisation noch 250 Millionen Malariaerkrankungen pro Jahr und 1 bis 2 Millionen Todesfälle. Die Hauptmalariagebiete sind das Amazonasgebiet, Mittelamerika, Zentralafrika und Südostasien. Die Malaria tritt in verschiedenen Formen auf, bedingt durch unterschiedliche Erreger.

a) Malaria tertiana

Erreger sind *Plasmodium vivax* und *Plasmodium ovale*. Die für Malaria typischen Fieberanfälle treten jeden dritten Tag auf.

b) Malaria quartana

Erreger ist *Plasmodium malariae*. Die Fieberanfälle treten jeden vierten Tag auf.

c) Malaria tropica

Malaria tropica ist die schwerste Form der Malaria. Erreger ist *Plasmodium falciparum*. Symptome sind Schwellungen von Milz und Leber, Hämolyse und unregelmäßige Fieberanfälle. Diese Malariaform kann in kurzer Zeit zum Tod führen.

Die Malaria wird übertragen durch den Stich der Anopheles-Mücke (Moskito). Die übertragenen so genannten Sporozoiten der Plasmodien wandern in die Leber ein, vermehren sich dort (exoerythrozytäre Phase) und wandeln sich in die Merozoiten um. Diese befallen anschließend die Erythrozyten. In den roten Blutkörperchen verwandeln sich nun die Merozoiten über die Zwischenstufe der Trophozoiten in die Schizonten, die beim Platzen der Erythrozyten freigesetzt werden und den Fieberanfall hervorrufen. Die Schizonten wandeln sich wieder in Merozoiten um, die erneut Erythrozyten befallen. Auf diese Weise kommen die rhythmischen Fieberanfälle zustande. Aus den Trophozoiten können außer Schizonten auch durch Meiose haploide Gametozyten entstehen. Sticht nun eine Anopheles-Mücke einen Malariakranken, nimmt sie diese Makrogametozyten (weiblich) beim Stich auf. Im Magen der Mücke kommt es zur Reifung der Gameten und zur Kopulation, sodass sich in der Mücke wieder neue Sporozoiten ausbilden können. Es findet also im Menschen eine ungeschlechtliche und im Magen der Mücke eine geschlechtliche Vermehrung statt. Abbildung 10.3 zeigt den Entwicklungszyklus der Plasmodien.

Zur Behandlung der Malaria stehen heute eine Reihe von Arzneimitteln zur Verfügung, die in verschiedenen Entwicklungsphasen der Plasmodien angreifen. Das klassische Malariamittel Chinin und die 4-Aminochinoline wie z. B. Chloroquin (*Resochin®) greifen die Schizonten an. Primaquin wirkt gegen die überdauernden Gewebeschizonten und Gametozyten, wird aber wegen ausgeprägter Nebenwirkungen nur in schwersten Malariafällen eingesetzt. Für die Abgabe von Malariapräparaten in der Apotheke steht in Deutschland weniger die Malariatherapie als die Malariaprophylaxe im Vordergrund, denn immer mehr Menschen reisen in Malariagebiete. Normalerweise wird zweimal pro Woche eine Tablette *Resochin® und einmal pro Woche Pyrimethamin (*Daraprim®) eingenommen. Die Behandlung beginnt eine Woche vor der Abreise und dauert bis 6 Wochen nach der Rückkehr. An Nebenwirkungen treten gastrointestinale Beschwerden, Sehstörungen und Kopfschmerzen auf. Für manche Reiseziele, insbesondere bei längeren Aufenthalten, ist diese Prophylaxe wegen der zunehmenden Resistenzausbildung der Plasmodien gegen Chloroquin nicht mehr ausreichend. In diesem Falle wird nach speziellen Dosisrichtlinien Mefloquin (*Lariam®) gegeben.

Ein neu entwickelter und mit den bisherigen Malariamitteln strukturell nicht verwandter Wirkstoff ist Halofantrin (*Halfan®). Es zählt – wie Mefloquin, Chloroquin und Chinin – zu den rasch wirkenden Blutschizontoziden und wirkt nur auf das erythrozytäre Stadium

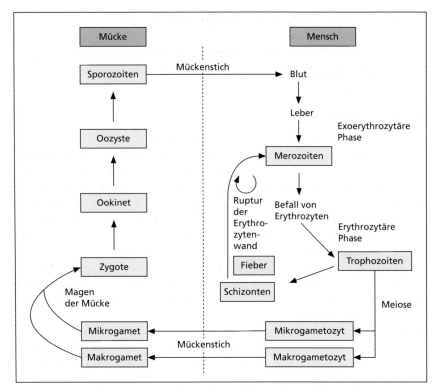

Abb. 10.3 Entwicklungszyklus der Plasmodien und Verlauf einer Malaria-Erkrankung

der Erreger. Das Biguanidderivat Proguanil (*Paludrine®) wird wegen der Gefahr der schnellen Resistenzentwicklung mit Chloroquin oder Sulfisoxazol kombiniert eingesetzt. Neben dieser Chemoprophylaxe sollten beim Aufenthalt in Malariagebieten noch andere Vorsichtsmaßnahmen getroffen werden. Beim Schlafen ist darauf zu achten, dass man vollständig bedeckt ist (lange Ärmel, lange Hose, Moskitonetze), zum Vertreiben der Moskitos eignen sich Repellenzien, zum Abtöten Insektizide, z. B. Pyrethrum-Sprays.

10.3.5 Pneumocystis carinii

Bei Patienten mit schweren Immundefekten, wie beispielsweise AIDS, kann der zu den Protozoen zählende Erreger *Pneumocystis carinii* (PCP) eine lebensbedrohliche Form der Lungenentzündung hervorrufen. Für die Prophylaxe und Therapie dieser Pneumonie sowie für den Einsatz bei verschiedenen Tropenkrankheiten (Kala-Azar, Hautleishmaniose, Frühstadium der Schlafkrankheit) wurde Pentamidin (*Pentacarinat®) zugelassen. Zur Akutbehandlung von leichten bis mäßig schweren Formen der PCP, insbesondere wenn eine Behandlung mit Cotrimoxazol nicht vertragen wird, eignet sich auch Atovaquon (*Wellvone®).

10.4   Arzneimittel gegen Wurmerkrankungen

Arzneimittel gegen Wurmerkrankungen nennt man Anthelmintika. Je nach Wurmart müssen unterschiedliche Substanzen eingesetzt werden.

10.4.1   Bandwürmer

Der Befall von Menschen mit Bandwürmern (Zestoden) ist häufig. Die wichtigsten Bandwurmarten sind der Rinderbandwurm (*Taenia saginata*) und der Schweinebandwurm (*Taenia solium*). Sie werden in Form von Larven (Finnen) beim Genuss von rohem oder halbrohem Fleisch vom Menschen aufgenommen. Diese Finnen stülpen den Kopf des Bandwurms (Scolex) aus, der sich mit Hilfe von Saugnäpfen im Darm festsetzt und wächst. Ein Bandwurm kann bis zu zehn meter lang werden. Nach einigen Monaten stößt der Bandwurm mit Eiern gefüllte Glieder ab (etwa 1 cm groß), die in den Fäzes erscheinen. Symptome sind Hunger, Durchfall und Abmagerung.

Zur Therapie wird Niclosamid (Yomesan®) eingesetzt, das nicht resorbiert werden kann und den Wurmstoffwechsel hemmt. Als Nebenwirkung können Schleimhautreizungen auftreten. Ebenfalls kann Mebendazol (*Vermox®) sowie Praziquantel (*Biltricide®, *Cesol®) eingesetzt werden.

Ein Befall mit dem Hunde- bzw. Fuchsbandwurm (Echinokokkose) kann wegen der Gefahr des krebsartigen Untergangs von Lebergewebe lebensbedrohlich werden. Neben Mebendazol (*Vermox®) ist Albendazol (*Eskazole®) das einzige im Handel verfügbare Anthelmintikum, das bei Echinokokkosen wirkt. Albendazol weist gegenüber Mebendazol eine bessere Resorption und Penetration in die Zysten auf.

10.4.2   Fadenwürmer

Die Fadenwürmer (Nematoden), die für den Menschen eine Rolle spielen, sind Spulwürmer (Askariden) und Madenwürmer (Oxyuren).

10.4.2.1   Spulwürmer

Spulwürmer (Askariden) sind 15 bis 40 cm lang und bleistiftdick. Der Mensch nimmt die Eier mit ungewaschenem Salat o. ä. auf. Die Eier entwickeln sich im Dünndarm zu den Larven, die über Blut, Leber, Lungenalveolen, Luftröhre durch den ganzen Organismus wandern und dabei zu geschlechtsreifen Würmern heranwachsen, die wieder in den Darm zurückkommen, um dort Eier zu legen. Symptome sind Erbrechen, Übelkeit, Durchfall, Fieber und Lungenentzündung. Zur Therapie wird vor allem Mebendazol (*Vermox®) eingesetzt, das zu einer Lähmung der Askariden führt. Ebenfalls geeignet ist Pyrantelembonat (*Helmex®). Pamoat (Embonat) ist ein Anion, das mit Basen schwer lösliche und unresorbierbare Salze bildet.

Zur Prophylaxe von Askarideninfektionen sollten Obst und Gemüse gründlich gewaschen werden. Durch Kochen werden die Eier abgetötet.

10.4.2.2 Madenwürmer

Madenwümer (Oxyuren) sind sehr viel kleiner als Spulwürmer (etwa 1 cm) und leben auf der Darmschleimhaut. Die Weibchen wandern zur Eiablage zum Anus. Die Eier bewirken einen starken Juckreiz, sodass vor allem bei Kindern, die sich kratzen und dann den Finger in den Mund stecken, Reinfektionen auftreten. Die klebrigen Eier können aber auch über andere Gegenstände (Spielzeug) weiterverbreitet werden. Symptome sind neben dem starken Juckreiz im Analbereich Gewichtsabnahme und das Auftreten der Madenwümer in den Fäzes. Zur Behandlung eignet sich Pyrviniumembonat (Molevac®), das nur einmal in hoher Dosis gegeben werden muss. Als Nebenwirkung tritt eine unbedenkliche Rotfärbung der Fäzes auf, auf die schon vor der Behandlung hingewiesen werden sollte. Weiterhin wirksam ist Mebendazol (*Vermox®).

10.5 Arzneimittel gegen Virusinfektionen

Viren sind sehr kleine Gebilde (20 bis 200 nm) im Grenzbereich zwischen lebender und toter Materie. Sie entfalten nur dann biologische Aktivität, wenn sie mit einem geeigneten Wirtsorganismus in Kontakt kommen. Viren besitzen keine Zellstruktur, haben keinen Stoffwechsel und können sich nicht selbständig vermehren. Sie bestehen aus Nukleinsäure (DNA oder RNA) und einer Proteinhülle (Kapsid). Manche Viren tragen zusätzlich noch eine Lipidmembran, in die Protein eingelagert ist (umhüllte Viren). Zur Vermehrung befallen sie Wirtszellen und benutzen deren Fortpflanzungs- und Proteinsynthese-Systeme. Durch diesen Befall wird die Wirtszelle geschädigt und kann ihre normalen Funktionen nicht mehr wahrnehmen (Virusinfektion).

Der Organismus reagiert auf Virusinfektionen in vielfältiger Weise. Das Immunsystem wird aktiviert und erzeugt Antikörper, die spezifisch gegen das jeweilige Virus gerichtet sind. Die Phagozytose wird verstärkt angeregt. Eine nicht-immunologische Maßnahme ist die Freisetzung von Interferon, das von den mit Viren befallenen Zellen freigesetzt wird und die noch nicht befallenen Zellen zur Ausbildung eines schützenden antiviralen Proteins anregt. Die Interferon-Wirkung ist nicht virusspezifisch.

Interferon kann auf unterschiedliche Wegen gewonnen werden:

- α-Interferone
  Menschliche Leukozyten werden mit bestimmten Viren infiziert. Nach einer gewissen Inkubationszeit wird das gebildete Interferon abgetrennt (*Roferon-A®).

- β-Interferone
  β-Interferon wird aus menschlichen Bindegewebszellen, die in Zellkulturen gezüchtet werden, nach Stimulation mit RNS gewonnen. Handelspräparat: *Fiblaferon®.

- γ-Interferone
  γ-Interferone entstehen in Lymphozyten nach Antigenexposition (*Imukin®).

Die ersten Therapieeinsätze von Interferon waren vielversprechend. Auch durch Viren ausgelöste Krebsarten konnten behandelt werden. Trotz dieser Erfolge sind die in der letzten Zeit durch die Medien verbreiteten euphorischen Meldungen, ein neues Wundermittel gegen Krebs sei gefunden, nicht gerechtfertigt und wecken bei Krebspatienten und deren Angehörigen falsche Hoffnungen. Um so schlimmer sind gar Meldungen, die behaupten, mit Interferon stehe nun ein Krebsmittel zur Verfügung, das aber so teuer sei, dass es sich nur die Superreichen leisten könnten. Wird also in der Apotheke nach Interferon gefragt, so muss diese Euphorie gedämpft werden. Interferon wirkt in erster Linie gegen Virusinfektionen, die Zusammenhänge mit Krebserkrankungen sind derzeit noch unklar.

10.5.1   Viruserkrankungen

Die Viruserkrankungen können in zwei Gruppen eingeteilt werden, je nachdem, ob das krankheitsauslösende Virus RNA oder DNA enthält.

10.5.1.1   RNA-haltige Viren

a) Picornaviren

Picornaviren sind sehr kleine Viren (pico-RNA-Viren). Zu den Picornaviren gehören die Poliomyelitisviren, die Rhinoviren und die Maul- und Klauenseucheviren.

Poliomyelitis (Kinderlähmung) kann durch drei verschiedene Poliomyelitisviren ausgelöst werden. Die Infektion erfolgt meist peroral, die Viren gelangen über das Blut ins Zentralnervensystem und bewirken so die Lähmungserscheinungen. Von den mit Poliomyelitisviren befallenen Menschen erkrankt nur etwa jeder 5000ste an Kinderlähmung, alle Infizierten scheiden die Viren aber aus und fördern so ihre Weiterverbreitung. In den Entwicklungsländern ist Kinderlähmung nahezu unbekannt, da die Bevölkerung dort wegen der schlechteren hygienischen Verhältnisse durchseucht und immun ist. Ein Säugling bekommt von der Mutter für etwa ein Jahr Antikörper mit, infiziert sich in diesem Jahr und erwirbt so eine eigene aktive Immunität. Bei uns wird zur Prophylaxe die Poliomyelitis-Schluckimpfung (*Oral-Virelon T 1®) durchgeführt, die vor allen drei Erregerarten schützt. Die Dauer des Impfschutzes beträgt etwa zehn Jahre.

Rhinoviren verursachen Schnupfen. Es sind über 70 verschiedene Typen bekannt, sodass eine Impfung nicht möglich ist. Rhinoviren werden durch Tröpfcheninfektion übertragen, die Inkubationszeit (d. i. die Zeit zwischen Infektion und Auftreten der Symptome) beträgt etwa 24 Stunden. Nachdem der Schnupfen abgeklungen ist, besteht für kurze Zeit eine typenspezifische Immunität.

b) Arboviren

Arboviren werden durch Arthropoden (Insekten, Spinnen) übertragen. In diese Gruppe gehören die Enzephalitis-Viren, die über Mücken oder Zecken auf Mensch und Tier übertragen werden und gefährliche Gehirnhautentzündungen hervorrufen können. In der Bundesrepublik ist FSME-Impfstoff erhältlich, der vor der durch Zecken übertragenen Frühsommer-Meningoencephalitis schützt. In Südamerika und Afrika übertragen Mücken das Gelbfiebervirus, das das lebensgefährliche Gelbfieber hervorruft. Vor Reisen in diese Länder muss daher unbedingt eine Gelbfieber-Impfung durchgeführt werden, die für zehn Jahre Schutz bringt.

c) Myxoviren

Zu den Myxoviren gehören die Grippeviren und die Mumpsviren.

Die **Grippeviren** werden durch Tröpfcheninfektion übertragen und führen zur Virusgrippe mit Fieber, Schüttelfrost, Kopf- und Gliederschmerz und Erkrankungen der Luftwege. Die Virusgrippe darf nicht mit einem bakteriellen Infekt verwechselt werden (s. Kap. 10.1). Da Grippeviren sehr mutationsfreudig sind, bietet die Grippeimpfung keinen absoluten Schutz vor der Virusgrippe, setzt aber die Erkrankungswahrscheinlichkeit herab. Der Grippeimpfstoff wird jährlich neu zusammengesetzt und berücksichtigt die jeweils aktuellen Mutanten. Die Grippeimpfung ist deshalb jedes Jahr zu wiederholen.

Auch die **Mumpsviren** werden durch Tröpfcheninfektion übertragen. Nach langer Inkubationszeit (etwa drei Wochen) kommt es zur typischen Schwellung der Ohrspeicheldrüsen und Fieber. An Komplikationen können Gehirnhaut- oder Hodenentzündungen auftreten. Nach der Erkrankung bleibt lebenslang Immunität gegen Mumps zurück. Eine Schutzimpfung ist möglich.

d) Myxoähnliche Viren

In die Gruppe der myxoähnlichen Viren gehören die Erreger von Masern und Röteln.

Auch das **Masernvirus** wird durch Tröpfcheninfektion übertragen, die Inkubationszeit beträgt 10 bis 12 Tage, dann tritt zunächst Fieber auf. Zwei Tage später kommt es zum typischen Masernexanthem, das 3 bis 5 Tage anhält. Zusätzlich können Rachenentzündung und Bronchitis sowie in schweren Fällen Masernenzephalitis auftreten. Masern sind eine hochansteckende Krankheit, nach der lebenslange Immunität zurückbleibt. Die Masernimpfung gehört zu den empfohlenen Impfungen in der Kindheit.

Röteln werden durch das Rubellavirus hervorgerufen, das durch Tröpfcheninfektion übertragen wird; die Inkubationszeit beträgt 16 bis 18 Tage. Es kommt zu Fieber und kleinfleckigen Exanthemen. Gefährlich sind die Röteln für Schwangere in den ersten drei Schwangerschaftsmonaten, da es zu schwersten Schädigungen des Embryos kommen kann. Mädchen, die keine Röteln gehabt haben, sollten daher zeitig genug gegen Röteln geimpft werden. Im Zweifelsfalle kann mit einem immunologischen Test leicht festgestellt werden, ob Immunität gegen Röteln vorliegt oder nicht.

e) Tollwutvirus

Das Tollwutvirus wird durch den Biss tollwütiger Tiere (Hund, Katze, Fuchs) auf den Menschen übertragen. Die Viren befallen das Zentralnervensystem, bei Nichtbehandlung tritt der Tod ein. Die Inkubationszeit kann dabei mehrere Wochen betragen. Als Therapie kann eine passive Immunisierung mit Immunseren durchgeführt werden. Beim Verdacht auf tollwütige Tiere muss das Gesundheitsamt informiert werden, das die Tiere isoliert. Eine Impfung gegen Tollwut ist auch bei Hunden möglich.

f) Retroviren

Zu den Retroviren gehört das Human Immunodeficiency Virus (HIV), der Erreger der Immunschwächekrankheit AIDS (Acquired Immune Deficiency Syndrome). AIDS wurde erstmalig Anfang der achtziger Jahre beschrieben. Die Krankheit ist gekennzeichnet von einer Schwächung des Immunsystems, die zu einer unbeherrschten Ausbreitung von Erregern führt, die normalerweise kaum Krankheiten hervorrufen (opportunistische Keime). Symptome sind zunächst Nachtschweiß, anhaltender Durchfall, Gewichtsabnahme, chronische Infektion der Mundschleimhaut, dann Hirninfektionen, Hautgeschwülste, allgemeine Ausmergelung und schließlich der Tod. Die Symptome treten in der Regel erst lange Zeit nach der Infektion auf, die Inkubationszeit kann mehrere Jahre betragen. Während dieser Zeit kann allerdings das Virus weiter verbreitet werden. Die Übertragung des HI-Virus erfolgt durch direkten Kontakt von Körperflüssigkeiten (Geschlechtsverkehr, gemeinsames Benutzen von Injektionsnadeln), aber nicht durch normalen Körperkontakt mit Infizierten. Trotz intensiver Forschung konnte bisher noch kein Impfstoff gegen AIDS entwickelt werden, sodass der einzige Schutz vor AIDS Präventivmaßnahmen zur Vermeidung der Infektion sind.

Im Zusammenhang mit einer HIV-bedingten Schwächung der Immunabwehr treten häufig lebensgefährliche „Infektionen mit opportunistischen Erregern" (z. B. *Pneumocystis carinii*, Herpes simplex, Herpes zoster, *Candida albicans*, Cytomegalievirus) auf. Zur Verfügung stehen Atovaquon (*Wellvone®) gegen Protozoeninfektionen wie *Pneumocystis carinii* sowie die Virustatika Famciclovir (*Famvir®) und Valaciclovir (*Valtrex®) gegen Herpes-zoster-Infektionen.

AIDS hat sich in den letzten Jahren mit großer Geschwindigkeit ausgebreitet. Wegen der langen Inkubationszeit sind Infizierte häufig unwissend und verbreiten die Krankheit weiter. Es ist aber möglich, 1 bis 2 Monate nach der Infektion HIV-Antikörper im Blut nachzuweisen. Ein solcher Test ist leicht durchführbar und wird im Falle eines positiven Ergebnisses mit Hilfe von Bestätigungstests in Speziallabors (z. B. Western-Blot-Test) überprüft. Weitere Tests zum direkten Nachweis der HI-Viren mit Hilfe der Polymerase-Kettenreaktion (Polymerase-chain-reaction, PCR) sind verfügbar. Sie werden insbesondere zur Schließung der zwar seltenen, aber derzeit noch bestehenden Sicherheitslücken bei Blut und Blutprodukten beitragen.

10.5.1.2 DNA-haltige Viren

a) Herpes-simplex-Viren

Herpes-simplex-Viren sind bei etwa 5 % aller Menschen nachweisbar. Sie bewirken etwa eine Woche nach der Infektion Bläschen, die verschorfen und nach 6 bis 10 Tagen abheilen. Typisch ist, dass diese Bläschen unter bestimmten Bedingungen (fieberhafte Erkrankungen, Sonnenbestrahlung, Menstruation) wiederkommen. Sie treten dabei immer an derselben Stelle auf. Prädisponiert sind die Lippen (Herpes labialis) und die Genitalien (Herpes genitalis), seltener treten Herpes-Konjunktivitis oder Herpes-Meningoenzephalitis auf.

b) Varizella-Virus

Das Varizella-Virus ist sowohl der Erreger der Windpocken (Varizellen) als auch der Gürtelrose (Herpes zoster). Die Windpocken sind eine hochansteckende, aber relativ harmlose Kinderkrankheit. Nach einer Inkubationszeit von etwa zwei Wochen kommt es zu kleinen roten Flecken, die sich in linsengroße Bläschen umbilden. Das Exanthem beginnt am Kopf und befällt erst dann Rumpf und Extremitäten. Im Gegensatz zu den Windpokken ist die Gürtelrose (Herpes zoster) eine Krankheit, die meist in späteren Lebensjahren auftritt. Obwohl der Erreger identisch ist, bietet eine durchgemachte Windpockeninfektion keine Immunität für Herpes zoster. Befallen sind ein und mehrere Segmente sensibler Nerven (Name); es treten Fieber, Schmerzen und Hautläsionen auf.

c) Pockenvirus

Die Pocken sind eine ansteckende Krankheit, die zu den typischen Pusteln (Pocken) auf der Haut führt. Die Letalität beträgt etwa 20 %, beim Überlebenden bleiben Narben zurück. Die Weltgesundheitsorganisation hat bekannt gegeben, dass die Pocken als Infektionskrankheit ausgerottet sind. Die Impfung gegen Pocken ist nicht mehr gesetzlich vorgeschrieben; die Bayerische Landesimpfanstalt hat die Produktion von Pockenimpfstoff eingestellt.

10.5.1.3   Nicht-klassifizierbare Viren

a) Hepatitis-Viren

Wie unter 2.2.6 dargestellt, sind an infektiösen Erkrankungen der Leber eine Reihe von Viren beteiligt, die zum Teil enteral (Hepatitis A, E), zum Teil vor allem parenteral (Hepatitis B, C, D, G) übertragen werden.

Zur Hepatitis-A-Prophylaxe kann Gammaglobulin (*Beriglobin®) gegeben werden. Einen wirksameren Schutz bietet die aktive Immunisierung (*Havrix®, HAVsorbat® SSW). Zur Grundimmunisierung wird folgendes Impfschema empfohlen: 2 Impfdosen im Abstand von 2 bis 4 Wochen, dritte Impfung nach 6 bis 12 Monaten (für Langzeitschutz).

Die insbesondere Risikogruppen (u. a. Krankenpflegepersonal, Dialysepatienten, i. v.-Drogenabhängige) empfohlene Vorbeugung gegen Hepatitis-B-Virusinfektionen erfolgt durch Schutzimpfung mit den – heute gentechnisch hergestellten – HB-Oberflächenantigenen (*Engerix-B®, *Gen H-B-Vax®). Zur aktiven Grundimmunisierung wird folgendes Impfschema empfohlen: je eine Impfdosis im Abstand von 4 Wochen, eine dritte Boosterdosis sechs Monate nach der ersten Injektion. Auffrischimpfungen alle fünf Jahre.

b) Tumorviren

Da Viren genetisches Material auf Zellen übertragen, sind sie in der Lage, das Zellgenom der Wirtszelle zu verändern und zu deren Entartung beizutragen. So ist bei manchen Tumoren eine Virusbeteiligung bekannt. Ein solches Tumorvirus ist das Warzenvirus. Warzen treten vor allem an den Händen auf. Neben der mechanischen Entfernung der Warzen durch den Dermatologen bringt Plazebotherapie häufig Erfolg, die dazu den Vorteil hat, keine Narben zu hinterlassen. Der Mechanismus ist unklar, aber effektiv. In der Praxis kann hier z. B. ein homöopathisches Präparat (Thuja D 4, Thuja Oligoplex®) empfohlen werden, das gleichzeitig oral und lokal gegeben wird. Zur Unterstützung des Effektes muss die Tageszeit der Anwendung exakt eingehalten werden und der Patient muss vom Erfolg der Therapie überzeugt sein.

10.5.2 Antiviral wirksame Arzneimittel

Viren werden von den üblichen Chemotherapeutika und Antibiotika nicht angegriffen, da sie keinen eigenen Stoffwechsel haben. Als Schutz vor Viruserkrankungen ist vor allem die aktive Immunisierung durch Impfung von Bedeutung. Die Therapie mit Arzneimitteln versucht zu verhindern:

- die Anheftung der Viren an die Zellmembran,
- das Eindringen der Viren in die Zelle,
- die Replikation der Virus-DNA.

Leider ist die medikamentöse Behandlung von Viruserkrankungen zur Zeit nur sehr beschränkt möglich.

10.5.2.1 Chemotherapie von HIV-Infektionen

Zur Chemotherapie der HIV-Injektion stehen heute drei unterschiedliche Substanzgruppen zur Verfügung, die in der Regel in Kombination eingesetzt werden.

a) Nucleosidische Reverse-Transkriptase-Inhibitoren

Diese Substanzen werden durch intrazelluläre Phosphorylierung aktiviert und blockieren dann die Reverse Transkriptase, ein Enzym, das die genetische Information von RNA in DNA umschreibt.

Azidothymidin (AZT, Zidovudin, *Retrovir®) war die erste Substanz, die zur Behandlung von AIDS zugelassen wurde. Unter der Therapie mit Azidothymidin verlängert sich die Lebenserwartung der AIDS-Patienten, das Auftreten von Nachtschweiß und Fieber geht zurück und die Gewichtsabnahme wird gebremst. Auch bei Lamivudin (3TC, *Epivir®) handelt es sich um ein synthetisches Nucleosidanalogon, welches das Enzym Reverse Transkriptase zu hemmen vermag. In klinischen Prüfungen zeigte die Kombination von Lamivudin mit AZT therapeutische Vorteile gegenüber der Monotherapie.

Bei Unverträglichkeit oder Versagen von AZT stehen die Nucleosid-Analoga Zalcitabin (ddC, *HIVID Roche®) und Stavudin (*Zerit®) zur Verfügung.

Didanosin (*Videx®) ist ein Purinnucleosidanalogon (Inosinanalogon), das die Replikation humaner HI-Viren hemmt. Zugelassen ist es zur Behandlung der symptomatischen HIV-Infektion bei Erwachsenen und Kindern (ab sechs Monaten), die eine Zidovudin-Therapie nicht vertragen haben oder bei denen es zu einer Verschlechterung des Krankheitsverlaufes gekommen ist.

b) Nicht-nucleosidische Reverse-Transkriptase-Inhibitoren

Diese Substanzen bedürfen keiner Aktivierung und hemmen die Reverse Transkriptase durch eine Veränderung dr Enzymkonformation. Da dieser Mechanismus ein anderer ist als bei den nucleosidischen Inhibitoren, wirkt eine Kombination beider Substanzgruppen synergistisch.

Substanzen aus dieser Gruppe sind Delavirdin (*Rescriptor®), Efavirenz (*Sustiva®) und Nevirapin (*Viramune®). Als Nebenwirkungen treten Hautveränderungen und Unverträglichkeiten auf, die schwerwiegend sein können und zu Therapieabbruch führen können.

c) HIV-Proteasehemmer

Diese Substanzen hemmen spezifisch die HIV-Proteasen und eignen sich so zur Behandlung der HIV-Infektion. In dieser Gruppe gehören Indinavir (*Crixivan®), Nelfinavir (*Viracept®), Ritonavir (*Norvir Ritonavir®) und Saquinavir (*Fortovase®, *Invirase®). Substanzen dieser Gruppe bewirken vielfältige Interaktionen, die jeweils bei Kombinationsgabe abzuklären sind.

10.5.2.2 Amantadin und Derivate

Amantadin (*PK Merz®) und dessen Derivat Tromantadin (*Viru Merz®) verhindern das Eindringen der Viren in die Zelle. Amantadin wird zur Grippe-Prophylaxe eingesetzt, die Wirkung ist umstritten. Tromantadin wird lokal bei Herpes simplex verwendet.

10.5.2.3 Idoxuridin

Idoxuridin (*Virunguent®) wird statt Thymidin in die DNA eingebaut und verändert so das Genom des Virus. Hauptindikationen sind Herpesinfektionen auf der Haut und am Auge.

10.5.2.4 Aciclovir und Verwandte

Aciclovir (*Zovirax®) hemmt die Replikation der Virus-DNA. Die Substanz wirkt virusspezifisch, da sie zunächst im Virus durch Phosphorylierung aktiviert werden muss. Aciclovir ist derzeit das Mittel der Wahl bei Herpes- und Varizellen-Infektionen. Nebenwirkungen sind relativ selten. Zur Behandlung des Herpes labialis wurde Aciclovir in bestimmten Darreichungsformen und Konzentrationen aus der Verschreibungspflicht entlassen (*Zovirax® Creme).

Famciclovir (*Famvir®) und Valaciclovir (*Valtrex®) weisen eine enge Strukturverwandtschaft zu Aciclovir auf und sind in Deutschland zur Frühbehandlung von Herpes-zoster-Infektionen zugelassen.

Ein weiterer enger Strukturverwandter des Aciclovir ist Ganciclovir (*Cymeven®), zugelassen für die Indikation „lebens- und augenlichtbedrohende Cytomegalievirus (CMV)-Infektion bei AIDS oder medikamentöser Immunsuppression (z. B. nach Organtransplantation)".

10.5.2.5 Ribavirin

Ribavirin ist ein Virustatikum, das inhalativ zur Behandlung schwerer Infektionen der unteren Atemwege, verursacht durch Respiratory Syncytal Virus (RSV), eingesetzt wird (*Virazole®). Da Ribavirin auch die Vermehrung von AIDS-Viren hemmt, wird sein Einsatz in oraler Darreichungsform bei dieser Erkrankung erprobt.

10.5.2.6 Foscarnet

Ein spezifisch virale DNS-Polymerasen und reverse Transkriptasen hemmendes Virustatikum ist Foscarnet. Unter dem Handelsnamen *Foscavir® ist es (wie Ganciclovir) zur Behandlung lebensbedrohlicher Cytomegalievirus-Infektionen bei AIDS-Patienten zugelassen.

10.5.2.7 Neuramidase-Hemmer

Oseltamivir (*Tamifin®) und Zanamivir (*Relenzo®) hemmen das Enzym Neuramidase in klinisch relevanten Influenzaviren. Sie werden zur Behandlung der Virengrippe eingesetzt.

10.6 Desinfektionsmittel

Desinfektionsmittel töten die pathogenen Mikroorganismen außerhalb des Organismus (z. B. Flächendesinfektionsmittel, Instrumentendesinfektionsmittel) oder auf der Körperoberfläche (z. B. Handdesinfektionsmittel) ab. Sie sind also nicht zur Resorption bestimmt. Desinfektionsmittel sollen eine möglichst große Zahl verschiedener Keime erfassen, außerdem sollen sie gut hautverträglich sein.

10.6.1 Oxidationsmittel

Wasserstoffperoxid (H_2O_2) wird zum Bleichen und Desinfizieren angewandt. Die in der Apotheke abgegebene 3%ige Wasserstoffperoxid-Lösung wird zur Reinigung von Wunden und zum Ablösen von Verbänden gebraucht. Bei der Anwendung zur Mund- und Rachendesinfektion muss die Lösung weiter verdünnt werden (1 Esslöffel auf ein Glas Wasser).
Verdünnte Kaliumpermanganat-Lösung ($KMnO_4$) kann ebenfalls zur Spülung von Wunden und Schleimhäuten verwendet werden.

10.6.2 Halogene

Elementares Chlor wird zur Desinfektion von Trinkwasser und Schwimmbädern benutzt, eine Chlor freisetzende Verbindung ist Tosylchloramid (Chloramin T). Hypochlorite wie Chlorkalk werden als Grobdesinfektionsmittel gebraucht. Aluminiumchlorat ist Bestandteil des Mundwasserkonzentrats Mallebrin®. In der Apotheke ist weiterhin die alkoholische Iodlösung (2,5%) von Bedeutung, die zur Desinfektion der Haut angewendet wird. Sie bietet zuverlässige Desinfektion. Auf Schleimhäuten ist die wässrige Jodlösung (Lugolsche Lösung, 5%ig) wegen der geringeren Reizung vorzuziehen.

10.6.3 Schwermetalle

Schwermetall-Ionen blockieren die SH-Gruppen der Enzyme, bei Resorption wirken sie daher toxisch. Anorganische Quecksilbersalze zur Desinfektion (Quecksilber(II)-chlorid, Quecksilber(II)-amidchlorid, Quecksilber (II)- oxid) sind wegen ihrer Toxizität obsolet.

Stattdessen werden heute besser verträgliche organische Quecksilberverbindungen eingesetzt. Anwendungsgebiete sind Hautdesinfektion sowie der Einsatz als Konservierungsmittel in Augentropfen. Desinfektionsmittel mit organisch gebundenem Quecksilber sind Merbromin (*Mercuchrom®) und Thiomersal.

Neben Quecksilberverbindungen hat auch Silbernitrat desinfizierende Wirkung. Es wurde zur Verhütung der Blenorrhoe, einer durch Gonokokken hervorgerufenen eitrigen Bindehautentzündung, bei der Geburt eingesetzt (Crédé'sche Prophylaxe, s. Kap. 10.1.1). Die Anwendung von reinem Silbernitrat als Ätzmittel (Höllenstein) zur Therapie von Warzen (s. Kap. 11.2.7) ist obsolet. Um die ätzenden Eigenschaften zu verringern, wird Silber in Silbereiweißverbindungen eingesetzt. Anwendungsgebiete sind Gastritis (Rollkuren), sowie Naseninfektionen bei Säuglingen. Die Anwendung als Augentropfen sollte unterbleiben, da keine Möglichkeit zur Sterilisation besteht.

10.6.4 Borsäure

Borsäure, die früher in Form von Borsäure-Lösung oder Borsalbe eingesetzt wurde, wird heute wegen ihrer geringen desinfizierenden Wirkung und der Gefahr resorptiver Vergiftungen nicht mehr angewandt.

10.6.5 Alkohole und Aldehyde

Ethanol und Isopropanol in 70%iger Lösung können zur Hände- oder Hautdesinfektion eingesetzt werden. Ethylenoxid wird zur Luftentkeimung verwendet.

35%ige wässrige Formaldehyd-Lösung wird zur Raumdesinfektion gebraucht (Lysoform®); auf der Haut führt Formaldehyd auch in geringeren Konzentrationen zu Reizungen. Lsyoform® enthält Formaldehyd mit Seifenzusatz. In verdünnter Lösung wird Formaldehyd zur Unterdrückung starker Schweißbildung verwendet. Ein indirektes Formaldehyd-Präparat ist Methenamin (Hexamethylentetramin, Urotropin®), das in saurer Lösung Formaldehyd abspaltet. Es wurde früher bei Harnwegsinfektionen oral angewandt, da Formaldehyd erst im Urin freigesetzt wird (Urotractan®).

10.6.6 Phenole

Phenol selbst hat nur eine geringe desinfizierende Wirkung. Da es die Haut leicht durchdringt und zu resorptiven Vergiftungen führen kann, sollte es nicht mehr therapeutisch eingesetzt werden. Toxische Symptome sind Nierenschäden mit Hämaturie und Albuminurie sowie Bewusstlosigkeit und Atemlähmung. Ein Rohdesinfektionsmittel ist Kresol, das wegen seiner schlechten Wasserlöslichkeit in Seifenlösung (Lysol®) im Handel ist. Von den Phenolderivaten findet Thymol häufig Anwendung in Mundwässern und Zahnpasten. Es ist etwa 30-mal stärker wirksam als Phenol und weniger toxisch. Thymol wird auch im klinischen Labor zur Urinkonservierung verwendet. Zahnärzte setzen das Phenol-Derivat Eugenol ein, das neben seiner bakteriziden Wirkung auch schwach lokalanästhetisch wirkt. Zur Raum- und Wäschedesinfektion sind chlorierte Phenolderivate in

Seifenlösung im Handel (Sagrotan®). Ein chloriertes Phenol ist auch Hexachlorophen, das Bestandteil vieler Seifen und Deodorantien ist. Wegen der Resorptionsgefahr darf es nicht in hohen Konzentrationen verwendet werden. So sind vor einiger Zeit Vergiftungen bei Säuglingen in Frankreich vorgekommen, die mit einem desinfizierenden Puder behandelt worden waren, der einen zu hohen Hexachlorophen-Anteil enthielt.

Auch Phenolcarbonsäuren wirken desinfizierend. Salicylsäure wird heute noch als Keratolytikum eingesetzt; zur Konservierung von Lebensmitteln und pharmazeutischen Produkten dienen p-Hydroxybenzoesäure-Ester (PHB-Ester, Parabene) wie Nipagin® und Nipasol®. Sie sind häufig auch Bestandteil von kosmetischen Produkten und können Kontaktallergien auslösen. Konservierungsstoffe in kosmetischen Produkten müssen deshalb deklariert werden.

10.6.7 Acridin- und Chinolinderivate

Von den Acridinderivaten wird Ethacridin (Metifex®) zur Darmdesinfektion eingesetzt. Acridinderivate eignen sich weiterhin zur Mund- und Rachendesinfektion. Gelastypt® ist ein resorbierbarer Schwamm, der Ethacridin enthält und zur Wundversorgung nach zahnärztlichen Eingriffen eingesetzt wird.

Ein Chinolinderivat, das zur Desinfektion eingesetzt wird, ist 8-Hydroxychinolin (Chinosol®).

10.6.8 Invertseifen und Ampholytseifen

Unter Invertseifen versteht man kationenaktive Detergentien, die sich von den „normalen" anionenaktiven Seifen durch ihre desinfizierende Wirkung unterscheiden. Benzalkoniumchlorid wird zur Hände- und Instrumentendesinfektion eingesetzt, Sterillium® enthält Mecetroniumethylsulfat, Propanol und Isopropanol.

Die so genannten Ampholytseifen können sowohl Anionen als auch Kationen ausbilden und haben gegenüber den Invertseifen den Vorteil, besser hautverträglich zu sein. Sie werden auch im Gegensatz zu den Invertseifen nicht von Eiter, Blut oder anionenaktiven Seifen inaktiviert. Im Handel ist Tego 103 S®.

10.6.9 Chlorhexidin

Chlorhexidin (Chlorhexamed®) wird als Mund- und Rachendesinfektionsmittel sowie als Konservierungsmittel für Augentropfen angewendet.

10.6.10 Hexetidin

Hexetidin (Hexoral®, Doreperol® N) dient in Gurgellösungen der Desinfektion von Mund und Rachen.

10.6.11   Octenidin

Das insbesondere gegen grampositive Bakterien wirksame Octenidin ist neben Isopropanol und n-Propanol Bestandteil von Neo-Kodan®.

11 Arzneimittel mit Wirkung auf die Haut

11.1 Aufbau und Funktion der Haut

Die Haut ist die äußere Oberfläche des Körpers. Sie dient ihm als:

- Schutz vor äußeren Schäden,
- Wärmeregulator durch Schweißsekretion sowie durch Eng- und Weitstellung der Blutgefäße,
- Sinnesorgan mit ihren Temperatur-, Druck- und Schmerzrezeptoren.

Anatomisch kann man die Haut in drei Schichten gliedern (Abb. 11.1): die Epidermis, die Dermis (Korium) und die Subkutis. Epidermis und Dermis werden zusammen auch als Kutis bezeichnet.

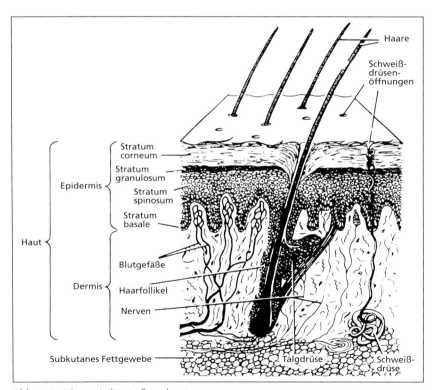

Abb. 11.1 Schematischer Aufbau der Haut

11.1.1 Epidermis

Die Epidermis (Oberhaut) ist die Hautoberfläche. Sie ist 0,5 bis 5 mm dick und ein verhornendes Plattenepithel. Die Epidermis produziert und trägt die undurchlässige Hornschicht (äußerste Grenzschicht der Haut). In der Oberhaut befinden sich die Pigmentzellen (Melanozyten), Immunzellen (Langerhans-Zellen) und Merkel-Zellen für den Tastsinn. Die Epidermis besteht aus mehreren Schichten:

■ **Stratum corneum**

   Das stratum corneum (Hornschicht) ist die äußere Schicht der Epidermis. Seine abgeflachten Zellen sind völlig verhornt und werden ständig in Form kleiner Schüppchen abgestoßen.

■ **Stratum lucidum**

   Die nächste Schicht heißt Stratum lucidum (Glanzschicht). Seine Zellen zeichnen sich durch ihre lichtbrechenden Eigenschaften aus.

■ **Stratum granulosum**

   Im Stratum granulosum (Körnerschicht) flachen die Zellen durch Wasserentzug ab und bilden das Keratin.

■ **Stratum spinosum**

   Im Stratum spinosum (Stachelzellschicht) findet eine Verfestigung des Zellverbandes durch stachelförmige Zellausläufer statt.

■ **Stratum basale**

   Das Stratum basale (Basalschicht oder Keimschicht) ist die innerste Schicht der Epidermis. Es sorgt durch ständige Zellteilung für die Erneuerung der Oberhaut. Die laufend neugebildeten Zellen schieben sich langsam Richtung Oberfläche vor, bis sie in der äußeren Schicht angekommen sind. Zwischen den Basalzellen liegen die Melanozyten, die das Hautpigment Melanin bilden, das für die genetisch bedingte Hautfarbe verantwortlich ist.

Die Epidermis ist gefäßlos und wird scharf durch die Basalschicht von der gefäßreichen Dermis (Abb. 11.1) abgetrennt.

11.1.2 Dermis

An die Basalschicht grenzt die Dermis (Lederhaut, Korium) an. Sie ist gut durchblutet und reich an Nervenfasern und Sinnesrezeptoren. Die Dermis besteht aus Bindegewebe, Kollagenfasern und elastischen Fasern, die der Haut ihre Elastizität verleihen. Eingelagert in die Dermis sind Talg- und Schweißdrüsen sowie Haarfollikel und Haaraufrichtmuskel. Bei der Überdehnung der Haut, z. B. der Bauchhaut während einer Schwangerschaft, können Risse im Gefüge der Dermis entstehen, die als helle Streifen (Striae) sichtbar werden.

11.1.3 Subkutis

Die Subkutis (Unterhaut) besteht aus Bindegewebe, in das Fettläppchen eingelagert sind. Diese dienen als Energiespeicher, Kälte- und Druckschutz.

11.1.4 Anhangsorgane der Haut

11.1.4.1 Schweißdrüsen

Schweißdrüsen sezernieren sauren Schweiß, der Wasser, Elektrolyte, Aminosäuren, Milchsäure, Harnstoff und andere Substanzen enthält. Die Schweißproduktion dient der Wärmeregulation des Körpers und hemmt durch Bildung eines „Säureschutzmantels" das Bakterienwachstum auf der Haut.

11.1.4.2 Talgdrüsen

Talgdrüsen liegen meist an den Haarbälgen und produzieren den fettreichen Talg, der Haare und Haut mit einer Schutzschicht überzieht. In der Nase, an den Lippen und im Genitalbereich gibt es auch nicht an Haare gebundene Talgdrüsen. Menschen mit Talg-überproduktion nennt man Seborrhoiker, solche mit zu geringer Talgproduktion Sebo-statiker.

11.1.4.3 Duftdrüsen

Die Duftdrüsen (apokrinen Drüsen) liegen in der Haut der Achselhöhle, des Augenlides, Nasenvorhofs, äußeren Gehörganges, Brustwarzenhofs sowie im Genitalbereich. Die Duftdrüsen produzieren ein fettiges, alkalisches Sekret. Bei Frauen existieren zyklusab-hängige Schwankungen der Sekretproduktion. Da im Bereich der Duftdrüsen der Säure-schutzmantel fehlt, werden diese nicht selten von Hautbakterien infiziert.

11.1.4.4 Haare und Nägel

Haare (Pili) und Nägel (Ungues) bestehen aus Horn. Die Haare können mit Hilfe von Mus-kelfasern unwillkürlich bewegt werden. Sie wachsen täglich etwa 0,4 mm.
Finger- und Zehennägel dienen zum Schutz und als Widerlager der Tastballen.

11.2 Erkrankungen der Haut

11.2.1 Allgemeines

Bei der Erhebung einer Krankheitsgeschichte (Anamnese) werden sehr häufig Hautver-änderungen registriert, die der Arzt in die Erhebung aufnimmt. Solche sichtbaren Haut-veränderungen, früher auch Hautblüten (Effloreszenzen) genannt, dienen dem Arzt dazu Hauterkrankungen (Dermatosen) oder andere Krankheiten zu diagnostizieren und der betroffenen Hautschicht zuzuordnen.
Man unterscheidet dabei die so genannten primären Effloreszenzen, die direkt auf der Haut entstehen und die sekundären, die oft Anzeichen einer fortgeschrittenen Erkran-kung sind.

11.2.1.1 Primäre Effloreszenzen

Makel (Macula) oder einfach auch Fleck: Gemeint sind damit Farbveränderungen der Haut, z. B. bei einer begrenzten Entzündung (Erythem), bei eingelagerten Pigmenten (Sommersprossen) oder aber eine fehlende Pigmentierung (Vitiligo).

Quaddel (Urtica), auch als Nessel bezeichnet, ist ein flüchtiges im Bereich der Dermis liegendes Ödem. Es ist zunächst eine weiße, später rote, unscharf begrenzte Schwellung durch Veränderung der Kapillarpermeabilität.

Knötchen (Papula), auch Papeln genannt, sind bis zu erbsengroße Verdickungen in der Leder- oder Unterhaut.

Blasen und Pusteln (Vesicula/Pustula) liegen meist in der Lederhaut und stellen mit Flüssigkeit gefüllte Bereiche dar, die über das Hautniveau herausragen. Die Pustel ist mit Eiter und Mikroorganismen gefüllt.

11.2.1.2 Sekundäre Effloreszenzen

Der oberflächlichste Defekt der Haut ist die Erosion (Abtragung). Bei einer Schürfwunde (Exkoration) sind schon die feinen Gefäße der Lederhaut beteiligt. Bei einem Geschwür (Ulkus) kommt es zu einer Beteiligung aller Hautschichten. Häufig greift ein Geschwür auch noch auf tiefer liegendes Gewebe über.

Über die Kruste (Krusta) heilt die Haut vollständig ab oder es bildet sich eine Narbe (Cicatrix). Eine übermäßige oder aber krankhafte Verhornung führt zur Schuppung (Squama = Schuppe).

Als Rhagade oder Schrunde bezeichnet man spaltförmige Einrisse der Haut infolge Überdehnung bei mangelnder Elastizität der Haut. Oft betroffen sind hiervon Mundwinkel, Lippen, Gelenkbeugen und Handinnenflächen.

Verschmälern sich die Hautschichten, spricht man von einer Atrophie (oft nach längerer Cortisontherapie).

11.2.2 Psoriasis

Die Psoriasis (Schuppenflechte) ist eine sehr häufige Hautkrankheit. Sie beginnt meist mit dem Auftreten roter Flecken, die mit silbrigen Schuppen bedeckt sind, sich vergrößern und zusammenfließen. Versucht man die Schuppen zu entfernen, tritt ein glänzendes oberes Häutchen zum Vorschein. Bei weiterem Kratzen treten einige Blutstropfen aus (blutiger Tau). Häufig betroffen sind Ellenbogen, Kniescheiben, der behaarte Kopf und Nägel. Zur Behandlung wird heute häufig die so genannte PUVA (Psoralen + UV-A)-Therapie durchgeführt. Psoralene sind photoaktive Cumarin-Derivate, die unter Lichteinfluss mit der DNA reagieren und dadurch zellteilungshemmend wirken. Therapeutisch verwendet wird *Meladinine®, das zwei Stunden vor einer Bestrahlung mit langwelligem UV-Licht (UV-A-Licht) oral eingenommen wird. Weiterhin werden bei Psoriasis Glucocorticoide (s. Kap. 9.6.1), Teerpräparate, Harnstoff und Dithranol (*Micanol®) eingesetzt. Ein neueres Glucocorticoid zur lokalen Anwendung bei Psoriasis sowie anderen entzündlichen und juckenden Hauterkrankungen ist Mometason (*Ecural®).

Ein neuerer Therapieeinsatz ist die lokale Anwendung von Vitamin-D_3-Derivaten. Bei leichten bis mittelschweren Erkrankungsfällen hofft man, mit diesen Substanzen eine Alternative zu den Glucocorticoiden zu haben. Zum Einsatz kommen Calcipotriol (*Psorcutan®, *Daivonex®) und Tacalcitol (*Curatoderm®). Weiterhin kommen Fumarsäureester (Dimethylfumarat, Ethylhydrogenfumarat) bei schweren Formen zum Einsatz. Handelspräparat ist das *Fumaderm®.

Zur symptomatischen systemischen Behandlung schwerster Psoriasisformen wurde das Retinoid (= Vitamin-A-Verwandter) Acitretin (*Neotigason®) zugelassen.

Neotigason wirkt teratogen und ist deshalb für Frauen im gebärfähigen Alter ungeeignet. Ansonsten muss eine langfristige Kontrazeption gesichert sein, die auch noch zwei Jahre nach dem Absetzen eingehalten werden muss.

Bei schwersten therapieresistenten Formen der Psoriasis wird das Immunsuppressivum Ciclosporin (*Sandimmun®), verabreicht.

11.2.3 Akne

Akne ist eine Talgsekretionsstörung, die meist vor dem 20. Lebensjahr, häufig mit der Pubertät, auftritt. Aber auch in allen anderen Lebensabschnitten ist eine Erkrankung möglich.

Das Krankheitsbild einer Akne kann von wenigen Komedonen (Mitessern) über Pusteln bis zu schwersten Hautveränderungen reichen (Ulzeration bis zum Abszess). Die häufigste Form ist die Acne vulgaris, die besonders an den Stellen auftritt, an denen sich viele Talgdrüsen befinden. Weiterhin unterscheidet man je nach der Ausprägung noch zwischen Acne comedonica, Acne papulo-pustulosa, Acne conglobata (schwerste Form), Acne mechanica, prämenstrueller Akne u.a.

Bei den verschiedenen Akneformen werden bestimmte Körperstellen bevorzugt befallen, wie Wange, Stirn, Rücken, Schultern, Brust etc. (Prädilektionsstellen der Akne).

Bestimmte Umstände (z.B. Ausdrücken der Pickel) können zu einer Exazerbation (Verschlimmerung, Wiederaufflackern) führen. Heilt eine Akne unbehandelt ab, kann es zu Keloiden (Narbengeschwulsten) kommen. Als Ursachen für eine Akne kommen folgende Faktoren in Frage:

- Vererbung,
- hormonelle Impulse (Pubertät),
- Talgüberproduktion (Seborrhoe),
- Verhornungsstörung der Innenseite von Talgfollikeln,
- Propionibakterien.

Die Propionibakterien sind dabei der entscheidende Faktor. Am Beginn steht immer eine verstärkte Bildung von Hornlamellen im Bereich der Talgdrüse. Dadurch verschließt sich die Talgdrüse nach und nach und behindert somit das Austreten des produzierten Talgs. Stets vorhandene Propionibakterien dringen in die Talgdrüse ein und vermehren sich unter Zersetzung des Talgs. Dabei bilden sich freie Fettsäuren, die eine Entzündung hervorrufen. Es entstehen eitrige Pusteln und Knoten, die das Bild der Akne ausmachen.

Bezüglich einer Akne existieren immer noch etliche Fehleinschätzungen.

Eine Diät ist ohne jeglichen Einfluss auf eine Akne. Verschiedene Völker, die sich sehr unterschiedlich ernähren, haben eine sehr ähnliche Talgstruktur. Es besteht also kein Zusammenhang zwischen dem Verzehr von Fett, Schokolade, Süßigkeiten etc. und dem Ausbruch einer Akne.

Außerdem braucht ein Mitesser mindestens zwei ganze Monate, um sich voll zu entwickeln und dann noch eine gewisse Zeit, um sich zu entzünden.

Akne ist nicht ansteckend.

Zwar sind an der Entstehung der Akne Bakterien beteiligt, aber diese Bakterien hat jeder Mensch auf seiner Haut, in seinen Poren. Die Akne bricht nur dann aus, wenn die oben erwähnten anderen Faktoren auch vorliegen.

Der Einfluss der Pille ist relativ gering, jedoch kann die Talgproduktion um 50 % abnehmen, was in den meisten Fällen zu einer Besserung der Akne führt.

Die psychische Verfassung von Akne-Patienten wird meist unterbewertet, da die Akne oft nur als Begleiterscheinung einer Entwicklungsperiode angesehen wird. Starke Formen belasten die Psyche des Patienten erheblich.

Der Patient kapselt sich ab und meidet soziale Kontakte aus Angst vor einer Abwertung. Stressoren können eine Akne verschlimmern.

Bei der Behandlung der Akne hat man drei Angriffspunkte:

- Verminderung der Talgproduktion,
- Verminderung der Propionibakterien,
- Normalisierung der Verhornung.

11.2.3.1 Lokale Aknetherapie

Im Vordergrund der einfachen Aknetherapie steht die Lokalbehandlung.

Benzoylperoxid (Aknefug-oxid mild®, PanOxyl®, Sanoxit®, Klinoxid®) wirkt bakterizid und komedolytisch. Neuerdings ist man zur Erkenntnis gekommen, dass ein nur kurzes Auftragen auf die Haut (ca. 20 Min.) ebenso effektiv ist wie das Auftragen über mehrere Stunden. Benzoylperoxid kann zu Hautirritationen führen. Die Behandlung sollte über einen längeren Zeitraum (drei Monate) durchgeführt werden. Benzoylperoxid kann, wenn es über Nacht aufgetragen wird, zudem noch die Wäsche bzw. Bettwäsche bleichen. Eine ganz ähnliche Wirkung weist die Azelainsäure (*Skinoren®) auf, eine gesättigte, aliphatische Dicarbonsäure.

Sie wirkt vor allem antihyperkeratotisch, also gegen die Komedonenbildung. Auch dieser Wirkstoff kann zu Hautirritationen, wie Rötung und Schuppung führen.

Das Tretinoin (Vitamin-A-Säure) wird zu einer so genannten Schälkur eingesetzt. Es entsteht ein sehr starkes Erythem (Hautrötung).

Wegen der starken Hautreaktion und der relativ langen Dauer der Anwendung über mehrere Monate fehlt häufig hier die Compliance (Non-Compliance). *Airol® und *Cordes VAS® sind gängige Fertigarzneimittel.

Ein Aknetherapeutikum zur topischen (nur auf der Hautoberfläche) Anwendung mit guter entzündungshemmender und komedolytischer Wirkung sowie besserer Verträglichkeit als Vitami-A-Säure ist das Adapalen (*Differin® Gel).

Zu beachten ist, dass Vitamin-A-Säure und Benzoylperoxid nicht gleichzeitig aufgetragen werden, sondern immer mit einem Abstand von mehreren Stunden.

Eine lokale antibiotische Therapie ist häufig erfolgreich bei einer nicht so ausgeprägten Akne. Hier kommt vor allem das Makrolid-Antibiotikum Erythromycin (*Aknemycin®, *Akne-Cordes®) zum Einsatz. Häufig wird es auch als Rezeptur verordnet. In Kombination mit Tretinoin ist das Präparat *Aknemycin plus® erhältlich.

Immer noch tauchen zur Aknebehandlung Rezepturen auf, die Chloramphenicol enthalten. In diesem Fall muss man Rücksprache mit dem Arzt halten, um abzuklären, ob das Risiko den Nutzen der Rezeptur übersteigt und über Bedenken bezüglich Chloramphenicol informieren, gegebenenfalls auch schriftlich.

11.2.3.2   Systemische Aknetherapie

Neben der lokalen Therapie spielt bei schwereren Akneformen auch die systemische Behandlung eine Rolle.

Eine antibiotische Behandlung wird meist mit dem Tetracyclin Minocyclin oder mit Makroliden behandelt. Die Therapie dauert mehrere Monate. Minocyclin (*Klinomycin®, *Skid®) wird hier häufig eingesetzt, meist in Kapselform und niedriger Dosierung (50 mg). Es kann zur Resistenzbildung kommen.

Die Angriff erfolgt direkt auf die Propionibakterien, die den Entzündungsprozess auslösen. Diese Therapieform ist in der Regel recht erfolgreich.

Isotretinoin wird nur bei den schwersten Akneformen oder bei großflächiger Ausdehnung verwendet. Durch Isotretinoin wird die Talgproduktion stark vermindert.

Dadurch kommt es zur Einengung des Lebensraumes der Bakterien und somit zur Unterbrechung des entzündlichen Prozesses. Die Therapiedauer beträgt zwischen 16 bis 32 Wochen. Bei zu kurzer Therapie muss mit Rezidiven (Rückfällen) gerechnet werden.

Der sebostatische Effekt hält auch noch nach dem Absetzen des Präparates an.

Wegen der schweren Nebenwirkungen und der Teratogenität darf die Therapie nur unter strenger ärztlicher Kontrolle durchgeführt werden. Für Frauen im gebärfähigen Alter besteht eine Kontraindikation. Ist eine Behandlung unerlässlich, muss eine Kontrazeption bei Frauen unbedingt durchgeführt werden – vier Wochen vor, während und vier Wochen nach der Therapie und länger. Es kann zum Anstieg der Blutfettwerte kommen Handelspräparat ist *Roaccutan® 10, 20. In Form von Creme ist *Isotrex® im Handel.

Bei einer Aknebehandlung gilt folgender Grundsatz: Mit Zunahme der Schwere der Akne nimmt die Bedeutung der Lokaltherapie ab.

11.2.3.3   Hautpflege bei Akne

Auch zur Hautpflege bei Akne stehen in der Apotheke verschiedene Präparate zur Verfügung. Morgens und abends sollte der störende Fettbelag mit alkalifreien Seifen oder Waschlotionen entfernt werden. Dermowas®, Eubos, Sebamed, alles synthetische Tenside, die zusätzlich den Säuremantel der Haut erhalten, können zur Reinigung benutzt werden. Pflegende und deckende Cremes werden von den Kosmetikfirmen Roche-Posay, Vichy u. a. angeboten.

11.2.4 Neurodermitis

Die Neurodermitis wird auch als atopische Dermatitis oder atopisches Ekzem bezeichnet. Unter Atopie versteht man dabei eine erbliche Erkrankung, die häufig mit Allergien verbunden ist.

Die Neurodermitis ist eine chronisch rezidivierende, also immer wieder auftretende Entzündung der Haut. Sie geht einher mit trockener Haut, starkem Juckreiz und Ekzemen. Die Ursachen der Erkrankung sind immer noch nicht ganz geklärt.

Die Erkrankung kann in jedem Lebensalter auftreten, schon beim Säugling als Milchschorf. Hierbei ist die Kopfhaut schuppig verkrustet, der Untergrund ist gerötet (ähnlich dem Aussehen verbrannter Milch).

Im Kinder- und Jugendalter steht vor allem der Befall der Ellbeugen, Kniekehlen, des Nackens, der Fußrücken und der Hände im Vordergrund. Der starke Juckreiz führt zum Kratzen, häufig bis zum Stadium des Blutens. Hier besteht die Gefahr der Superinfektion.

Im Erwachsenenalter kommt es neben den vorher genannten Symptomen oft zum Befall von Gesicht und größeren Körperflächen. Die Symptome sind dabei vielfältig, wie eingerissene Mundwinkel, trockene Lippen, Schrunden am Ohrläppchenansatz, doppelte Unterlidfalte, Furchungen der Haut, vor allem an der Hand und anderes mehr.

Begleiterkrankungen sind Nesselsucht, Heuschnupfen und Bronchialasthma.

Umweltfaktoren, wie kaltes Wetter, zu stark geheizte Innenräume, Waschmittel und Weichspüler, aber auch Nahrungsmittel, wie z. B. Nüsse, Milch und letztendlich psychische Belastungen, Stress, Überbelastung können das Krankheitsbild durchaus verschlechtern.

Eine deutliche Besserung der Erkrankung ist sehr oft bei einem Klimawechsel gegeben (Meer, Gebirgsklima).

Bei der Therapie stehen die Medikamente in vorderster Front, die den Juckreiz lindern. Neben der systemischen Therapie mit Antihistaminika wie Loratadin (Lisino®) und Dimetinden (Fenistil®) u. a. stehen zur weiteren systemischen Therapie noch Benzodiazepine, wie Oxazepam (*Adumbran®) zur Verfügung, um den Patienten im Bedarfsfall ruhig zu stellen.

Zusätzlich bildet die äußerliche Lokaltherapie einen weiteren Schwerpunkt bei der Behandlung, die in Abhängigkeit von der Symptomatik erfolgt.

Eingesetzt werden harnstoff- und wasserhaltige Salben und Cremes, die die Haut kühlen sollen. Dadurch wird der Juckreiz gelindert und die Haut wird durch Wassereinlagerung geschmeidiger, was Rhagaden vorbeugt (Basodexan®, Linola Urea®, Unguentum leniens DAB).

Cortisonhaltige Salben heilen wegen der starken antiphlogistischen Wirkung das Ekzem schnell ab, sollten wegen der Nebenwirkungen aber nicht über einen längeren Zeitraum gegeben werden. Besonders gilt das aber für die systemische Glucocorticoidtherapie.

In letzter Zeit werden von den Ärzten häufiger auch Nachtkerzensamenöl (Linola® Gamma) und ähnliche Präparate (Halicar®) erfolgreich eingesetzt.

Sollten sich zu den normalen Beschwerden noch Infektionen gesellen, setzt man auch antibiotikahaltige Cremes und Salben ein.

Daneben werden noch rückfettende Ölbäder (Balneum Hermal®), Schüttelmixturen, Rezepturen mit Ichthyol® und weiche Zinkpaste eingesetzt.

11.2.5   Furunkulose

Ein Furunkel ist eine Entzündung des Haarbalgs (Follikulitis) und des umliegenden Gewebes. Es handelt sich um eine Infektion durch Staphylokokken oder Streptokokken (s. Kap. 10.1.1). Wird ein Furunkel chronisch und kommt immer wieder, spricht man von einer Furunkulose, ist eine ganze Gruppe von Haarbälgen befallen, von einem Karbunkel. Allgemein heißen Hauterkrankungen, die durch Staphylokokken oder Streptokokken hervorgerufen werden, Pyodermien.

11.2.6   Pilzerkrankungen der Haut

Die wichtigsten Pilzerkrankungen der Haut (Dermatomykosen) sind Tinea pedis (Fußpilz) und Candidiasis (Soor, s. Kap. 10.2.1). Zur Behandlung werden Antimykotika verwandt.

11.2.7   Virus-Infektionen der Haut/Warzen

Die wichtigsten Virus-Infektionen der Haut sind die Warzen (s. Kap. 10.6.3) und die Herpes-Infektionen Herpes simplex und Herpes zoster (Gürtelrose, s. Kap. 10.5.1). Eine medikamentöse Behandlung von Virus-Infektionen ist derzeit nur bedingt möglich (s. Kap. 10.5.2). Ein Keratolytikum auf der Basis verschiedener Säuren (Salpetersäure 65 %, Eisessig, Oxalsäure, Milchsäure) ist unter dem Namen *Solco-Derman® im Handel. Ähnlich wirkende Präparate sind Clabin plus®, Verrucid® und *Verrumal®, das Fluorouracil enthält.

11.2.8   Hühneraugen

Hühneraugen entstehen durch den Druck zu enger Schuhe durch Hypertrophie der Epidermis. Sie werden mit Hühneraugenpflaser (Cornina®) oder mit keratolytischen Lösungen, die Salicylsäure oder Milchsäure enthalten, behandelt. Handelspräparate sind Collomack®, Clabin® N.

11.2.9   Sonnenbrand und Sonnenschutz

Wird die lichtungewohnte Haut über längere Zeit dem Sonnenlicht ausgesetzt, so entsteht ein Sonnenbrand (Erythema solare). Erytheme sind entzündliche Rötungen der Haut, die durch Histaminfreisetzung aus den lichtgeschädigten Mastzellen der Oberhaut ausgelöst werden. Sie heilen zwar ohne Narbenbildung ab, sind aber schmerzhaft und können, wenn sie ausgedehnte Hautbezirke umfassen, von Fieber und Schüttelfrost begleitet sein.

Mittel zur lokalen Sonnenbrandbehandlung enthalten Antihistaminika (Diphenhydramin, Dimetinden, Bamipin) oder es werden Wundheilsalben eingesetzt. Gele werden wegen des kühlenden Effekts bevorzugt (Fenistil Gel®, Soventol Gel®, Palacril Lotio®).

Geeignete Antipyretika sind Acetylsalicylsäure und Ibuprofen, in schweren Fällen auch Indometacin (∗Amuno®), die die Bildung von Prostaglandinen verhindern.

Sonnenschutzpräparate enthalten entweder physikalische Filter, die die Strahlen reflektieren oder chemische Filter, die die Strahlungsenergie absorbieren.

Es sollten bei den chemischen photostabile Filter verwendet werden, die sich unter UV-Licht nicht zersetzen.

Der UV-B-Bereich (280 bis 315 nm) ist für die langanhaltende Bräune verantwortlich, aber auch für die Verdickung der Hornschicht (Lichtschwiele) und die Auslösung von Hautkrebs bei zu starker Exposition. Die UV-A Strahlen (315 bis 400 nm) bewirken eine schnelle Bräunung, die jedoch rasch nachlässt. Zuviel UV-A lässt die Haut vorzeitig altern und ist für photoallergische Reaktionen (polymorphe Lichtdermatosen) verantwortlich. Der kurzwellige Bereich des UV-A-Bereichs kann auch Hautkrebs verursachen.

(Merke: UV-B = Bräune, UV-A = Alterung!)

Gute Sonnenschutzmittel sollten deshalb den UV-B- und den größten Teil des UV-A-Bereichs abdecken.

Auf allen Sonnenschutzpräparaten ist der Lichtschutzfaktor (LSF) deutlich sichtbar vermerkt.

Er wird ermittelt aus dem Verhältnis der minimalen Erythemdosis mit Schutz zur minimalen Erythemdosis ohne Schutz (s.o.).

$$\text{Lichtschutzfaktor LSF} = \frac{\text{MED mit Schutz}}{\text{MED ohne Schutz}}$$

Die minimale Erythemdosis (MED) bezeichnet die Sonnenbestrahlung, die genügt, um das erste Anzeichen von Sonnenbrand zu erzeugen.

Beispiel: Beträgt die minimale Erythemdosis einer ungeschützten Haut zehn Minuten und wird ein LSF von 20 verwendet, so errechnet sich daraus eine Zeit von 200 Minuten. Um jedoch chronische Hautschäden zu vermeiden, wird die errechnete Zeit nur zu 60 % ausgenutzt. Dadurch ist die Haut für zwei Stunden gegen ein Erythem geschützt.

Sonnenschutzmittel, die diese Forderungen erfüllen, werden in der Apotheke von den Firmen Roche-Posay, Vichy u.a. angeboten.

11.2.10 Juckende Dermatosen, Ekzeme

Im Bereich der Selbstmedikation wird in der Apotheke auch nach Mitteln zum äußeren Gebrauch bei entzündlichen, allergischen oder juckenden Dermatosen gefragt, wie akuten und chronischen Ekzemen, Reizzuständen der Haut wie allergischen Hautreaktionen (Kontaktdermatitis, Insektenstiche), leichten Verbrennungen und Verbrühungen (1. Grades).

In Frage kommen Wirkstoffe wie Polidocanol (Thesit®) oder Bufexamac (Parfenac®), ferner auch bestimmte topische Zubereitungen mit Hydrocortison oder Hydrocortisonacetat, soweit sie folgende Bedingungen erfüllen:

■ maximale Konzentration 0,25 %,   ■ nicht für Kinder unter sechs Jahren,
■ Packungsgröße max. 50 g.

Fertigarzneimittel wie Ebenol®, Soventol HC®, ratio Allerg® werden häufiger in Apotheken empfohlen.

12 Vitamine und andere essentielle Substanzen

Essentielle Substanzen sind Stoffe, die der Organismus zur Aufrechterhaltung seiner Funktionen unbedingt benötigt und die er nicht selbst durch Biosynthese herstellen kann. Essentielle Substanzen müssen daher mit der Nahrung aufgenommen werden. Hierzu gehören:

- Vitamine,
- essentielle Aminosäuren,
- essentielle Fettsäuren,
- Mineralstoffe und Spurenelemente.

12.1 Vitamine

Die Vitamine stellen eine sehr heterogene Stoffklasse dar. Nach ihrer Löslichkeit kann man sie einteilen in fett- und wasserlösliche Vitamine. Fettlöslich sind die Vitamine A, D, E und K, (Merke: EDeKA!), wasserlöslich sind Vitamin C und die Vitamine der B-Gruppe. Bei den fettlöslichen Vitaminen muss nach reichlicher Aufnahme mit Überdosierungserscheinungen (Hypervitaminosen) gerechnet werden, bei den wasserlöslichen Vitaminen ist dies in der Regel nicht zu befürchten, da der vom Organismus nicht benötigte Teil schnell über die Nieren ausgeschieden wird. Einzige Indikation für Vitamine als Arzneimittel ist Vitaminmangel, der heute bei einigermaßen ausgewogener Ernährung relativ selten ist. Er kann aber z. B. bei drastischen Abmagerungskuren und einseitiger Ernährung auftreten und stellt natürlich in allen Ländern mit Unterernährung ein großes Problem dar. In der Schwangerschaft, im Säuglingsalter und den Wachstumsjahren ist der Vitaminbedarf erhöht. Vitaminmangel tritt auch auf, wenn aus irgendwelchen Gründen die Vitaminresorption gestört ist (Gallengangverschluss, nach Durchfall oder nach längerer Anwendung von Breitband-Antibiotika).

Da zurzeit bei uns eine gewisse Vitamingläubigkeit besteht und darüber hinaus das Wort Vitamin gern mit dem aufwertenden Adjektiv „natürlich" angepriesen wird, muss noch einmal wiederholt werden, dass Vitamine nur bei Vitaminmangel eingesetzt werden sollen und sie keine darüber hinausgehenden roborisierenden (stärkenden) oder stimulierenden Eigenschaften besitzen. Vitaminmangel kann normalerweise rasch durch Umstellen der Ernährungsgewohnheiten behoben werden. Vitaminpräparate sollten daher in der Apotheke nicht als Arzneimittel empfohlen und mit nicht vertretbaren Indikationen versehen werden. Bei den fettlöslichen Vitaminen muss auch noch bedacht werden, dass bei Überdosierung unerwünschte Nebenwirkungen auftreten können. Über Vorkommen, Bedarf und physiologische Wirkung der Vitamine wird im Band 5 dieser Reihe berichtet. Hier soll nur die Verwendung der Vitamine als Arzneimittel betrachtet werden.

12.1.1 Fettlösliche Vitamine

12.1.1.1 Vitamin A

Bei Mangel an Vitamin A (Retinol) treten Sehstörungen auf, vor allem die Hell-Dunkel-Adaption ist gestört (Nachtblindheit, Blendempfindlichkeit). Es kann zur Verhornung der Augenbindehaut (Xerophthalmie) oder zur Trübung und zum geschwürigen Zerfall der Hornhaut kommen (Keratomalazie). Retinol (Oculotect Gel®) wird deshalb als unterstützendes Mittel bei diesen Indikationen gegeben. Außerdem können Hyperkeratosen auftreten, auch auf den Schleimhäuten.

Bei Überdosierung von Vitamin A kommt es zu Kopfschmerz und Übelkeit, Blutbildstörungen, Juckreiz sowie Schwellung des Periosts (Knochenhaut). Ob Vitamin-A-Präparate verschreibungspflichtig sind oder nicht, hängt von der Dosierung ab.

Ein Derivat des Vitamin A ist die Vitamin-A-Säure (Tretinoin). Sie wirkt keratolytisch und wird als *Airol® gegen Acne vulgaris eingesetzt.

Wegen der Gefahr von Missbildungen (teratogene Wirkung) dürfen Vitamin-A-Säure-Derivate nicht in der Schwangerschaft eingesetzt werden.

Auch für Vitamin-A-Zubereitungen zum Einsatz in der Tiermedizin gelten Einschränkungen. Wegen des potentiellen teratogenen Risikos tragen hochdosierte Produkte den Hinweis „Nicht zur Anwendung bei trächtigen Tieren". Bei Tieren, die der Gewinnung von Lebensmitteln dienen, ist nach Gabe einiger Vitamin-A-Produkte eine verlängerte Wartezeit zu beachten.

Meistens wird Vitamin A in Kombinationspräparaten eingesetzt.

12.1.1.2 Vitamin D

In der Vitamin-D-Gruppe unterscheidet man Vitamin D_2 (Ergocalciferol) und D_3 (Colecalciferol). Beim Erwachsenen reicht normalerweise die Eigenproduktion an Vitamin D aus, ein Mangel tritt vor allem im Säuglings- und Kleinkindalter auf. Krankheitsbild ist die Rachitis mit Knochenweichheit, Wirbelsäulenverbiegungen, Glockenbrust und X- oder O-Beinen. Bei starkem Calcium-Mangel treten tetanische Krämpfe auf (s. Kap. 9.4). Zur Rachitisprophylaxe sollten Säuglinge und Kleinkinder täglich 1000 bis 2000 internationale Einheiten Vitamin D_3 (0,025 bis 0,5 mg) einnehmen. Handelspräparat ist Vigantoletten®. Von der so genannten Stoßprophylaxe (dreimal 200 000 I.E. alle drei Monate) sollte nur in Ausnahmefällen, z. B. bei Unzuverlässigkeit der Eltern, Gebrauch gemacht werden. Manche Vitamin-D-Präparate sind mit Natriumfluorid zur Kariesprophylaxe kombiniert (Fluor-Vigantoletten®, D-Fluoretten®). Bei der Abgabe von Vitamin-D-Präparaten sollte in der Apotheke darauf hingewiesen werden, dass sie nicht in der Milchflasche angeboten werden dürfen. Die Tabletten lösen sich schlecht und werden nur grob suspendiert, sodass sie den Sauger nicht passieren.

Bei Überdosierung kommt es zur Hypercalcämie mit der Gefahr der Ablagerung von Calciumsalzen, vor allem in den Nierentubuli.

Die eigentliche Wirkform des Vitamin D ist das Dihydroxycolecalciferol. Das in der Haut gebildete Colecalciferol wird einmal in der Leber und dann in der Niere ein zweites Mal hydroxyliert. Diese aktivierte Form bewirkt dann die Synthese eines Calcium-bindenden

Proteins, das die Resorption von Calcium aus dem Darm erleichtert und fördert. Da das Dihydroxycolecalciferol des Erwachsenen im eigenen Organismus gebildet wird, ist es mehr als Hormon denn als Vitamin anzusehen.

12.1.1.3 Vitamin E (Tocopherol)

Vitamin E ist für zahlreiche Säugetiere essentiell. Durch Gallesekretionsstörungen kann ein Vitamin-E-Mangel durchaus auftreten, jedoch sind beim Menschen Symptome des Vitamin-E-Mangels nicht bekannt. Gleichwohl wird Vitamin-E-Mangel in den letzten Jahren häufiger in den Zusammenhang mit Auftreten von Atherosklerose und damit verbundenen Durchblutungsstörungen, koronaren Herzerkrankungen, Arthritis und sogar Entstehung von Tumoren gebracht.

Dies ist z.T. nachzuvollziehen, wenn man bedenkt, dass Vitamin E im Organismus als Radikalfänger dient („freie" Radikale sind aggressive Moleküle, sog. reaktive Sauerstoffspezies, die bei vielen krankmachenden Prozessen innerhalb des Körpers eine Rolle spielen). Zudem lagert sich Vitamin E in die LDL-Lipoproteine ein und schützt diese vor einer oxidativen Zerstörung. Ferner hemmt es – ähnlich wie Vitamin C – die Nitrosaminbildung.

Die Meinungen über Vitamin E gehen auch heute noch weit auseinander, jedoch scheint es belegt zu sein, dass Erfolge bei Arthritis und bei der Vorbeugung koronarer Herzerkrankungen als gesichert angesehen werden können, obwohl neueste Berichte auch dieses wieder verneinen.

In den Apotheken herrscht bei vielen Vitamin-E-Präparaten ein recht hohes Preisgefälle. Das ergibt sich daraus, dass einige Präparate das natürliche Vitamin E enthalten, das RRR-α-Tocopherol und einige das künstliche, meist als Salz vorliegende Präparat, das α-Tocopherolacetat. Dazu muss man wissen, dass von dem Salz die doppelte Dosis erforderlich ist, um den gleichen Effekt zu erzielen wie bei dem natürlichen Vitamin E, wodurch sich der Preisvorteil weitgehend aufhebt. Der Apothekenkunde ist dahingehend zu beraten.

Präparate:

Malton E® (RRR-α-Tocopherol)

Optovit/forte/fortissimum® (RRR-α-Tocopherol)

Togasan Vitamin E 600® (RRR-α-Tocopherol)

Eusovit 300® nat. (RRR-α-Tocopherolacetat)

12.1.1.4 Vitamin K

Die Vitamine der K-Gruppe wirken auf die Blutgerinnung ein (s. Kap. 6.3.2). Die Hauptmenge wird mit der Nahrung zugeführt. Einen geringen Teil Vitamin K produzieren die Darmbakterien. Vitamin-K-Mangel äußert sich in gestörter Blutgerinnung. Vitamin K wird therapeutisch eingesetzt bei Überdosierung von Antikoagulantien (s. Kap. 6.3.3). Die Vitamin-K-Prophylaxe für Neugeborene erfolgt z.T. bereits durch Gabe an die Schwangere vor der Entbindung. Ein Handelspräparat ist Konakion® N.

12.1.2 Wasserlösliche Vitamine

12.1.2.1 Vitamin B₁, Thiamin (Aneurin)

Bei Mangel an Vitamin B_1 (Beri-Beri-Krankheit) kommt es zur Polyneuritis, Muskelschwäche, Appetitlosigkeit und verminderter geistiger und körperlicher Leistungsfähigkeit. Zur Substitutionstherapie dient das Präparat Betabion®. Vitamin B_1 (Aneurin) wird weiterhin in hohen Dosen (600 mg/Tag) zur Vorbeugung gegen Mückenstiche verwendet, da nach Aufnahme solch großer Mengen die Ausdünstungen der Haut den Geruch von Aneurin annehmen und die Mücken vertreiben.

12.1.2.2 Vitamin B₂

Bei Mangel an Vitamin B_2 (Riboflavin) treten Dermatitis, Mundwinkelrhagaden und Konjunktivitis auf; Handelspräparat:
Vitamin B_2 Jenapharm®.

12.1.2.3 Vitamin B₆

Unter der Bezeichnung Vitamin B_6 werden die Stoffe Pyridoxol, Pyridoxal und Pyridoxamin zusammengefasst. Bei Mangel treten Neuritis, Anämie und bei Säuglingen epileptische Krämpfe auf. Handelspräparate mit Vitamin B_6 sind B_6-Vicotrat®, Hexobion®. Es wird in hohen Dosen auch als Antiemetikum gebraucht.
Das Vitamin-B_6-Derivat Pyritinol (Encephabol®) wird mit der Indikation „bei zerebralen Entwicklungsstörungen" angeboten (s. Kap. 7.7.3).

12.1.2.4 Vitamin B₁₂

Vitamin B_{12} (Cyanocobalamin) kann nur in Anwesenheit eines von der Magenschleimhaut produzierten intrinsischen Faktors resorbiert werden (s. Kap. 2.1.3). Vitamin-B_{12}-Mangel bewirkt perniziöse Anämie (s. Kap. 6.4.2). Ein Handelspräparat ist Cytobion® 1000 µg. Bei nachgewiesener Vitamin-B_{12}-Resorptionsstörung erfolgt bei der perniziösen Anämie lebenslange Erhaltungsdosis mit 1 Ampulle Cytobion 1000 µg einmal pro Monat.

12.1.2.5 Vitamin B₁₅

Vitamin B_{15} (Pangamsäure) und das Spaltprodukt Diisopropylamindichloracetat (Revicain®) werden in den letzten Jahren mit den verschiedensten Indikationen angeboten. Bei der Pangamsäure ist weder die Vitamineigenschaft noch ihre pharmakologische Wirksamkeit abgesichert.

12.1.2.6 Nicotinamid

Nicotinsäureamid (Nicotinamid, Niacin) wird zur Vitamin-B-Gruppe gerechnet, ebenso wie Pantothensäure, Biotin und Folsäure. Bei Mangel (z. B. durch einseitige Ernährung mit Mais) tritt Pellagra auf, eine Krankheit, die gekennzeichnet ist durch Dermatitis, Diarrhoe und Demenz (Drei-D-Krankheit). Andere Symptome sind Schwindel, Appetitlosigkeit und Depression. Ein Handelspräparat ist Nicobion®.

12.1.2.7   Pantothensäure (Vitamin B$_5$)

Pantothensäure ist Bestandteil des Coenzym A, das Acetylgruppen überträgt. Beim Menschen sind Mangelzustände sehr selten, Symptome sind Müdigkeit sowie Katarrhe der oberen Luftwege. Größere Bedeutung haben die Alkohole Panthenol und Dexpanthenol. Dexpanthenol (Bepanthen®) wird zur Förderung der Epithelisierung bei Wunden oder bei oberflächlichen Hornhautverletzungen am Auge (Corneregel®) eingesetzt, neuerdings auch zur Abheilung von Läsionen (Schädigungen) und bei trockener Nasenschleimhaut (Nasicur® Spray).

12.1.2.8   Biotin

Biotin-Hypovitaminosen treten beim Menschen sehr selten auf, da Biotin auch durch Darmbakterien gebildet wird. Biotin kann jedoch erfolgreich bei Schäden an Haut, Haaren und Nägeln (erhöhte Brüchigkeit) eingesetzt werden. Handelspräparate sind Bio-H-tin® und Gabunat®.

12.1.2.9   Folsäure

Ein Mangel an Folsäure führt zur makrozytären Anämie (s. Kap. 6.4.3). Ein Folsäure-Präparat ist Folsan®. Folsäure-Hypovitaminosen treten auf bei Verdauungsstörungen, nach längerem Gebrauch von oralen Kontrazeptiva oder Methotrexat (s. Kap. 13.3).

In der Schwangerschaft wird Folsäure in Tagesdosen von 0,4 bis 0,8 mg gegeben, um sog. Neuralrohrdefekten vorzubeugen. Als Neuralrohr bezeichnet man eine frühe Entwicklungsstufe von Gehirn und Rückenmark.

12.1.2.10   Vitamin C

Vitamin C (Ascorbinsäure) unterscheidet sich von den anderen Vitaminen durch einen relativ hohen Tagesbedarf von etwa 100 mg. Die Mangelerkrankung heißt Skorbut. Sie ist gekennzeichnet durch Zahnfleischbluten und Zahnausfall, weiterhin Müdigkeit und Muskelschwäche. Die Infektanfälligkeit ist erhöht. Bekannte Vitamin-C-Präparate sind Cebion® und Cetebe®. Auch wird zunehmend in Apotheken reines Vitamin C in Pulverform verlangt. Höhere Dosen als 300 mg sind selbst bei erhöhtem Bedarf in Schwangerschaft und Stillzeit, schwerer körperlicher Arbeit und bei Infektionskrankheiten sinnlos, der Überschuss wird rasch ausgeschieden. Bei zu hoher Vitamin-C-Aufnahme ist das Nierensteinrisiko erhöht, da Ascorbinsäure zu Oxalat metabolisiert werden kann (s. Kap. 8.4.2). Bei gesunder, d.h. abwechslungsreicher Kost, ist in der Regel der Vitamin-C-Bedarf ausreichend gedeckt. Empfehlungen zur Vitamin C-Substitution sind in den Wintermonaten sinnvoll.

12.1.3 Kombinationspräparate

In der Apotheke existiert mittlerweile eine ganze Reihe von Kombinationspräparaten. Sie werden entsprechend in den Medien beworben. So gibt es Rauchervitamine, Vitamine für Kinder, die Gruppe der über 40 und 50 Jahre alten Kunden, zum Teil noch unterschieden nach Männern und Frauen. Dahinter steckt natürlich auch ein Marketingkonzept, das diese Zielgruppen bewusst ansprechen soll. Größeren Sinn ergibt das nicht.

Zweifellos ist zu beobachten, dass sich das Essverhalten der Bevölkerung in den letzten Jahrzehnten auffallend geändert hat. Man spricht heute nicht umsonst von der Fastfood- Generation. Die gesamte Bevölkerung ist weiterhin durch hyperkalorische Ernährung im Durchschnitt zu dick und Essen ist mittlerweile in vielen Fällen zur Nahrungsaufnahme zwischendurch degradiert worden.

Da ist es nicht verwunderlich, dass viele Kunden das Gefühl haben, sich nicht gesund zu ernähren und so auf Vitamine zurückgreifen, um diese Ernährungsfehler auszugleichen. Zudem tauchen, auch in wissenschaftlichen Berichten, immer wieder Hinweise und Belege auf, die den Nutzen der Vitamine in der Präventivmedizin darlegen.

So ist die antioxidative Wirkung der Vitamine A, C und E inzwischen belegt. Mit diesen Vitaminen kann man vielen Zivilisationskrankheiten (u. a. Krebs, Herz-Kreislauf-Erkrankungen Atheosklerose, Arthritis) unter Umständen vorbeugen.

Gründe, Vitamine einzunehmen gibt es also viele. Der Hauptgrund ist immer noch der Vitaminmangel, z. B. nach schweren Erkrankungen oder bei Fastenkuren. Ein erhöhter Vitaminbedarf besteht außerdem bei Alkoholikern, Schwangeren und Stillenden, bei Kindern und Jugendlichen in der Wachstumsphase und Menschen, die Medikamente einnehmen, die den Vitaminhaushalt stören.

Das Vitaminangebot in der Apotheke gestaltet sich relativ unübersichtlich. Neben Multivitaminpräparaten, die als Nahrungsergänzungsmittel verkauft werden, gibt es eine Reihe von Arzneimitteln, die dieses Angebot komplettieren. Viele dieser Arzneimittel enthalten neben den Vitaminen auch noch Mineralstoffe und Spurenelemente.

Die Vergleichbarkeit der einzelnen Präparate untereinander wird oft durch die unterschiedlichen Angaben der einzelnen Vitamine in µg oder I.E erheblich erschwert. Auch verwirren die unterschiedlichen Bezeichnungen der Vitamine den Kunden zusätzlich, ganz abgesehen von der Kenntnis über die täglich erforderlichen Mindestmengen an Vitaminen, die z. T. schon durch die Nahrungszufuhr gedeckt werden.

Hier ist das Apothekenpersonal mit seiner Beratungskompetenz verstärkt gefordert. Tabelle 12.1 gibt eine Übersicht über die geforderten Mengen an Vitaminen der DGE (Deutschland), der RDA (USA), sowie zweier bekannter Wissenschaftler, die deutlich höher ausfallen.

Nachfolgend sind einige Multivitaminpräparate aufgeführt, die verstärkt in der Apotheke verlangt werden.

Multibionta forte®

Eunova®, -forte®

Polybion forte®

Tab. 12.1 Übersicht über die empfohlene tägliche Aufnahme an Vitamine

	DGE	RDA	Wissenschaftler Allen/ Harrell	Leibo- witz	
Vitamin A	5000 I.E.	5000 I.E.	15 000 I.E.	20 000 I.E.	1 mg RÄ = 3300 I.E.
Vitamin B$_1$	1,5 mg	1,5 mg	300 mg	100 mg	
Vitamin B$_2$	1,7 mg	1,7 mg	200 mg	100 mg	
Vitamin B$_3$(Niacin)	18 mg	18 mg	750 mg	300 mg	
Vitamin B$_5$	6 mg	6 mg	500 mg	200 mg	
Vitamin B$_6$	2 mg	2,2 mg	350 mg	100 mg	
Vitamin B$_{12}$	3 μg	3 μg	1000 μg	100 μg	
Folsäure	400 μg	400 μg	400 μg	400 μg	
Vitamin C	100 mg	60 mg	1500 mg	2500 mg	
Vitamin D	400 I.E.	400 I.E.	300 I.E.	800 I.E.	5 μg 200 I.E.
Vitamin E	22,5 I.E.	10 I.E.	600 I.E.	300 I.E.	0,67 mg Tocopherol = 1 I.E

I.E. = Internationale Einheiten, mg = Milligramm, μg = Mikrogramm, RÄ = Retinoäquivalent, Tocopherol = R,R,R,-α-Tocopherol, DGE = Deutsche Gesellschaft für Ernährung, RDA = Recommended Dietory Allowances (Empfohlene tägliche Zufuhr)

9 Vitaminekomplex ratiopharm®
Sandoz Synergy Frauen 25 +®, -Frauen 45 +®
Centrum®, -Junior®, -Generation 50 +®.

12.2 Essentielle Aminosäuren

Einige Aminosäuren können vom Organismus nicht biosynthetisiert werden und müssen daher mit der Nahrung aufgenommen werden. Hierzu gehören:

▨ aromatische Aminosäuren (Phenylalanin, Tryptophan),
▨ verzweigte Aminosäuren (Valin, Leucin, Isoleucin),
▨ Lysin,
▨ Methionin,
▨ Threonin.

Die aromatische Aminosäure Tyrosin ist nicht essentiell, da sie durch Hydroxylierung von Phenylalanin gebildet werden kann (Abb. 12.1).
Ein Mangel des Enzyms, das diese Reaktion katalysiert, führt zur Phenylketonurie, einer vererbbaren Krankheit, die ohne diätetische Maßnahmen zum Schwachsinn führt. Mit einem Routinetest kann nach der Geburt dieser Enzymdefekt leicht erkannt werden.
Essentielle Aminosäuren sind Bestandteil von Infusionslösungen zur parenteralen Ernährung.

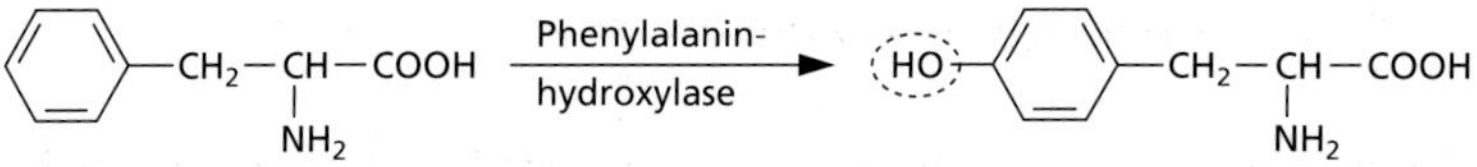

Phenylalanin Tyrosin

Abb. 12.1 Tyrosin kann aus Phenylalanin gebildet werden

12.3 Essentielle Fettsäuren

Bei den essentiellen Fettsäuren handelt es sich um ungesättigte Fettsäuren, die der menschliche Körper selbst nicht produzieren kann. Es sind dies vor allen Dingen die Omega-6- und die Omega-3-Fettsäuren.

Omega 6-Fettsäuren (z. B. γ-Linolensäure) kommen bevorzugt in pflanzlichen Ölen vor (Weizenkeimöl, Leinöl). In letzter Zeit hat das Nachtkerzenöl (Oleum Oenotherae), das reich an Omega-6-Fettsäuren ist, seinen Therapieplatz in der Apotheke gefunden, besonders bei Neurodermitis (atopisches Ekzem).

Dies ist verständlich, da bei Neurodermitikern infolge eines Defekts der γ-Linolensäuregehalt des Serums stark vermindert ist.

Bei längerer Anwendung vermindert der Wirkstoff den mit der Erkrankung verbundenen Juckreiz.

Handelspräparate dazu sind das Epogam® und das Gammacur®, die in Kapselform angeboten werden.

Auch werden Zubereitungen (Rezepturen) mit Nachtkerzenöl oder der γ-Linolensäure zur allgemeinen Hautpflege oder auch bei Hauterkrankungen durch den Arzt verordnet. Arzneimittel sind Linola Gamma® Creme und Linola Fett®.

$$H_3C{-}(CH_2)_4{-}CH{=}CH{-}CH_2{-}CH{=}CH{-}(CH_2)_7{-}COOH$$

Linolsäure

$$H_3C{-}CH_2{-}CH{=}CH{-}CH_2{-}CH{=}CH{-}CH_2{-}CH{=}CH{-}(CH_2)_7{-}COOH$$

Linolensäure

Zu den Omega-3-Fettsäuren gehört auch die Eikosapentaensäure, die vermehrt in Fischölen vorkommt. Da die Eikosapentaensäure eine Vorstufe der Prostacycline ist, die letztendlich die Thrombozytenaggregation hemmen, senken sie das atherogene Risiko. Zudem senken sie die Triglyceridwerte und verbessern die Fließeigenschaften des Blutes. Auch wird eine Eignung zur Behandlung des rheumatischen Formenkreises diskutiert. Ameu® und Eicosapen® sind gängige Präparate.

12.4   Mineralstoffe und Spurenelemente

Mineralstoffe und Spurenelemente werden nach der Menge unterschieden wie sie im menschlichen Körper vorkommen. Spurenelemente machen dabei weniger als 0,01 % der Körpermasse aus. Die Mineralstoffe, die in größerer Menge vorkommen, werden deshalb auch als Mengenelemente bezeichnet. Zu den Mengenelementen gehören Magnesium, Natrium, Kalium, Calcium und Schwefel. Zu deren Begleit-Anionen zählen Chlorid, Sulfat und Phosphat.

Das Eisen nimmt zwischen den beiden Gruppen eine Zwischenstellung ein.

Zu den Spurenelementen, die essentiell sind, gehören Chrom, Zink, Kupfer, Mangan, Selen, Molybdän, Iod und Fluor.

Sowohl Mineralstoffe als auch Spurenelement steuern z. T. zentrale Lebensvorgänge. So sind Natrium und Kalium zur Aufrechterhaltung des osmotischen Drucks und vielem mehr erforderlich. Calcium spielt eine Rolle bei der Erregungsübertragung in den Muskeln. Magnesium aktiviert viele Enzyme, besonders solche zum Proteinaufbau. Magnesiummangel führt zu Muskelkrämpfen und Rhythmusstörungen des Herzens. Eisen ist für Hämoglobin- und Myoglobinsynthese (roter Muskelfarbstoff) erforderlich, Iod für die Arbeit der Schilddrüse. Weiterhin sind Enzyme auf die Anwesenheit von Spurenelementen angewiesen. Näheres wird dazu in der Ernährungslehre besprochen.

13 Arzneimittel zur Behandlung maligner Tumoren

Aus bisher immer noch nicht umfassend geklärten Gründen können Zellen entarten. Sie geben ihre Differenzierung im Organismus auf und beginnen autonom und unkontrolliert zu wachsen. Auslöser dieser Veränderung können u. a. bestimmte Chemikalien (Karzinogene), Strahlenreize, Viren und bisher noch unbekannte Ursachen sein. Es kommt zur Wucherung. Diese Wucherung ist im Fall der Krebserkrankungen bösartig (maligne), da sie sich nicht den Funktionen des Organismus unterordnet. Kennzeichen der Malignität eines Tumors sind:

▪ Infiltrierendes Wachstum. Der Tumor hält sich nicht an die Gewebegrenzen, er bricht in benachbarte Organe und Gefäße ein.

▪ Destruierendes Wachstum. Durch das Tumorwachstum wird das gesunde Gewebe zerstört und funktionsuntüchtig.

▪ Metastasierendes Wachstum. Vom Tumor können sich Zellen ablösen und an anderer Stelle im Organismus Tochtergeschwülste ausbilden.

Tritt der Tumor im Epithelgewebe (Haut, Speiseröhre, Bronchien, Magen, Darm, Gebärmutter) auf, spricht man von Karzinomen, Tumore im Mesenchym (Muskulatur, Bindegewebe, Lymphgewebe) nennt man Sarkome. Sind die blutbildenden Gewebe vom Krebs betroffen, z. B. bei Leukämie, spricht man von Hämoblastose.

Bei der Behandlung von malignen Tumoren steht die frühzeitige operative Entfernung des Tumors oder seine Zerstörung mit Hilfe von Strahlentherapie, soweit möglich, an erster Stelle. Die medikamentöse Behandlung maligner Tumoren ist nur sehr bedingt möglich. Da es sich bei den Tumorzellen um körpereigene Zellen handelt, ist es sehr schwierig, mit chemotherapeutischen Maßnahmen selektiv die Tumorzellen zu schädigen, die gesunden Zellen aber unversehrt zu lassen. Deshalb sind grundsätzlich bei der Therapie mit solchen Mitteln (Zytostatika) Nebenwirkungen sehr stark ausgeprägt zu erwarten. Zytostatika sind nur dann indiziert, wenn mit anderen Maßnahmen wie einer Operation oder Bestrahlung kein Erfolg zu erwarten ist.

Krebs stellt trotz intensivster Forschung immer noch eines der größeren Probleme der Medizin und Pharmazie dar. Wegen der höheren Lebenserwartung u. a. durch die Besiegung der Infektionskrankheiten sind davon heute mehr Menschen betroffen als in der Vergangenheit. Bei der Abgabe von Zytostatika in der Apotheke sollte im Gespräch besondere Aufmerksamkeit und Mühe aufgebracht werden, um auf die jeweilige individuelle Art des Patienten, mit seiner Krankheit zu leben und fertig zu werden, einzugehen.

Zytostatika schädigen neben den Tumorzellen vor allem die Zellen des Organismus, die eine hohe Zellteilungsrate aufweisen, die Zellen des Knochenmarks, der Keimdrüsen, der

Darmschleimhaut und der haarbildenden Zellen. Folgende Nebenwirkungen sind daher bei fast allen Zytostatika zu erwarten: Leukopenie, Haarausfall, Hemmung der Spermatogenese sowie Übelkeit, Erbrechen, Fieber und die Induktion eines neuen Karzinoms. Absolute Kontraindikation für alle Zytostatika ist Schwangerschaft.

13.1 Mitosehemmstoffe

Viele Mitosehemmstoffe lassen sich auf Alkaloide zurückführen.
Colchicin verhindert die Ausbildung der Teilungsspindel hat aber eine zu geringe therapeutische Breite.
Podophyllum-Inhaltsstoffe, die partialsynthetisch abgewandelt sind, sind besser verträglich und werden bei Blasenkarzinom und Leukämie eingesetzt.
Die Vinca-Alkaloide und -Derivate Vinblastin (*Velbe®), Vincristin (*Vincristin Bristol®, -medac®) und Vinorelbin (*Navelbine®) werden bei Lymphknotensarkom (Morbus Hodgkin), Leukämie und Bronchialkarzinom angewendet.
Zwei u. a. zur Behandlung des metastasierenden Ovarialkarzinoms bzw. Mammakarzinoms zugelassene mitosehemmende Zytostatika aus der Gruppe der Taxane sind Paclitaxel (*Taxol®) und Docetaxel (*Taxotere®). Bei den in Eibennadeln (*Taxus baccata*) entdeckten Naturstoffen handelt es sich nicht um Alkaloide, sondern um zyklische Diterpene.

13.2 Alkylierende Zytostatika

Alkylierende Zytostatika alkylieren die Nukleinsäuren. Besitzen sie zwei alkylierende Gruppen, führen sie zusätzlich zur Vernetzung (cross linking). Das Genom der Zelle wird dadurch massiv verändert, in der Regel stirbt die Zelle. Sie kann aber durch die genetische Veränderung auch entarten, sodass diesem Arzneimittel gegen Krebs eine eigene karzinogene Wirkung zukommt. Die Präparate dieser Gruppe werden gegen Leukämie, Tumoren des Lymphsystems (Morbus Hodgkin), Ovarial-, Mamma- und Bronchialkarzinom sowie zur Rezidivprophylaxe nach Operationen eingesetzt. In die Gruppe der alkylierenden Zytostatika im engeren Sinne gehören:
Cyclophosphamid   (*Endoxan®)
Chlorambucil   (*Leukeran®)
Melphalan   (*Alkeran®)
Ifosfamid   (*Holoxan®)
Trofosfamid   (*Ixoten®)
sowie im weiteren Sinne die Platin-Komplexe (s. Kap. 13.6).

13.3 Antimetaboliten

Antimetaboliten verdrängen kompetitiv die natürlichen Metaboliten und hemmen so den Stoffwechsel. Da diese Maßnahme sehr unspezifisch ist, sind auch hier die Nebenwirkungen stark ausgeprägt, gesunde Zellen werden in hohem Maße mitbetroffen.

Als Antimetaboliten werden derzeit entweder Folsäure-Antagonisten wie Methotrexat (*MTX Hexal®, *Methotrexat medac®) oder Antagonisten von Purin- und Pyrimidin-Basen eingesetzt, z. B. 6-Mercaptopurin (*Puri-Nethol®), Fluorouracil (*Efudix®) oder Cytarabin (*Alexan®). Einsatzgebiete sind Leukämie und Chorionkarzinom (Wucherung fetaler Zellen im mütterlichen Organismus). Fluorouracil wird auch bei soliden Tumoren gegeben und topisch bei Krebserkrankungen der Haut eingesetzt.

Der Wirkstoff Gemcitabin (*Gemzar®), ein Nucleosid-Analogon, das durch gezielten Einbau fehlerhafter Basen zum Abbruch der DNS-Synthese führt, wurde für die Behandlung des Pankreas- und Bronchialkarzinoms zugelassen.

Pentostatin (*Nipent®) ist ein Antimetabolit, der das Enzym Adenosindesaminase im Purinstoffwechsel hemmt. Zugelassene Indikation ist die Monotherapie einer Haarzell-Leukämie bei erwachsenen Patienten.

13.4   Hormone

Tumore in Prostata, Mamma und Uterus wachsen häufig hormonabhängig und können beispielsweise durch die Gabe gegengeschlechtlicher Hormone im Wachstum gehemmt werden. So werden beim inoperablen Mammakarzinom Antiestrogene wie Tamoxifen (*Nolvadex®, *Tamoxifen-ratiopharm®, *Tamoxifen Hexal®, *Tamokadin®) eingesetzt. Hauptindikation der Gonadorelinanaloga ist die hormonsuppressive Therapie des Prostatakarzinoms, durch die der Testosteronspiegel im Plasma auf Kastrationsniveau gesenkt wird. Außerdem werden sie zur endokrinen Therapie des fortgeschrittenen Mammakarzinoms bei prämenopausalen Patientinnen eingesetzt. Häufig verordnete Präparate sind Goserelin (*Zoladex®), Leuprorelin (*Trenantone®, *Enantone®) und Buserelin (*Profact®).

Bei inoperablem Prostatakarzinom können Estrogene wie Diethylstilbestroldiphosphat (Fosfestrol, *Honvan®) oder die Antiandrogene Cyproteronacetat (*Androcur®), Flutamid (*Fugerel®) oder Bicalutamid (*Casodex®), in der Regel in Kombination mit einer bilateralen Orchiektomie (operative Entfernung beider Hoden), eingesetzt werden.

Glucocorticoide werden zur Unterstützung in Kombination mit Antimetaboliten zur Behandlung der Leukämie verwendet.

Bei Patienten mit endokrin aktiven Tumoren des Magen-Darm-Trakts kommt Octreotid (*Sandostatin®), ein synthetisches Somatostatin-Analogon, zum Einsatz. Es hemmt die Sekretion verschiedener Peptidhormone (z. B. Insulin, Glucagon, Pepsin, Gastrin) sowie des Wachstumshormons.

13.5   Antibiotika

Die Antibiotika Doxorubicin (Adriamycin, *Adriblastin®), Daunorubicin (*Daunoblastin®), Idarubicin (*Zavedos®), Dactinomycin (*Lyovac-Cosmegen®) lagern sich wegen ihrer scheibenförmigen chemischen Strukturen in die DNA ein (Interkalation). Der Einsatz dieser im Prinzip gut wirksamen Substanzen ist durch die ausgeprägten Nebenwirkungen nur begrenzt möglich.

Das tricyclische Mitoxantron (*Novantron®) wird u. a. bei Mammakarzinom, Leukämien und Lymphomen eingesetzt.

13.6 Platinverbindungen

Cisplatin (*Platinex®) vernetzt ähnlich wie die bifunktionellen alkylierenden Zytostatika die DNA. Es wird bei Hodenkarzinom, Ovarialkarzinom, Blasenkarzinom sowie Bronchialkarzinom eingesetzt. Als Nebenwirkungen können schwere Nierenschäden auftreten. Eine neuere Entwicklung eines antineoplastischen Schwermetallkomplexes mit Mannitolzusatz ist Carboplatin (*Carboplat®). Beim Oxaliplatin (*Eloxatin®) ist Platin mit 1,2-Diaminocyclohexan komplexiert.

13.7 Enzymblocker

Um eine neue Substanz und eine neue Therapieform in der lokalen Behandlung bösartiger Hautveränderungen bei Brustkrebs handelt es sich bei Miltefosin (*Miltex®). Der mit den in Zellmembranen vorkommenden Phospholipiden strukturell verwandte Wirkstoff wirkt u. a. durch Hemmung von Enzymsystemen zytostoxisch bzw. antineoplastisch.

Aminoglutethimid (*Orimeten®), Exemestan (*Aromasin®), Letrozol (*Femara®) und Anastrozol (*Arimidex®) sind Hemmstoffe des Enzyms Aromatase. Sie sind zugelassen für die Behandlung des fortgeschrittenen Mammakarzinoms nach der Menopause.

13.8 Zytokine

Interferone (s. Kap. 6.6.1) sind mit Erfolg gegen einige von Viren verursachte Krebsarten eingesetzt worden (s. Kap. 10.5.1). Ein humanes Interferon-β ist unter dem Handelsnamen *Fiblaferon® im Handel.

Zur Behandlung der Haarzell-Leukämie wurden die rekombinanten Interferone α-2a (*Roferon® A 3) und α-2b (*Intron® A) zugelassen.

Die anfangs von den Medien verbreitete Euphorie, mit der Entdeckung der Interferone ein sicheres Mittel gegen alle Krebsarten gefunden zu haben, ist einer großen Ernüchterung gewichen. Die Hoffnung liegt nun in der Entwicklung besserer und selektiver Antitumormittel.

Zur Gruppe der Lymphokine oder Zytokine zählt auch das Interleukin-2, das bei der Regulation der Immunantwort eine wichtige Rolle spielt. Es induziert die Bildung anderer Zytokine wie Interferon-γ und Tumor-Nekrose-Faktor (TNF), die direkt auf Krebszellen wirken. Es fördert ferner die Differenzierung und Vermehrung von Leukozyten zu so genannten Lymphokin-aktivierenden Killerzellen (LAK-Zellen), welche Tumorzellen angreifen, ohne gesundes Gewebe zu zerstören. Eine dem menschlichen Interleukin-2 strukturell sehr ähnliche, gentechnisch hergestellte Verbindung ist als *Proleukin® für die Indikation metastasierendes Nierenkarzinom im Handel.

Recht neu in der Krebstherapie sind auch die so genannten hämatopoetischen Wachstumsfaktoren. Zur Behandlung der so genannten neutropenischen Phase, einer Blutbildstörung bei mit Zytostatika behandelten Patienten, stehen mit G-CSF (= Granulozyten-Kolonie-stimulierender Faktor) und GM-CSF (= Granulozyten-Makrophagen-Kolonie-stimulierender Faktor) gentechnisch hergestellte Substanzen aus der Gruppe der Wachstumsfaktoren zur Verfügung. Filgrastim (*Neupogen®) und Lenograstim (*Granocyte®) regulieren die Bildung funktionsfähiger neutrophiler Granulozyten und ihre Freisetzung aus dem Knochenmark.

13.9   Immuntherapeutika

Ein weiterer Therapieansatz ist die Anwendung spezifischer, gegen die Oberflächenstrukturen von Krebszellen gerichteten Antikörpern. Diese monoklonalen Antikörper werden meist in Zellkulturen (z. B. Mauszellen) gezüchtet und wirken insbesondere im Frühstadium der Erkrankung. Trastuzumab (*Herceptin®) ist ein solcher Arzneistoff bei Patientinnen mit Mammakarzinom, deren Tumor das Protein HER2 überexprimieren. Weitere monoklonale Antikörper sind Alemtuzumab (*MabCampath®) bei chronischer lymphatischer Leukämie (CLL) und Rituximab (*MabThera®) bei Lymphomen.

13.10   Zytoprotektiva

Um gesunde, nicht tumorbefallene Körperzellen vor Schädigungen durch Strahlung und aggressive Zytostatika zu schützen, kommen so genannte Zytoprotektiva zum Einsatz. Die Wirkung beruht zum Teil auf den Radikalfängereigenschaften. Der Wirkstoff Amifostin (*Ethyol®) ist zugelassen zur Herabsetzung eines durch eine Kombinationstherapie mit Cyclophosphamid und Cisplatin verursachten Infektionsrisikos bei Patientinnen mit fortgeschrittenem Ovarialkarzinom. Mesna (*Uromitexan®) wird zur Prophylaxe der Urotoxizität von Alkylantien wie Cyclophosphamid eingesetzt.

14 Homöopathische Arzneimittel

14.1 Allgemeines

Der Name Homöopathie leitet sich aus dem griechischen „homoios pathos" ab, was „gleiches Leiden" bedeutet. Dieses Heilverfahren geht auf Überlegungen des Arztes Samuel Hahnemann (1755 bis 1843) zurück.

Das, was man heute unter der „klassischen Medizin" versteht, wurde von Hahnemann als Allopathie (allos = gegen) bezeichnet.

In der Allopathie werden die Erkrankungen mit Substanzen behandelt, die direkt gegen die Symptome oder die Krankheit selbst wirken.

Zunächst hatte Hahnemann in Selbstversuchen festgestellt, dass manche Stoffe in hohen Dosen bei Gesunden Erscheinungen hervorrufen, die in auffälliger Weise dem Symptomenkomplex bestimmter Krankheiten ähnelten. Daraus schloss er, dass Arzneimittel, die bei einem Gesunden bestimmte Symptome hervorrufen, bei einem kranken Menschen das Leiden heilen müssten und zwar schon in sehr geringen Dosen.

Damit war das Ähnlichkeitsprinzip geboren, auf dem seine Lehre beruht. Ähnliches soll mit Ähnlichem behandelt werden „similia similibus curentur".

Hahnemann ist es zu verdanken, dass er als erster in seinem „Organon der Heilkunst" Regeln für dieses Therapieverfahren festgelegt hat.

Die Anwendung der Ähnlichkeitsregel setzt voraus, dass für jeden in der Homöopathie verwendeten Stoff ein Arzneimittelbild erstellt wird. Um die Stoffe kennenzulernen, werden sie zunächst Gesunden verabreicht. Nun notiert man präzise, welche Veränderungen und Störungen an Körper, Geist und Seele beim gesunden Menschen auftreten. Alles zusammen ergibt das Arzneimittelbild des Stoffes. Der Arzt muss nun versuchen, allen Symptomen, die er beim Kranken beobachtet, das passende Arzneimittelbild und damit den Arzneistoff zuzuordnen.

Beispiel: Das Gift Thallium verursacht beim Gesunden Haarausfall. In homöopathischer Dosis kann es deshalb zur Bekämpfung von Haarausfall eingesetzt werden. Die Symptomensuche ist wesentlich bei der Homöopathie, wobei die Krankheitszeichen in eine besondere Rangordnung gestellt werden. Die individuelle Ausprägung der Störung beim Kranken hat dabei eine entscheidende Bedeutung, z.B. wann die Erkrankung auftritt und wann sie sich verschlimmert. Das bezeichnet man in der Homöopathie als Modalität. Zudem werden die Leitsymptome der Erkrankung erfasst. Das sind die Zeichen, die immer wieder auftreten und typisch sind.

Weiterhin muss der Behandelnde nach der von Hahnemann geforderten Gabenlehre die Dosis so auswählen, dass die krankmachende Wirkung in die heilende umschlägt. D.h., die Dosis ist so zu wählen, dass durch einen Reiz auf das erkrankte Organ die körpereigenen Abwehrkräfte angeregt werden. Diese so genannte Reizkörper-Therapie soll also den Körper zur Selbstregulation anregen (Reiz-Regulationstherapie).

Normalerweise geht man so vor, dass sich die Therapie auf ein spezielles Organ oder seine gestörte Funktion richtet. Organotrop oder funktionotrop sind dafür die Bezeichnungen (trop = gerichtet).

Deshalb ist die Verwendung kleiner und kleinster Gaben ein weiteres Kennzeichen der Homöopathie. Um kleinste Gaben zu erreichen, benutzte Hahnemann ein Verdünnungssystem, das grundsätzlich noch heute Verwendung findet und im Homöopatischen Arzneibuch (HAB) nachzulesen ist.

Diesen Vorgang bezeichnete er als Potenzieren. Das Wort leitet sich vom Lateinischen potentia ab, was Kraft oder Stärke bedeutet. D.h. je häufiger eine Substanz verdünnt (potenziert) wird, um so stärker ist deren Wirkung. Die Herstellung homöopathischer Arzneiformen ist, wie schon oben erwähnt, im HAB beschrieben. Ausgangsmaterialien sind Frischpflanzen, Drogen, Tiere und andere Substanzen, aus denen Tinkturen, Lösungen und Essenzen hergestellt werden.

Diese so genannten Urtinkturen mit dem Zeichen $\emptyset$ werden nunmehr verdünnt, also potenziert. Die Verdünnung erfolgt meist nach der Dezimalskala, wobei ein Teil der Urtinktur mit 9 Teilen eines indifferenten Stoffes (oft ein Ethanol-Wasser-Gemisch verschiedener Konzentration) nach dem HAB verschüttelt wird.

Somit erhält man die erste Potenzstufe, die man als D1 bezeichnet. (Lat. decem = 10).

1 Teil dieser Potenzstufe und 9 Teile eines Ethanol-Wasser-Gemisches ergeben verschüttelt die Potenzstufe D2 usw.

Bei festen Stoffen wird der Ausgangsstoff mit Milchzucker oder Stärke verrieben (s. auch später unter Arzneiformen.)

Hahnemann selbst arbeitete mit so genannten C-Potenzen. (Lat.: centum = 100). Dabei wird der Stoff im Verhältnis 1 + 99 mit dem Trägermittel potenziert. Außerdem hat Hahnemann selbst noch die so genannten LM oder besser Q-Potenzen (Lat.: Quinquagiesmillesima = 50 000), die in Schritten von 1 : 50 000 potenziert werden, eingeführt. Sie sollen den Vorteil haben, dass keine Erstverschlimmerung der Erkrankung zu verzeichnen ist (sanfte Therapie).

Zu beachten ist, dass ein Überspringen von Potenzierungsschritten nicht erlaubt ist. Die nächst höhere muss immer aus der vorherigen Verdünnung hergestellt werden.

In der Therapie unterscheidet man: Tief- ($\emptyset$ bis D12 = C6), Mittel- (>D12 bis D30 = C15) und Hochpotenzen (>D30).

In der Selbstbehandlung verwendet man in erster Linie Tiefpotenzen.

Bei den innerlich anzuwendenden Arzneiformen stehen Dilutionen (Verdünnungen), Triturationen (Verreibungen mit Milchzucker), Tabulettae (Tabletten, verpresst mit Milchzucker), Globuli (Steukügelchen verschiedener Größe, bestehend aus Rohrzucker) zur Verfügung.

Es gibt mittlerweile eine Vielzahl homöopathischer Mittel, die der ursprünglichen Vorstellung Hahnemanns, ein Einzelmittel zur Bekämpfung oder Linderung der Erkrankung einzusetzen, nicht mehr entsprechen. Diese Kombinationen verschiedener homöopathischer Arzneimittel bezeichnet man auch als Komplexmittel.

14.2 Homöopathische Einzelmittel

Einzelmittel nach dem HAB werden heute in der Apotheke in den verschiedenen Arznei-formen von der DHU (**D**eutsche **H**omöopathie-**U**nion) angeboten, wobei einige Stoffe der Verschreibungspflicht unterliegen und meist erst ab der Potenzierung D4 durch den Homöopathen verschrieben werden können. (Beispiele: Aconitum, Belladonna, Lachesis u. v. a.) Daneben gibt es etliche andere Firmen, die Einzelmittel herstellen, wie Heel, Iso, Vogel & Weber, Wala, Weleda u. v. a.

14.2.1 Gebräuchliche homöopathische Einzelmittel und ihre Anwendungsgebiete

Diese werden meist in der Selbstmedikation als Tiefpotenzen (gängig sind: D3, D6, D12, C6, C12) eingesetzt und können auch vom pharmazeutischen Personal bei folgenden Erkrankungen empfohlen werden:

Allium cepa (Küchenzwiebel): Atemwegserkrankungen, Fließschnupfen

Arnica (Bergwohlverleih, Arnika): Verletzungen, Verstauchungen, Hämatome

Belladonna (Tollkirsche): Fieber, Mittelohrentzündung, kolikartige Schmerzen

Carduus marianus (Mariendistel): akute und chronische Leber-Galle-Erkrankungen

Chamomilla (Echte Kamille): Bronchitis mit krampfartigem Husten, Zahnungsbeschwer-den, krampfartige Magen-Darm-Beschwerden

Cimicifuga (Traubensilberkerze): „Frauenmittel": Menstruationsbeschwerden, Wechsel-jahrsbeschwerden

Fucus vesiculosus (Blasentang): Steigerung des Grundumsatzes bei Übergewicht, Kropf

Hepar sulfuris (Kalkschwefelleber): akute eitrige Entzündungen, Pseudokrupp

Ignatia (Ignatiusbohne): „Kummerarznei": depressive Verstimmung, Traurigkeit, Migräne

Luffa (Schwammgurke): akuter, chronischer, allergischer Schnupfen

Nux vomica (Brechnuss): Magenschmerzen, Sodbrennen, Übelkeit, Erbrechen, Schwin-del, Migräne, nach Genussmittelabusus

Pulsatilla (Wiesen-Küchenschelle): migräneartige Kopfschmerzen, Bronchitis.

14.3 Homöopathische Komplexmittel

Diese stellen Kombinationen aus mehreren Einzelmitteln dar, was eigentlich der Forde-rung Hahnemanns widerspricht. Die Zusammenstellungen sollen gemeinsam die Leiden oder die Krankheit des Patienten lindern bzw. heilen.

Die bekanntesten und in der Apotheke wichtigen stammen von den Firmen Madaus (Oli-goplexe), DHU (Pentarkane), Heel (Homaccorde), Pascoe (Similiaplexe), Steigerwald (Plantaplexe).

Weitere Komplexmittel sind von folgenden Firmen erhältlich: Fides, Iso, Rödler, Staufen-Pharma, Truw, Vogel & Weber, Wala, Weleda und einigen anderen.

14.4   Biochemie

Von Dr. Wilhelm Schüssler entwickelt, stellt die Biochemie, nach dem Grundprinzip der Homöopathie hergeleitet, ein Verfahren dar, das sich der Grundregel: „Fehlendes wird durch Fehlendes ersetzt", bedient. Bei dieser Heilmethode werden bei einer Erkrankung die fehlenden Salze ersetzt, die im Blut physiologisch vorhanden sind und biochemisch die Lebensvorgänge steuern.

Schüssler selbst ging dabei von zwölf Salzen aus, deren Nummerierung auch heute noch gilt:

1. Calcium fluoratum
2. Calcium phoshoricum
3. Ferrum phosphoricum
4. Kalium chloratum
5. Kalium phosphoricum
6. Kalium sulfuricum
7. Magnesium phosphoricum
8. Natrium chloratum
9. Natrium phosphoricum
10. Natrium sulfuricum
11. Silicea
12. Calcium sulfuricum.

Diese von Schüssler als Funktionsmittel bezeichneten Salze werden in den Verdünnungen D3, D6 und D12 als Tabletten angewandt, selten als Salben. Neben den Funktionsmitteln gibt es noch zwölf weitere Ergänzungsmittel, die hier nicht näher besprochen werden sollen.

14.5   Homöopathie innerhalb der Medizin

Immer wieder steht die Hömoopathie in der Kritik, weil man wissenschaftlich nicht erklären kann, dass Wirkstoffe noch jenseits des Auflösungsgrades einer Tablette in der gesamten Wassermenge eines Ozeans wirken sollen. Von Homöopathen wird dann auf die Quantenmechanik verwiesen. Auf der anderen Seite sind Erfolge von Homöopathen nicht von der Hand zu weisen, was von Kritikern immer als Placebo-Effekt bezeichnet wird, egal, wie einem Kranken geholfen wird. Letztendlich gilt der Satz: „Wer heilt, hat Recht."

Die Belebung, die die homöopathische Heilweise in den letzten Jahren erfahren hat, beruht einmal auf der Skepsis vieler Menschen, dass synthetische Stoffe giftig bzw. mit vielen Nebenwirkungen behaftet seien, die „natürlichen" Produkte jedoch gut verträglich. Zum anderen basiert sie aber auch auf den Beziehungen zwischen Patient und Behandelndem, die bei der homöopathischen Heilweise andere und vertiefte sein müssen, als es in der Schulmedizin die Regel ist. Ein Homöopath muss sich die Mühe machen, seinen Patienten als Ganzes zu betrachten, um jedes Symptom, das ihn zur

Anwendung der Ähnlichkeitsregel führt, festzuhalten. Auch die Gabenlehre zwingt ihn, den Patienten immer wieder zu beobachten und seine Verordnung ggf. zu korrigieren. Der Patient spürt die Zuwendung und reagiert darauf mit besonderer Einnahmetreue (Compliance); er fühlt, dass der Homöopath mit Überzeugung hinter seiner Therapie steht.

Es gehört zu den Berufspflichten des Pharmazeuten, das zerbrechliche Verhältnis Therapeut-Patient nicht durch abfällige Bemerkungen über die mathematisch nicht mehr erfassbare Wirkstoffmenge u. a. zu stören, sondern sich stets zu erinnern, dass es unerforschte Leib-Seele-Beziehungen gibt.

Andererseits darf nie vergessen werden, dass die Anwendbarkeit von homöopathischen Arzneimitteln ihre Grenzen hat. So ist problematisch, wenn sich chronisch Kranke, z. B. Diabetiker, Hypertoniker oder Herzinsuffiziente homöopathischen Arzneimitteln zuwenden, weil sich ihr Leiden durch klassische Arzneimittel nicht bessert oder weil sie beim Lesen des Beipackzettels durch die Aufzählung der Nebenwirkungen und Gegenanzeigen verunsichert wurden. Hier ist die PTA bei der Beratung meist überfordert und sollte die Betreuung des Patienten dem Apotheker überlassen.

Sachregister